ADHD
우울증
치매
이렇게 고쳐라

THE ULTRAMIND SOLUTION: Fix Your Broken Brain by Healing Your Body First
— The Simple Way to Defeat Depression, Overcome Anxiety, and Sharpen Your Mind
by Mark Hyman

This Korean edition was published by Somssi Company Inc. in 2023 by arrangement with the original publisher, Scribner, a Division of Simon & Schuster, Inc.

기능의학 선구자 마크 하이먼 박사의 뇌 질환 완치 혁명

ADHD 우울증 치매 이렇게 고쳐라

THE ULTRAMIND SOLUTION

마크 하이먼 지음

이재석 옮김

정말중요한

우리 아이들

아이들의 아이들

그 아이들의 아이들을 위해

그리고 모든 어린이들을 위해

아이들은 우리에게 '왜'라고 묻는다.

그리고 우리가 내놓은 대답에 따라 행동한다.

그것이 아무리 어려운 일이라 해도.

추천의 글

고장 난 몸과 뇌를 치유하는 확실한 방법

21세기 생물학의 화두는 단연 '시스템'이다. 의료기술의 발달에 따라 뇌와 신체의 여러 기능이 서로 긴밀하게 연관되어 있음을 보여주는 자료들이 쏟아지고 있다. 각 기능은 서로 연결되어 있을 뿐만 아니라 상호의존적이다. 혼자 움직이는 '단일 유전자'라는 개념은 이제 '네트워크' 개념으로 대체되었다. 독립 분과였던 유전학genetics도 이제 다양한 층위의 통합을 뜻하는 개념으로 바뀌었다. 유전체학genomics, 단백질체학proteomics, 대사체학metabolomics 등 많은 '~체학'이 서로 연결되어 있다. 이것이 바로 새롭게 부상하고 있는 '시스템생물학'이다.

그렇다면 이런 현상은 우리의 건강과 어떤 관련이 있을까? 20세기 의학은 신경학, 심장병학, 위장병학, 내분비학 등 분과별로 세분화, 전문화되어 있었다. 전문의들이 자신의 전문 분야인 신체의 일부만 파고

드는 사이에 '큰 그림'을 놓쳐버리고 말았다. 전체 그림을 볼 줄 아는 의사는 이제 극소수에 불과하다. 시스템생물학은 지금까지와 다른 새로운 접근법을 요구한다. 바로 여기서 기능의학Functional Medicine이 대두된다. 기능의학은 신체를 각각 독립된 기관의 집합체로 다루기보다 우리의 세포와 신체 시스템이 어떻게 전반적인 건강을 유지하는지 또는 문제를 일으키는지를 살핀다. 기능의학은 시스템생물학과 임상 현장을 연결하는 실용적인 '접점'이라고 할 수 있다. 기능의학은 증상을 없애는 것이 아니라 증상의 근원을 조기에 탐지해 완전히 치료할 수 있도록 신체 시스템의 이상을 살핀다.

21세기에 들어서면서 뇌와 신체가 긴밀하게 연결되어 있다는 사실이 점점 더 분명해지고 있다. 뇌와 신체는 말 그대로 서로를 형성한다. 뇌 역시 신체의 일부라고 할 때, 신체 시스템의 이상이 곧 뇌의 문제로 이어지는 것은 자명한 이치다. 이 책에서 하이먼 박사는 기능의학을 활용하여 건강하지 못한 신체 시스템을 치료하면 몸과 뇌를 치료할 수 있다는 사실을 보여준다.

지금까지는 뇌 화학물질의 불균형을 정신 질환의 주범이라고 여겼지만, 이제 뇌라는 협소한 영역을 벗어나 신체 시스템의 화학적 문제 혹은 대사 문제로 보게 되었다. 즉, 신체 차원에서 치료할 수 있는 문제가 된 것이다. 뇌의 화학 작용만 치료하는 것은 약물 의존을 일으킬 수 있다. 신체 시스템의 화학 작용을 치료해야만 뇌 화학 작용의 불균형을 바로잡을 뿐 아니라 지속적으로 건강을 유지할 수 있다.

현대 사회에서 가해지는 엄청난 스트레스와 수많은 화학물질 등 환경 문제를 생각할 때, 우리 신체 시스템에 경고등이 켜지고 뇌가 제 기능을 발휘하지 못하는 것도 이상한 일이 아니다. 하이먼 박사가 제안하는 '울트라웰니스'의 일곱 가지 열쇠는 경고등이 켜진 우리 신체의 핵심 시스템을 치유하는 확실한 방법이다. 더 많은 연구가 필요하겠지만, 지금까지 축적된 기능의학 지식만으로도 현대에 만연한 각종 정신질환의 치료에 밝은 빛을 던져줄 수 있다고 본다. 하이먼 박사가 이 책에서 그 방법을 알려준다.

마사 허버트Martha HerbertM.D., Ph.D.

하버드 의과대학 신경과 조교수,

하버드 의대 부속병원 트랜센드 리서치 프로그램 디렉터

울트라마인드 성공 스토리

"학교 선생님들은 아이가 이제 완전히 다른 아이가 되었다고 말해요."

어렸을 때 클레이튼은 한 가지 일에 집중하지 못하고 쉽게 그만두었으며 밤에도 좀체 통잠을 못 잤어요. 학기가 시작되고 다른 아이들과 비교하게 되면서 아이의 문제가 더 분명히 드러나 보였어요. 마지못해 유치원을 다시 다녀야 했고, 교육 측정을 전문으로 하는 지역 의사의 도움을 구했어요. 결과는 ADHD 진단이었어요. 그렇지만 약물 치료 외에는 별다른 선택지가 없었죠.

다음 해에도 아이의 상태가 나아지지 않자 우리는 결국 아이에게 약을 먹이기로 했어요. 효과가 있는 듯했지만 모든 약이 그렇듯 대가를 치러야 했죠. 밤이 되면 더 힘들었어요. 마치 반작용처럼 아이는 더 힘들어했어요. 밥도 잘 먹지 않았고 잠도 제대로 못 잤어요. 학교에서 집중력이 좋아지는가 싶다가도 축농증이 생겼고 배가 아프다고 호소하는 일도 잦았어요. 알 수 없는 이유로 두드러기도 자주 났고요.

우리는 클레이튼을 하이먼 박사에게 데려갔어요. 그때 처음으로 우리 아들에게 무슨 일이 일어나고 있는지 제대로 이해할 만한 답을 얻었어요. 글루텐과 효모균의 문제, 수은 중독이 모두 아들의 증상과 관련이 있었어요. 그렇게 식단과 영양에 변화를 주자 아이의 주의 집중력 문제는 물론 다른 신체 증상도 해결할 수 있었어요. 클레이튼은 자기 생에 처음으로 집중력을 발휘했고 건강이 개선되었으며 밤에도 깨지 않고 잘 수 있게 되었어요. 거의 알아보기 어려웠던 아이의 손글씨가 몇 개월 뒤 몰라보게 좋아졌어요. 아이 선생님들도 완전히 다른 아이가 되었다고 말해요.

거의 2년이 지난 지금 아들은 자기를 돌보는 새로운 방식이 완전히 습관으로 자리 잡았어요. 점심 도시락은 스스로 싸고, 예민한 음식을 먹어야 하는 모임 자리는 스스로 관리해요. 늘 건강을 유지하는 데 도움이 되는 선택을 내리죠. 최적의 건강을 향한 우리 가족의 계속되는 여정에서 하이먼 박사님이 전해준 지식과 열정적인 지원에 어떻게 감사드려야 할지 모르겠어요.

_ 오드리 램퍼트(엄마) 노스그랜비, 코네티컷

"이제 다른 사람이 된 거 같아요. 활력이 넘쳐요. 행복하고 삶에 감사해요."

나이 마흔이 될 무렵 나는 신체적, 정서적, 정신적으로 점점 더 상황이 안 좋아졌어요. A형의 성공한 변호사인 나에게 이런 상황은 무척 힘겨웠어요. 온몸이 아프고 부서져 나가는 것처럼 느껴져 여러 가지 검사를 해봤어요. 단기 기억은 거의 사라진 상태였고요.

말도 더듬게 되었고 할 말을 제대로 찾지 못했어요. 몸과 마음이 매우 급격하게 부서져 나가는 것 같아 알츠하이머병이나 류머티스 관절염에 걸린 게 아닐까 생각했어요. 그런데 몇몇 전문의를 만나 봐도 그런 진단은 나오지 않았어요. 하루에 한 가지 일밖에 할 수 없을 정도로 완전히 기력이 소진되어 있었죠. 우울증 때문에 몇 년을 힘들어했었는데 이 시기에 성미가 더 급해지고 초조해졌으며 삶에 대한 열의도 잃었어요. 약을 끊으려고 몇 차례 시도했지만 허사였죠.

그러던 중 마침내 하이먼 박사를 소개받고는 그의 조언을 따르기로 했어요. 내가 알게 된 사실은 나를 놀라게 했어요. 나의 미토콘드리아는 정상적으로 작동하지 않았고 내 몸은 제대로 해독하지 못해 몸 안에 독소가 쌓이고 있었어요. 수은 수치가 60대 후반으로 심각한 중금속 중독도 있었어요. 납과 우라늄 수치도 매우 높았고요(소변검사에서 정상 수은 수치는 4 이하이다). 식단을 바꾸고 생활습관에 변화를 주면서 스트레스를 낮추고 관리하며 중금속을 제거하는 하이먼 박사의 해독 프로그램을 실천한 뒤부터는 맑은 정신을 되찾았고 통증도 사라졌으며, 결국 40파운드나 감량하게 됐죠.

이제 완전히 다른 사람이 된 것 같아요. 활력이 넘치고 행복하며 삶에 감사하고 있어요. 정신이 바뀌었고, 멍한 상태가 아니라 명료하게 생각할 수 있어요. 지금은 먹는 약이 갑상선기능저하증 약뿐이에요. 삶을 즐기고 있고 나의 남편과 아이들과도 훨씬 잘 지내고 있어요. 내 삶을 구원해 주어서 감사드려요.

_ 재키 테퍼 스탬포드, 코네티컷

"이제 정상으로 돌아왔어요. 동생을 때리거나 동생에게 화를 풀지 않아요."

두 딸이 어렸을 때 아이들은 아빠가 부엌 바닥에 넘어져 죽는 모습을 목격했어요. 당시 세 살이었던 큰아이 엠마는 큰 충격을 받았죠. 애도 그룹에 참석하고 상담사에게 상담도 받아봤지만 아이가 이후에 보이는 행동은 정상적이라고 할 수 없었어요.

아이는 아주 폭력적이 되었고 분노로 가득했어요. 엄마를 손톱으로 할퀴고 아무렇지도 않게 여동생을 때리고 발로 차는 일이 일상이 되었죠. 학교에서도 친구들과 잘 지내지 못했어요. 선생님들은 아이에게 약을 먹였으면 했어요. 의사 선생님들도 뇌 스캔을 받아보자 하셨죠. 엄마인 나도 그게 타당하다고 생각했어요. 하이먼 박사님을 만나기 전까지는요.

하이먼 박사님은 아이가 아빠의 죽음 장면을 목격한 스트레스 때문에 아이의 면역계가 망가졌다고 보았어요. 여러 검사를 거친 뒤 우리는 아이가 겪고 있는 정서적, 심리적 혼란과 관련해 두 가지 중요한 사실을 알아냈어요. 하나는 아이의 장에 박테리아와 효모균이 과다 증식해 있는 점이었어요. 하이먼 박사는 엠마가 자신이 본 실제로 장 증상을 일으키지 않는 사람 가운데 최악의 경우라고 하더군요. 또 하나의 사실은 엠마가 글루텐과 유제품에 대한 내성이 없다는 거였어요.

우리는 항생물질로 엠마의 효모균 과다증식을 치료하고, 2주간 아이 식단에서 글루텐과 유제품을 뺐어요. 그랬더니 아이에게 놀라운 변화가 일어났어요. 아이가 정상으로 다시 돌아왔고 더 이상 동생을 때리거나 동생에게 분을 풀지 않았어요. 먹는 것을 바꾸는 일은 결코 쉽지 않았지만 그 변화는 분명했어요. 만약 내가 깜빡 잊고 마카로니, 치즈, 작은 노란색 골드피시 과자를 먹이거나 하면 엠마는 또다시 잠시도 가만히 있지 못하는 상태가 되었어요. 학교 선생님들은 엠마가 이렇게 달라졌다는 사실이 믿기지 않는다는 반응이에요. 그리고 엠마는 이제 더 이상 치료사 선생님을 만나러 가지 않아요.

_ 리사 R(엄마) 메드포드, 뉴욕

"내가 얼마나 안 좋은 상태인지 미처 몰랐어요. 좋아졌다고 느끼기 전까지는요."

오랜 기간 내 건강은 점점 더 안 좋아졌어요. 늘 미열이 났고 독감에 걸린 것처럼 느끼는 지경이 되었어요. 많이 먹지 않아도 체중이 불었죠. 활력은 하나도 없었고 인간관계도 엉망이 되었어요. 퇴근하면 바로 집으로 가서 침대에 몸을 던질 뿐 어디에도 가질 않았으니까요. 항우울제도 먹었고 축농증 때문에도 힘들어했어요.

내분비 전문의를 비롯한 여러 의사를 만나보았지만 모두가 항생제를 처방하고 수술을 권하더군요. 오랫동안 나는 지금의 내 상태가 대학원 공부의 스트레스 때문이라고 생각했어요. 참다못한 가족들은 걱정을 보이면서 나를 이토록 끔찍하게 만든 문제의 근본 원인을 함께 찾고자 했죠.

마침내 나는 하이먼 박사를 만났어요. 박사님은 내 이야기를 듣고는 일련의 검사를 실시했어요. 그리고 검사를 통해 내가 심각한 수은 중독이라는 사실을 알아냈죠. 나의 수은 수치는 무려 260이었어요(소변검사에서 나오는 정상 수은 수치는 4 이하이다). 그리고 심각한 갑상선 불균형이 있다는 사실도 알게 되었어요. 나는 하이먼 박사님의 프로그램을 실천했고 그러자 삶이 바뀌었어요.

박사님이 나의 수은 중독에 관해 얘기하는 순간, 나는 남은 생은 더 이상 아파서 고생하지 않아도 되겠다는 희망을 직감했어요. 인내의 시간을 견딘 뒤에 나는 나를 다시 느끼게 되었고 다시 이렇게 예전 모습으로 돌아온 것이 행복해요. 그동안 비참하다고 느끼며 오랜 시간을 지내왔었죠. 그렇지만 이제 머리카락과 피부 등 작은 것들까지 모두 예전 상태로 돌아온 느낌이에요. 그동안 나는 실제로 좋아졌다는 걸 느끼기 전까지는 내가 왜 그토록 몸이 안 좋다고 느끼는지 알지 못했어요. 하지만 이제 나는 하이먼 박사님의 연구를 증명하는 산 증인이나 마찬가지에요.

_ **카키 마팀** 캠브리지, 매사추세츠

"안개 낀 것처럼 머릿속이 흐릿하고 제대로 생각할 수도 없어요."

평생 나는 활동적이고 활력이 넘치는 사람이었어요. 내가 아는 누구보다 잠도 잘 잤죠. 그런데 지난 20년간 계속해서 더 안 좋아지고 있다고 느꼈어요. 그저 노화 때문이라고 생각했지만 이제 정말 무서워졌어요.

처음으로 그걸 크게 느꼈던 것은 가족이 함께 자전거 여행을 갔을 때였어요. 내 몸은 브레이크조차 제대로 잡지 못했어요. 손과 발이 마음대로 움직여주질 않았죠. 그 일을 겪은 뒤로 매일 밤 심한 경련 때문에 잠을 깨야 했어요. 나는 뭔가 크게 잘못되었다는 걸 알았어요. 그렇지만 최고의 신경과 의사와 내분비 전문의도 나에게 특별한 문제가 없다는 말만 했어요.

나는 이 증상들이 정상이 아니라는 걸 알았어요. 안개가 낀 것처럼 머릿속이 흐릿했어요. 내가 알게 된 사실은(어느 의사도 이것을 말해주지 않았는데) 내 몸의 여러 계통들이 음식과 주변 환경, 치아보철물의 아말감에서 유래한 독소를 제거하지 못하고 있다는 사실이었어요.

독소 외에도 나의 수은 수치도 위험할 정도로 높아 면역계와 신경계에도 문제를 일으켰어요. 그러나 하이먼 박사의 프로그램을 실천하면서 독소를 제거하고 치아 충전제를 빼고 수은을 제거하자 삶을 되찾았어요. 이제는 잠을 잘 자고 집중력도 높아졌으며 최근에는 새로운 사업도 시작했어요. 작년에는 트라이애슬론을 세 차례나 완주했죠. 더 중요한 것은 나를 새롭게 발견했다는 점이에요.

_ 나탈리 카프 로슬린, 뉴욕

"중금속을 없애기 전까지는 아이의 정신이 혼미한 상태라는 사실조차 몰랐어요."

잭슨은 두 살이 될 때까지는 정상적인 발달을 보였어요. 스무 개 정도의 단어를 말할 수 있었는데, 그 뒤 갑자기 발달이 퇴보했죠. 소아과 의사를 찾아갔을 때는 잭슨이 말하는 단어 수가 5개로 줄었고 3개월 뒤에는 하나의 단어조차 말하지 못하는 상태가 되고 말았어요.

언어발달 박사와 심리학자를 찾아가 면담을 해본 결과 아이에게 발달장애, 즉 자폐 진단이 내려졌어요. 아이는 조금도 좋아지지 않았고 우리는 뭔가를 해야 한다고 느꼈어요. 아이는 점점 더 쉽게 짜증을 내고 늘 불만을 터뜨렸지요.

하이먼 박사를 알고 나서야 우리는 흩어진 퍼즐 조각을 맞출 수 있었어요. 하이먼 박사의 프로그램을 실천하면서 우리는 아들에게 몇 가지 음식 알레르기와 중금속 중독, 그리고 심각한 장 염증, 장 박테리아 불균형, 효모균 과다증식 증상이 있다는 걸 알았어요.

이 사실을 알고 우리는 당장 아이의 식단을 바꿨어요. 식단에서 유제품을 빼자 단 며칠 만에 변화가 나타났어요. 아이의 집중력이 좋아졌어요. 비타민 B_{12} 보조제를 먹은 아들은 언어 능력이 개선되었고 집중력도 향상되었어요. 놀라운 사실은 (킬레이트제를 이용해) 아이의 중금속을 제거하기 전까지 우리는 아이의 정신이 혼미한 상태라는 사실조차 몰랐다는 점이에요. 킬레이트제로 중금속을 제거한 뒤 잭슨은 이제 훨씬 활기가 넘쳤고 주변에 반응도 잘하며 언어능력도 크게 향상되었어요.

_ 마크 R(아빠) 뉴욕시, 뉴욕주

이 책의 사용법

당신의 뇌에 오신 것을 환영한다.

지금 당신이 손에 든 이 책은 당신이 평생토록 활용할 지침서다.

이 책에서 볼 내용은 다음과 같다.

제1부

고장 난 뇌라는 유행병에 대한 어느 정신과 의사의 접근법

1부에서 당신은 '고장 난 뇌'라는 유행병에 대해 알게 될 것이다. 21세기를 사는 우리에게 맞닥뜨린 이 유행병의 범위와 그 원인에 대해 알게 될 것이다. 그리고 오늘날 우리가 이 문제에 대한 해결책을 얻을 수 있음에도 계속해서 그것을 무시하는 이유에 대해서도 알게 될 것이다.

그리고 신체 문제를 해결하는 것이 당신의 고장 난 뇌를 고치는 최선의 방법인

이유도 알게 될 것이다. 또 현대의 정신의학과 신경학의 토대가 미신에 바탕을 두고 있는 이유도 알게 될 것이다.

그런 다음 왜 당신이 뇌의 손상으로 고통을 당하고 있는지도 알게 될 것이다. 이 부드럽고 커스터드 빵 같은 1.3킬로그램밖에 되지 않는 뇌에 손상을 일으키는 여러 원인에 대해서도 알게 될 것이다.

제2부
울트라웰니스에 이르는 일곱 가지 열쇠

2부에서 당신은 우리의 일곱 가지 기본적이고 핵심적인 신체 시스템에 일어난 불균형이 우리가 '뇌'의 문제라고 여기는 증상과 질병을 모두 설명해 준다는 것을 알게 될 것이다. 실제로 이들 증상과 질병들은 단지 신체 시스템의 불균형이 뇌에서 드러난 것에 지나지 않는다.

또 일곱 가지 핵심 시스템 각각의 특별한 퀴즈를 풀어봄으로써 당신이 가진 고유한 불균형을 찾아내도록 할 것이다.

부록
울트라마인드 솔루션

울트라마인드 솔루션을 이용해 당신의 고장 난 뇌를 고치는 구체적이고 단계적인 프로그램이 부록에서 자세히 소개된다. 여기서 당신은 다음에 대해 알게 될 것이다.

- 뇌를 위한 올바른 식사법
- 적절한 보조제로 뇌의 화학작용을 향상시키는 법
- 운동, 수면, 휴식, 뇌 훈련법
- 청결한 환경친화적 생활습관

프롤로그

마음의 병, 원인은 몸에 있다

진실의 가장 큰 적은 의도적으로 꾸며낸 거짓말이 아니다.
비현실적이며 끈질긴 신화다. 우리는 너무나 자주 과거의 틀에 얽매여
눈앞의 사실을 이미 만들어둔 해석의 틀에 끼워 맞춘다.
숙고의 불편함 대신 여론이라는 편안함에 안주하려고 한다.
_ 존 F. 케네디

질병의 이름이 무엇인가는 중요하지 않다. 당신은 혹시 이 책의 목차를 보고 의아해하지 않았는가? 뇌와 정신 건강에 관한 책임에도 우울증, 불안, ADHD Attention Deficit Hyperactivity Disorder(주의력결핍 과잉행동장애), 자폐증, 알츠하이머병 같은 우리에게 친숙한 질병들의 이름은 보이지 않고 영양, 호르몬, 염증, 소화, 해독, 에너지, 마음의 안정 같은 내용만 잔뜩 있으니 말이다.

만약 우리가 알고 있는 질병 이름들(우울증이나 자폐증이니 하는)이 뇌와 정신의 건강을 다루는 유용한 방법이라면 나는 그에 관한 책을 썼을 것이다. 하지만 전혀 그렇지 않다.

이 책에서 나는 뇌 문제의 진짜 원인을 파헤치려고 한다. 우울증, 불안, 치매, 자폐증, ADHD 등 현대에 만연한 정신 질환의 진짜 원인과

해결책을 찾아보려는 것이다. 의학의 발달로 증상보다 깊은 곳에서 진행되는 기본적이고 공통된 분자 메커니즘을 이해하게 되면서 기존의 질병 모델을 더는 적절한 치료 모델이라고 할 수 없게 되었다. 만약 당신이 '정신 질환' 혹은 '뇌 질환'이라는 진단을 받았다면, 당신이 정말로 알아야 하는 원인과 치료법을 이 책에서 발견할 수 있을 것이다.

나는 모든 독자가 자신이 가진 정신 질환에 대한 선입관을 버리고 이 책을 읽어주기를 바란다. 그리고 의학이 이뤄온 커다란 발전도 함께 인식하기를 바란다. 이 책은 그 변화에 관한 것이며, 당신이 새롭게 거듭날 가능성에 관한 것이다.

마크 하이먼

THE ULTRAMIND SOLUTION

| 차례 |

제1부
고장 난 뇌, 무엇이 문제인가

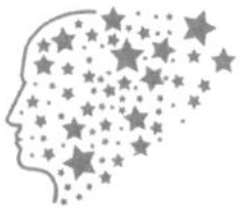

제2부

울트라웰니스의 일곱 가지 열쇠

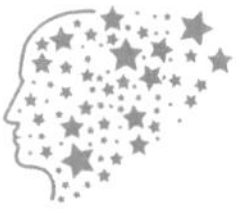

THE ULTRAMIND SOLUTION

울트라마인드: 건강한 뇌, 몸과 마음이 최상인 상태

울트라웰니스: 활기 있고 기쁨 넘치는 행복한 삶

제1부

고장 난 뇌, 무엇이 문제인가

1장

고장난 뇌, 우리 시대의 유행병

발견은, 모두가 보는 것을 보면서도
아무도 생각하지 않은 것을 생각하는 데서 온다.
_ 알베르트 센트 죄르지

당신의 뇌는 고장 났다. 당신은 그것을 알고 있으며 느끼고 있다. 다만 두려워서 숨기고 있을 뿐이다. 당신은 유행병에 걸렸다. 이 유행병은 아이들의 미래를, 노인들의 과거를, 성인들의 현재를 빼앗고 있다.

그런데 아무도 이 유행병에 대해 말하지 않는다. 이것이 장애의 주된 원인이고, 전 세계 11억에 이르는 사람에게 영향을 미치고 있음에도 말이다. 여섯 명의 아이 중 하나가, 노인 두 사람 중 한 사람이 그리고 모든 사람 중 4분의 1이 평생에 한 번은 이 유행병에 붙잡혀 불구가 되고 만다.

이 유행병의 실체는 '고장 난 뇌'다. 우리는 이것을 여러 이름으로 부른다. 우울증, 불안증, 기억 상실, 신경쇠약, 주의력결핍장애, 자폐증, 치매 등. 이렇게 보면 모두가 서로 다른 문제인 것처럼 보인다. 그러나 사람에 따라 다른 모습으로 나타날 뿐 사실은 모두 동일한 근본 원인에서 파생된다.

기존의 치료는 도움이 되지 않는다. 오히려 문제를 악화시키거나 아주 미미한 도움을 줄 뿐이다. 왜냐하면 기존 치료가 이들 질환에 대해 잘못된 모델을 사용하고 있기 때문이다. 그렇다면 방법이 없는 걸까? 아니다, 분명히 있다. 하지만 당신이 이미 들었거나 추측하는 것과는 전혀 다른 것이다.

모든 뇌의 문제가 동일한 근본 원인에서 비롯되는 것과 마찬가지로 그 해법 역시 모두 동일하다. 바로 '울트라마인드Ultramind 솔루션'이라는 것이다. 나는 이 사실을 의사로서 그리고 환자로서의 경험을 통해 알게 되었다. 1996년 아름답던 8월 말의 어느 날, 나의 뇌는 고장 났다. 나는 방향을 잃었고 무서웠으며 무력함과 절망의 나락으로 빠져들었다.

여기서 내 이야기를 잠깐 들려주고자 한다.

어느 날 갑자기 뇌가 고장 났다

내게 배우고 생각하고 말하는 것은 항상 쉬운 일이었다. 내 뇌는 한 번도 고장 난 적이 없었다. 대학에서는 수천 개의 한자를 쉽게 익혔으며 의과대학에서도 복잡한 인체 해부 패턴이며 명칭들을 별 노력 없이도 쉽게 기억했다.

나는 매일 의과대학까지 6km를 달렸다. 수업 중 자세하게 필기했고 교수님 말씀을 한마디도 놓치지 않고 듣고 기억하고 필기할 수 있었다. 수업이 끝나면 아파트로 돌아와 1시간 동안 요가를 하고 유기농 식품을 먹었다. 그리고 매일 밤 3시간 동안 집중하여 공부했다. 침대에 들어서는 5분 만에 잠들었고, 7시간을 내리 숙면을 취했다. 매일 그렇게 했다.

그러나 의사 수련을 받으면서 과중한 업무로 규칙적인 생활 리듬이 깨지고 말았다. 정규 근무는 주 36시간이었지만, 때때로 거기에 더해 금요일 아침부터 월요일 밤까지 60시간을 휴식 없이 근무하기도 했다. 아이다호의 작은 마을에 가정의로 갔을 때 나는 일주일에 80시간, 하루에 30명의 환자를 보는 것으로 내 스케줄을 줄였다. 아이다호에 이어 중국으로 가서는 석탄가루와 수은이 가득 찬 공기를 마시며 1년여를 일했다. 그런 다음 매사추세츠로 돌아와 시내 병원 응급실에서 다시금 살인적인 교대근무를 했다.

그러자 갑자기 뇌가 망가졌다. 물론 다른 신체 부위와 함께 말이다.

회진 중 나는 환자들이 방금 한 말도 잘 기억하지 못했다. 환자의 말을 받아 적기도 해보았지만 대화에 집중하기가 어려웠다. 환자들 이름도 잘 생각나지 않았다. 그래서 환자들의 사진을 찍어 그 밑에 개인 사항을 따로 기록해뒀다. 다음번에 만날 때 당황하지 않도록.

강의를 할 때도 중간중간 문장을 잊어버려 학생들에게 되묻곤 했다. 책을 읽을 때면 앞으로 몇 번이나 되돌아가야 했다. 아이들을 재우느라 책을 읽어줄 때도 나는 기계적으로 입을 달싹거려 단어를 발음할 뿐이었다. 내가 읽고 있는 부분이 무엇을 의미하는지 전혀 이해할 수 없었기 때문이다. 잠도 잘 자지 못했다. 밤새 뒤척이다 아침에 일어나면 한잠도 못 잔 것 같은 기분이었다.

그때까지 한 번도 겪어본 적이 없던 우울과 불안이 점점 친구가 되어갔다. 기쁨과 활력은 먼 기억이 되어버렸으며, 몸이 나빠질수록 뇌의 기능도 떨어졌다. 복부 팽만이 있어 설사를 하기 일쑤였고, 혀가 붓거나 눈이 충혈되었으며, 그런 일들 때문에 더 우울해졌다. 근육이 아파 집중할 수도 없었다. 완전히 지쳤을 때는 방금 한 말도 잊을 뿐 아니라 지금 내가 어디에 있는지조차 인지하지 못했다.

우울증이라며 항우울제를 처방해준 의사도 있었다. 주치의는 수면제를 처방해주었다. 만성 피로 증후군과 섬유근육통이라고 말하는 의사도 있었다. 어쨌든 내가 알 수 있었던 건 나의 뇌가 고장 났고 집중력이 떨어졌으며 기분이 우울하고 기억력이 온데간데없이 사라졌으며 몸이 말을 듣지 않는다는 것이었다.

나는 갑자기 기쁨이나 행복을 전혀 느낄 수 없게 되었다. 주의력결핍장애, 우울, 치매라는 세 가지 몹쓸 병에 걸린 듯했다. 어떻게 뇌가 나에게 이럴 수 있단 말인가? 내 몸의 가장 믿을 만했던 부분이 갑자기 가장 취약한 부분이 돼버린 것이다. 무슨 일이 일어난 걸까?

나는 아주 끔찍한 경험을 하면서도 친한 친구 몇 명을 제외하고는 사람들에게 알리지 않았다. 별문제가 없는 듯이 행동했다. 그러다가 8월의 그 여름날 이후 해답을 찾기 시작했다. 나는 원인을 하나하나 찾아나갔다. 연구 자료도 보고, 수십 명의 과학자며 의사도 만나보고, 내 몸과 마음을 직접 탐색하기도 했다. 그러면서 나는 서서히 원상태를 회복했다.

뇌가 고장 난 것은 독립적인 사건이 아니라 뇌와 몸이 더는 견딜 수 없을 정도로 모든 게 쌓여 나타난 것이다. 갑작스러운 것으로 보였지만 실은 오랫동안 독소와 스트레스, 알 수 없는 감염이 쌓이고 쌓인 결과였다. 중국 베이징에 살면서 석탄 원료를 매일 마셨는데, 그로 인한 수은 중독을 해독할 핵심 유전자가 내겐 부족했다. 이후 신생아 분만실과 응급실에서 근무하면서 수년간 밤잠을 제대로 자지 못한 결과 내 몸의 리듬이 깨졌다. 나는 깨진 리듬을 에스프레소와 초코칩 쿠키로 회복하려 했었다.

그러던 중 1996년 늦여름의 어느 날 야외 캠프에서 뭔가 음식을 잘못 먹어 위장이 탈이 났다. 그것이 사건의 발단이었다.

이 책은 나의 치료 과정에 관한 이야기다. 또한 '고장 난 뇌'라는 우리 시대의 유행병에 대해 내가 발견한 해답에 관한 이야기이기도 하다. 나에게 도움이 되었던 것처럼 독자들에게도 해결책을 제시하리라 믿는다.

당시 나는 다음과 같은 걱정이 머릿속에 늘 있었다. 당신도 혹시 그런가?

- 피곤하거나 집중력과 기억력이 떨어져 일을 제대로 할 수 없을 것 같은가? 그래서 직장을 잃을까 봐 두려운가?
- 정신적으로, 정서적으로 무뎌져 있어 인간관계에 문제가 생길 것 같은가?
- 아이들이 숙제도 잘하고 자기 삶을 제대로 꾸려나가도록 도움을 주고 싶은데, 부모로서 이러한 일들을 잘 해내지 못할 것 같은가?
- 인생의 허망함과 슬픔과 고통으로 괴로워하며 뜬눈으로 지새우는가? 그러다가 '아침에 일찍 일어나 아이들을 학교에 데려다 줘야 하는데' 하는 걱정이 이어지는가?

- 친구를 만나거나 약속 장소에 가는 것을 잊어버리곤, 그런 자신을 도무지 이해할 수 없을 때가 있는가?

만약 그렇다면 그건 당신 혼자만 겪는 일이 아니다. 당신은 뇌 고장이라는 유행병을 앓고 있는 것이다. 의학계에서도 제대로 다루지 못한 이 유행병으로 수백만의 사람이 자신의 썩어가는 마음에 갇혀 홀로 고생하고 있다.

많은 현대인이 안고 사는 뇌 질환들

비만은 눈에 보인다. 그래서 숨길 수가 없다. 그러나 정신 질환이나 기억력 상실은 소리도 나지 않고 눈에 보이지도 않는다. 그러면서도 거의 모든 사람에게 직간접적으로 영향을 미친다. 즉, 눈에 보이지 않는 그 질병으로 말미암아 자신은 물론 가족이나 친구들도 영향을 받는다는 얘기다.

고장 난 뇌는 많은 문제를 일으킨다. 불안, 우울, 양극성장애, 성격장애, 섭식장애, 중독, 강박충동장애, 주의력결핍장애, 자폐증, 학습장애, 난독증 등 무수히 많다. 고장 난 뇌에는 정신분열병이나 조증 같은 정신 질환도 있고 노화에 따른 신경퇴행성 질환, 특히 알츠하이머병이나 치매, 파킨슨병 같은 것들도 있다. 그 밖에 보다 경미한 뇌 기능 부전도 있다. 이것들은 많은 환자에게 만성 스트레스, 집중력 저하, 인지장애, 분노, 급격한 기분 변화, 수면장애, 불안과 우울 등의 고통을 일으킨다. 하지만 많은 정신과 의사나 신경과 의사들이 이 문제를 치료할 수 있는 질병으로 보고 있지 않다.

뇌 고장은 주로 두 가지 방식으로 일어난다. 대부분 트라우마(정신적 외상)가 원인이라고 간주하는 정신적 장애와 신경 손상 때문에 생긴다고 간주하는 신경적 장애가 그것이다. 다만 우울증 같은 정신과적 장애로 고생하든 알츠하이머병 같은 신경과적 이상으로 고통을 겪든, 분명한 사실은 우리의 뇌가 제대로 작동하지 않는다는 것이다.

우리는 몇 날 며칠씩 계속되는 우울증으로 고생하고 인생의 공허함과 무의미에 시달린다. 너무나 자주 비합리적인 두려움 앞에 떤다. 결코 멈추지 않는 스트레스의 압력 아래 살아가면서 현실에 대한 통제권을 잃어버린다. 일에 집중할 수도 없고 학교에서 뭘 배웠는지도 기억나지 않는다. 기억력은 날이 갈수록 약해지는 듯하다.

이처럼 너무나 흔한 증상이 되어버린 뇌 고장은 이제 우리의 신체적, 정신적 건강(내가 울트라웰니스라고 표현하는)을 방해하는 중요한 요인이다.

혹시 독자 중에 뇌 고장이 그렇게까지 심각한 문제는 아닐 것이라고 생각하는 사람이 있을지도 모르겠다. 또는 적어도 자신은 예외일 거라고 생각하는 사람이 있을지 모른다. 그렇다면 다음과 같은 미국의 통계를 한번 보기 바란다.

- 6,000만 명 이상(전체 성인의 26퍼센트, 전체 아동의 20퍼센트)이 정신과 장애를 겪고 있다.
- 4,000만 명 이상이 불안을 겪고 있다.

- 2,000만 명 이상이 우울증을 겪고 있다.
- 10명 중 1명이 항우울제를 복용하고 있다.
- 항우울제 사용은 지난 10년간 3배로 증가했다.
- 2006년 항우울제 사용에 지출된 비용이 19억 달러를 넘었다.
- 우울증이나 불안 같은 정신과적 이상의 치료에는 많은 비용이 들어간다. 심장병, 암, 트라우마, 폐 질환과 더불어 치료비용이 가장 많이 드는 의료 질환이다. 건강관리 시스템에 들어가는 비용은 연간 2,000억 달러가 넘었으며 이것은 전체 건강관리 지출의 12퍼센트를 초과하는 수준이다.
- 알츠하이머병은 85세 이상 인구(가장 빠르게 증가하는 연령대)의 30퍼센트에 영향을 미치고 있다(50퍼센트라고 주장하는 전문가도 있다). 이런 추세로 간다면 2050년에는 알츠하이머병 환자 수가 1,600만 명에 이를 것이다.
- 8세에서 5세 아동의 8.7퍼센트에게 주의력결핍 과잉행동장애ADHD가 있다.
- 전체 아동의 10분의 1, 즉 800만 명 이상의 아동이 메틸페니데이트(리탈린) 같은 각성제를 복용하고 있다.
- 자폐증도 지난 10년간 아동 1만 명당 1명에서 166명당 1명꼴로 늘었다. 11배나 증가한 수치다.
- 학령기 아동의 5~10퍼센트가 학습장애를 겪고 있다.
- 이런 뇌 고장으로 인한 간접비용은 상상을 초월한다. 학교와 가정, 직장에서의 생산성 손실이 연간 800억 달러에 이를 것으로 추산된다.

이런 상황에 문제가 없다고 볼 수 있을까? 지구상 인류의 3분의 1이 고장 난 뇌로 고생하는 이런 상황이 과연 정상적인 상태일까? 분명히 그렇지 않다. 문제는 우리가 이런 문제에 대한 해답을 잘못된 곳에서 찾아왔다는 것이다. 즉, 개인의 과거사 혹은 뇌의 화학적 '불균형'에서 그리고 최신 약물 혹은 치료법에서 찾으려고 했다는 것이다. 특히 '뇌의 장애'를 다루는 두 개의 의학 분과인 정신과와 신경과가 그렇다. 신경과 의사와 정신과 의사는 약물이나 정신치료를 이용하여 뇌를 치료하는 데 초점을 맞춘다. 사실 대부분의 정신과 의사와 신경과 의사는 자신들에게 '유리한' 신체 기관인 뇌만 다루고, 신체의 다른 부분은 무시한다.

그러나 만약 그런 문제들의 원인을 뇌에서 찾을 수 없다면? 다시 말해 뇌에 발생한 장애의 치료책이 뇌의 '바깥'에 있다면? 기분이나 기억, 주의, 행동의 문제와 대부분 뇌 질환의 근본 원인이 뇌가 아니라 신체의 다른 부위에 있다면? 그것이 몸의 핵심 시스템에서 발생한, 치료 가능한 불균형 때문이라면? 만약 그렇다면, 뇌의 장애를 다루는 기존 방식은 크게 잘못된 것이다.

약물로만 고치려는 현대 의학

정신의학은 인생 경험이나 정신적 외상이 감정과 행동을 지배한다는 생각에 그 뿌리를 두고 있다. 이것은 프로이트의 유산으로, 모든 정신 질환은 아동기 경험의 결과라는 것이다.

그러나 정신치료를 통해 도움을 받을 수 있을 만큼 영양과 대사, 생화학적 균형 상태에 있는 사람은 전체 인구의 10퍼센트도 되지 않는다. 더구나 수년 동안 정신분석이나 정신치료를 받는다 해도 오메가-3

지방산 부족이나 비타민 B_{12} 결핍증, 갑상선 기능 저하, 만성 수은 중독으로 인해 생기는 우울증을 호전시킬 수는 없다.

물론 신체가 균형을 회복한다면 고통의 정서적이고 영적인 측면을 다루는 것이 중요하고도 필요할 것이다. 그러나 유전자, 음식, 환경이 상호작용하여 뇌의 화학 작용을 바꾸고 몸과 마음의 이상적인 기능과 조화를 방해하는 방식을 살피지 않는다면 그것은 매우 어려운 길이 될 것이다.

만약 당신이 심각한 생물학적 불균형 상태에 있다면 정신치료는 오히려 방해가 되고 시간 낭비가 될 뿐이다. 실제로 우리 중 많은 이들이 생물학적 불균형 상태로 고생하고 있다. 이것을 감지한 현대 정신의학은, 이번에는 뇌의 화학 작용을 통제하려고 시도하고 있다. 마치 모든 정신 질환이 곧 뇌의 화학 작용의 불균형이라는 듯이. 그리고 우리가 해야 할 일은 다만 특정 정신 질환에 특정 약물을 대응시키기만 하면 된다는 듯이.

우울증이 프로작 부족 때문일까?

더 많은 약을 더 잘 처방하는 것이 뇌 고장이라는 유행병을 치료하는 데 해법이 될 수 있을까? 우리에게는 과연 더 많은 항우울제, 흥분제, 항정신병 약, 기억회복제가 필요한 걸까? 우리는 '알약' 없이는 행복할 수 없고, 집중력과 기억력도 떨어지도록 만들어진 걸까? 우울증이 프로작 부족 때문일까? 주의력결핍장애가 리탈린 부족 때문일까? 알츠하이머병이 아리셉트 부족 때문일까?

나는 그렇게 생각하지 않는다.

그럼에도 이들 약물의 사용은 급증하고 있다. 처방 약물 중 정신과 약물 혹은 향정신성 약물은 콜레스테롤 약제 다음으로 많이 판매되고 있다. 그리고 정신과 약물의 사용 증가율도 지난 10년간 천문학적으로 늘었다(아동의 각성제 사용은 무려 10배가 늘었다). 이런 약물치료가 분명히 효과가 있고 부작용도 없다면 나 역시 강력하게 추천할 것이다. 수백만 명의 고통을 덜어줄 터이니 반대할 이유가 어디 있겠는가. 하지만 문제는 이것이 그렇게 효과가 있는 것은 아니라는 사실이다.

항우울제를 예로 들어보자. 항우울제를 복용하는 대부분의 환자는 이 약물에 잘 반응하지 않거나 부분적인 반응만 보인다. 현실적으로는 증상의 50퍼센트만 호전되어도 성공이라고 보는데, 이 정도의 결과를 보이는 이들조차 절반도 되지 않는다.

정말 우울한 수치다. 더구나 항우울제로 우울증이 호전된 환자들의 86퍼센트가 성 기능 부전이나 피로, 불면, 지력知力 상실, 메스꺼움, 체중 증가 같은 부작용을 호소하고 있다. 그러니 항우울제를 복용하는 환자의 절반이 4개월 만에 복용을 중단하는 것도 이상한 일이 아니다.

〈뉴잉글랜드 의학 저널〉의 최근 연구에 의하면 제약회사들이 항우울제 연구 결과를 선택적으로 발표했다고 한다. 다시 말해 효과가 있는 연구 결과만 발표하고 그렇지 않은 결과는 감춘 것이다. 이런 식의 발표는 우리의 인식을 왜곡시킨다. 즉, 효과가 크다고 생각하도록 만든다. 이처럼 항우울제에 대한 온전한 검사 결과를 숨긴 탓에 지금 우리가 목격하듯 엄청난 정신약물의 증가가 나타난 것이다.

문제는 생각보다 심각하다. 항우울제에 대한 이중맹검법(환자와 의사에게 진짜 약과 가짜 약에 대한 정보를 주지 않고 테스트를 진행하여 약효를 객관적으로 평가하는 방법-옮긴이) 연구 결과, 설탕약을 먹은 환자 중 40퍼센트가 증상이 호전되었으며, 진짜 약을 먹은 환자의 60퍼센트가 증상이 호전되었다.

뇌 고장을 약물로 치료하는 방법은 '절반'만 옳다. 화학물질의 불균형이 뇌 고장의 문제를 일으킨다는 점에서는 옳다. 그러나 거기에는 다음과 같은 질문이 빠져 있기에 나머지 절반은 잘못되었다. 즉, "왜 애당초 화학 물질의 불균형이 생기게 되었는가? 원래의 균형 상태로 회복하려면 어떻게 해야 하는가?'라는 질문이 없다는 것이다.

이들 약물은 문제를 치료하지 못한다. 다만 증상을 덮을 뿐이다. 뇌 고장이라는 유행병을 치료하기 위해 우리는 지금까지와는 다른 질문을 던져야 한다.

- 뇌 고장의 원인을 어떻게 찾을 수 있을까?
- 뇌 고장은 우리가 원래부터 결함 있게 만들어졌기 때문인가? 아니면 민감한 뇌에 영향을 미치는 유해한 환경, 영양 결핍, 스트레스 때문인가? 아니면 신체 기능의 불균형 때문인가?
- 더 많은 약물을 복용하는 것이 과연 정답일까? 우리가 신체와 정신의 건강을 회복하고 더 충만한 삶을 살도록 뇌 고장의 근본 원인을 치료할 방법은 없을까?

뇌 문제에 대한 해답은 분명히 존재한다. 그러나 더 많은 약과 정신치료가 그 해답은 아니다. 약과 정신치료라는 도구는 고장 난 뇌로부터 회복되는 과정에서 도움을 얻을 수 있는 연결고리이긴 하지만 장기적인 해법을 제공하지는 못한다. 우리의 고장 난 뇌를 고쳐줄 비밀은 예상치 못한 곳에 존재한다. 현대 의학이 무시해온 그 장소, 바로 우리 몸 말이다.

2장

몸과 마음은 연결되어 있다

당신은 자신이 믿는 대로 보는가, 아니면 보는 대로 믿는가?

_ 시드니 베이커

내가 슬픔에 빠지고 무기력하며 기억력과 집중력이 떨어진 것은 우울증이나 주의력결핍장애, 혹은 치매에 걸렸기 때문이 아니었다. 사실은 내 몸이 중독성 물질에 오염되었고 각종 염증을 일으키며 영양을 제대로 공급받지 못한데다 장이 엉망이며 호르몬이 균형을 잃었기 때문이었다. 그리고 내 몸의 세포들이 에너지를 제대로 생산해내지 못하기 때문이었다. 게다가 아내 없이 혼자서 아이들을 돌봐야 하는 것도 스트레스였다.

나는 이렇게 고장 난 신체 시스템을 복구하고 내 몸을 치유하는 법을 알게 된 다음에야 정상적인 뇌를 되찾을 수 있었다. 나는 그 해법을 이 책에서 당신에게 알려주고자 한다. 그것이 바로 울트라마인드 솔루션이다.

당신의 고장 난 뇌를 고치기 위해서는 건강에 관한 지금까지와는 전혀 다른 사고방식(지금도 대부분의 의사가 잘 이해하지 못하는)을 받아들여야 한다. 이 사고방식의 핵심은 바로 '모든 것은 서로 연결되어 있다'는 것이다.

우리의 몸 그리고 신체의 핵심 계통들은 하나의 정교한 교향악처럼 상호작용한다. 우리는 누구나 하나의 완전한 생명체들이다. 우리 몸의 각 부분과 개인의 독특한 유전자 코드는 우리를 둘러싼 환경(우리가 먹는 음식을 포함하여)과 상호작용하여 그 순간 우리가 얼마나 건강할 것인지 혹은 아플 것인지를 결정한다. 이것은 우리의 몸과 마음이 서로 연결되어 있다는 것을 의미한다. 이 '몸-마음body-and-mind'은 단일한 그리고 역동적인 쌍방향 계통이라고 할 수 있다. 몸은 마음에 영향을 미치고 마음 또한 몸에 영향을 미친다. 몸을 치유하는 것이 곧 마음을 치유하는 것이다.

몸을 바로잡아야 마음을 고칠 수 있다

우리의 사고와 믿음, 태도와 정신적 외상, 독특한 인생 경험들은 몸에 직접적으로 영향을 미친다. 우리는 스트레스와 기타 심리적 요인들이 건강에 큰 영향을 미친다는 사실을 알고 있다. 질병의 95퍼센트가 스트레스 때문에 생기거나 악화된다는 사실도 알고 있다. 생각이 곧 건강에 영향을 미치는 것이다. 이처럼 마음은 몸에 영향을 준다.

이것이 바로 심신의학Mind-Body Medicine으로 알려져 있다. 과학 영역에서 인류의 건강 증진에 크게 기여한 심신의학은 하버드나 스탠퍼드 같은 유명 의과대학에서 연구되고 있다. 그러나 슬프게도 대부분의 의사는 심신의학의 지식을 실제 임상에 적용하지 않는다. 그것을 인정하기는 한다. 그러나 그들은 마음의 치유력을 적극적으로 활용하는 것이 아니라 신체 건강상 심리적 영향을 받는 사람들을 가리켜 '정신-신체 질환이 있다'느니 '신체화한다'느니 하는 표현을 사용하며 거드름을 피운다. 이 말인즉 '신체' 증상의 원인이 모두 환자들의 '머릿속'에 있다는 뜻이다.

그런데 그보다 더 나쁜 것은, 몸이 마음에 어떻게 영향을 미치는가에 관한 '신체-정신somato-psychic 의학'이 좀체 활성화되지 않았다는 점이다.

몸은 우리의 뇌에 직접적이고 강력한 영향을 미친다. 몸의 영양 상태나 호르몬 불균형, 음식 알레르기, 독소 그리고 소화, 면역, 신진 대사의 불균형은 우리의 기분과 행동, 주의, 태도에 큰 영향을 미친다.

굳이 이러한 몸과 마음의 연결성에 대해 진지하게 생각해보지 않더라도 우리는 그것에 대해 이미 알고 있다. 우리 몸이 마음에 어떻게 영향을 미치는지 다음의 사례를 통해 잠시 생각해본 다음 더 심각한 상황에까지 유추하여 적용해보자.

- 마음이 불안하거나 안절부절못하거나 신경과민일 때, 혹은 두려움을 느끼거나 심지어 공황발작을 일으키려 할 때 콜라 한 캔이나 머핀 한 조각을 먹었더니 즉시 증상이 호전된 적은 없었는가? 그렇다면 당신은 그때 왜 불안해했던 걸까? 바로 혈당 수치가 급격히 떨어졌기 때문이다. 체내 혈당량이

급감하면 우리 몸은 크게 해롭지 않은 자극에조차 생명을 위협하는 비상 상황인 것처럼 반응하도록 프로그램되어 있다.

- 식사를 많이 한 다음 정신이 몽롱한 적은 없었는가?
- 스트레스를 받거나 걱정이 많을 때 장시간 걷거나 자전거를 타고 났더니 한결 마음이 편안해지고 이완된 경험은 없었는가? 왜 그런 현상이 일어났을까? 바로 당신을 불안하게 만들었던 아드레날린과 코티솔 등 스트레스 관련 물질들을 운동을 함으로써 태워 없앴기 때문이다.
- 잠을 푹 자지 못한 경우 다음 날 쉽게 화를 내게 되지 않는가? 이와 반대로, 잠을 푹 자고 나면 다음 날 기분이 더 좋고 일도 더 잘 풀리지 않던가?
- 독감에 걸렸을 때 책을 읽는 등 집중력을 요하는 일은 하기가 어렵거나 아예 불가능하다고 느끼진 않았는가?
- 고열 때문에 환각에 빠지거나 헛소리를 한 적은?

이것은 누구나 경험하는 몸-마음 연관의 아주 흔한 사례들이다. 이것 말고도 우리가 미처 인지하지 못하는 연관 사례는 얼마든지 있다.

당신은 월경 전 기분 변화가 호르몬 수치의 급격한 변화 때문이라는 것을 알고 있었는가? 그리고 겨울철 우울증의 주된 원인은 비타민 D의 부족 때문이라는 것은? 또한 일상적으로 겪는 우울한 기분이 당신이 평생에 걸쳐 먹은 수백 개의 참치 샌드위치로 인한 수은 중독의 결과라는 것은? 게다가 당신의 강박장애가 박테리아 감염 때문이라고 한다면?

몸과 마음의 이런 상호작용에는 쉽게 확인할 수 있는 것도 있고 그렇지 않은 것도 있다. 예컨대 우울증, 불안, 불면증, 주의력결핍장애,

강박장애 등인데 이것들을 다 합쳐도 빙산의 일각에 불과하다. 그 외에도 〈정신 질환 진단 및 통계편람DSM-IV〉에는 수백 가지 정신 질환이 수록되어 있다. 그런데 이들의 주된 원인이 사실 각종 신체 기능의 부조화 때문이라고 생각해보자.

흥미롭게도 신체의 문제 때문에 뇌의 질병이 생긴다는 것을 명확히 보여주는 사례가 있다. 전통 의학은 그것을 인정하고 실제로 치료까지 하면서도 그것이 갖는 의미에 대해서는 외면하고 있다. 예를 들어 말기 간질환 환자에게 간성뇌증('간성혼수'라고도 하며 간 기능 부전으로 초래되는 전신신경과적 증후군의 총칭)이나 일시적 정신착란이 생길 경우 항정신병 약이 아니라 항생제를 사용하여 장내 박테리아를 청소한다. 그것은 장내 박테리아가 뇌를 파괴하는 독소(더는 간을 통해 해독할 수 없는)를 만들어내기 때문이다. 즉, 정신착란을 항생제로 치료하는 것이다.

이와 비슷한 경우로 알코올 중독자들의 '베르니케 뇌병증'은 환자에게 비타민을 투여해 치료한다. 환자가 불완전한 식사를 장기간 지속함으로써 비타민 B_1 혹은 티아민의 결핍이 원인이 되어 일어나기 때문이다. 또 강박증, 즉 PANDASPediatric Autoimmune Neuropsychiatric Disorders Associated with Strep-tococcal infections(연쇄상구균 감염증과 관련된 소아 자가면역 신경정신 질환)로 고생하는 아이들을 치료하는 데 연쇄상구균 감염증을 치료하는 항생제가 쓰인다.

그러면서도 의사들은 대게 이 외의 정신 질환에서는 그 원인이 장 기능이나 면역계의 불균형, 신체 해독 기능의 이상, 기타 신체 주요 계통의 불균형과 관련이 있다는 생각을 하지 않는다. 나는 그 이유가 의사들이 자기가 믿는 대로만 보려 하고 실제로 눈에 보이는 것을 믿으려 하지 않기 때문이라고 생각한다.

몸이 우리의 뇌와 마음에 미치는 영향은 우리가 상상하는 것보다 훨씬 크다. 따라서 이것이 정신 질환과 뇌 질환의 원인 규명 및 치료에서 갖는 의미 또한 상상할 수 없을 정도로 크다. 머지않아 지금까지와는 완전히 다른 원인과 치료법이 제시될 것이다.

식단과 영양, 24시간 생체 리듬과 수면 패턴에 변화를 주라. 운동과 여가를 위한 시간을 늘리고 몸속 독소를 제거하라. 사용하는 약물을 바꾸고 호르몬의 균형을 유지하며 소화관의 불균형 상태를 고치라. 세포의 에너지 생산 능력을 키우고 음식 알레르기를 치료하라. 그러면 당신의 기분과 뇌 기능은 지금보다 현저하게 개선될 것이다.

이 사실을 염두에 두고 다음 사항을 생각해보자.

- 평생 계속돼온 우울증을 치료할 수 있을까?
- 자폐증 아동이 완전히 회복될 수 있을까?
- 노인성 치매를 치료할 수 있을까?

이에 대해 기존 의학은 '아니오'라고 답한다. 의학 논문에서 자폐증과 치매, 평생의 우울증으로부터 회복되는 경우를 보기란 드문 일이다. 그러나 정신과나 신경과 의사들이 기존의 '정상적인' 치료법을 사용하여 극적으로 치료한 사례가 별로 없다고 해서 이들 질환이 '치료될 수 없다'고 말할 수 있을까? 그렇지 않다. 사실 기존의 치료법을 통해서도 증상이 일부 완화되는 경우가 있었다. 다만 '치료'나 완전한 회복을 기대하기는 어려웠다. 그래서 의사들은 완전한 치료가 가능하다면 '증거를 대라'고 말한다. 결론적으로 기존의 정신의학이나 신경학은 우울증이나 불안, 알츠하이머병, 파킨슨병, 치매 같은 정신과·신경과적 '질환'들을 식단과 생활습관의 변화를 통해 치료할 수 있다는 주장을 받아들이지 않고 있다. 정신병 약이 아니라 생활습관의 변화로 신체 계통의 정상적인 기능을 회복하면, 뇌가 작동하는 전체 '몸-마음 시스템'에 영향을 미친다는 사실을 인정하지 않는 것이다.

의사들이 기존의 자기 생각을 포기하지 않는 데는 여러 이유가 있는데, 주요한 요인 중 하나는 제약회사들이다. 제약회사들은 연구주제를 설정하거나 치료법을 개발하는 데 자금을 대므로 막강한 영향력을 행사한다. 그들은 자신들의 견해와 대치되는 중요한 데이터를 뒤로 숨기며 의학 교육을 통제할 뿐 아니라 자신들이 원하는 방향으로 의사들을 이끈다. 그리하여 최종적으로는 소비자들을 현혹하는 것이다. 다른 요인으로는 우리의 의료 제도와 의료비 환불 시스템이 기존의 낡은 질병 모델과 의료 분과에 기초하고 있다는 사실이다. 따라서 이것을 포기하면 기존 병원들의 생존이 위협받게 된다.

그리고 우리의 의학 교육도 의사들을 과별로 훈련시킴으로써 우리 몸의 시스템이 각기 별개로 작동한다는 환상을 강화하고 있다. 그래서 몸의 부위별로 의사가 존재하며, 우리 몸이 하나의 완전한 생태계로서 작동한다는 것을 이해하는 의사는 많지 않다. 설령 임상에서 기존 세계관과 배치되는 연구 결과나 기적을 목격하더라도 그것은 '자연적 호전'이라는 말로 간단히 배격된다. 그 결과를 실제 임상에 통합하기란 매우 어렵다. 기존의 패러다임을 유지하기 위해 의도적으로 무시되는 것이다. 이는 14세기 유럽 사람들에게 지구가 둥글다는 것을 이해시키기 어려웠던 것과 마찬가지다. 지구는 평평해 보였으므로 평평해야만 했다. 더욱이 오늘날의 의사들은 매우 분명히 보이는 것조차 보지 못하고 있다.

나는 최근 울트라마인드 솔루션으로 자폐증에서 회복한 어느 소년의 사례를 하버드 의과대학에서 프레젠테이션했다. 소년의 비정상적이었던 증상과 몸 상태가 정상으로 돌아오자 아이의 뇌와 행동이 안정되었으며 자폐증 진단에서도 벗어나게 되었다는 사실을 문서로 상세히 작성해 제시했다. 그러나 참석한 소아과 의사들은 이 회복 사례를 '자연 호전'으로 간단히 치부해버렸다. 참석한 의사 중 내 작업에 대해 알고 있던 의사 하나가 비꼬듯이 이렇게 말했다. "하이먼 박사의 연구가 지닌 유일한 문제점은 박사가 제시한 많은 사례가 모두 '자연 호전'이라는 거죠."

불행히도 너무나 많은 의사가 이런 고집을 버리지 않는다. '기이한 사실로 나를 혼란스럽게 만들지 말라. 내 마음은 이미 정해져 있으니까!'

그럼에도 행동과 기분, 정신 기능이 신체와 어떻게 연관되어 있는가에 관한 최근의 발견은 21세기 의학의 가장 위대한 진보 가운데 하나라고 할 수 있다. 이 발견이 축적되어 생각과 느낌, 삶의 경험들이 실질적으로 뇌를 형성하고 몸에 영향을 준다는 사실이 밝혀지고 있다. 그런 연구 결과들이 오늘날 우리 사회에 만연한 기분, 행동, 주의 및 기억 문제라는 유행병에 대한 해답을 갖고 있다.

나는 이 책에서 고장 난 뇌, 그러니까 정신 질환 및 뇌 질환을 치료하는 혁명적인 방법을 제안하고자 한다. 이것은 첨단 과학과 의학에 기초한 것으로 고전적인 정신의학과 신경학 그리고 이들 분야가 환자 치료를 위해 사용하는 전형적인 방법과는 완전히 다르다.

기존 의학이 당신으로 하여금 그렇게 믿도록 만들었지만, 뇌는 결코 우리 몸의 다른 부분과 단절되어 있지 않다. 그리고 고장 난 뇌라는 유행병에 대한 해법은 약물에 있지 않다. 약물은 정신에 더 큰 영향을 줄 따름이다.

뇌 고장은 현재 그 진정한 원인으로부터 멀어져 있다. 진정한 원인이란 우리의 전체 몸에서 발견할 수 있는 것들이다. 뇌의 문제 혹은 뇌의 질환들은 대개 우리 몸의 시스템에서 오는 문제들이다. 그러니 그에 대한 치료 역시 뇌가 아니라 우리 몸 전체에서 찾아야 한다.

내가 이 책을 쓰는 목적은 우리 뇌의 기능과 마음, 기분, 행동들이 우리 몸의 변화 때문에 일어난다는 사실을 새롭게 보여주려는 것이다. 그리고 이 정보를 이용하여 우울증, 불안, 양극성장애, 정신병, 주의력결핍장애, 자폐증, 치매, 알츠하이머병, 파킨슨병 같은 현대에 급격히 증가하는 '뇌 고장'의 치료법을 보여주고자 한다.

당신은 이런 질병들 중 어느 것도 겪고 있지 않을 수 있고, '나는 별 문제 없다'고 생각할 수도 있다. 그러나 뇌를 관리하는 방법을 알게 되면 더 깨어 있고 집중력 있으며 더 행복하고 활기찬 삶, 스트레스 없이 뛰어난 정신 기능을 발휘하는 삶을 누릴 수 있다. 이것이 바로 내가 이 책에서 가르쳐주고자 하는 것이다.

나는 모든 사람이 활기 있고 기쁨이 넘치며 행복한 삶을 살 수 있기를 바란다. 이것이 바로 울트라웰니스의 상태로, 그 열쇠는 몸과 마음의 적절한 균형을 찾는 것이다. 몸과 마음의 균형을 통해 당신은 삶의 기쁨과 슬픔을 있는 그대로 완전하게 경험하는 법을 알게 될 것이다.

내 환자들의 다음과 같은 몇몇 경험에 대해 생각해보자.

- 엽산과 비타민 B_{12}, B_6로 뇌 기능을 조절한 뒤 30년 동안 겪어온 양극성장애와 우울증으로부터 회복된 51세 남성(176쪽 참조)
- 중금속을 배출시키고 장내 독성 박테리아를 청소하자 폭력적인 행동이 가라앉은 12세 남아(303쪽 참조)
- 알레르기 반응을 보이던 음식의 섭취를 중단하자 평생의 불안과 우울증에서 벗어난 21세 여성(241쪽 참조)
- 체내 수은을 모두 배출하자 정상적인 삶의 기능을 회복한, 기억 상실 및 초기 치매 진단을 받았던 70세 남성(289쪽 참조)
- 글루텐(밀)과 카세인(유제품)을 식단에서 없애고 장 속의 이스트균을 치료하자 다른 사람들과 이야기를 하고 사회적인 관계를 맺기 시작한 자폐증 남아(333쪽 참조)

당신이라면 이 '기적적인' 치료를 어떻게 설명하겠는가? 사실은 매우 간단하다. 뇌 기능은 우리가 먹는 음식, 영양 부족, 알레르겐(알레르기를 일으키는 물질), 염증, 독소, 스트레스에 직접 영향을 받는다. 뇌 고장이라는 이 유행병에 대한 해법은 문제의 뿌리에 접근하는 것이다. 다시 말해 우리 고대의 유전자가 우리의 환경과 상호작용하는 과정에서 신체의 불균형을 만들어내고, 이것이 우리의 가장 중요하고 예민한 기관인 뇌에 영향을 미치는 과정을 살펴봄으로써 찾아낼 수 있다.

이 책은 뇌 불균형의 원인을 바로잡는 법을 알려준다. 뇌의 불균형은 종종 우리 몸의 서로 다른 계界들 간 불균형으로부터 초래된다. 이 책은 당신에게 약물과 정신치료를 사용하지 않고 최상의 정신 건강과 뇌 건강을 이루는 법을 가르쳐줄 것이다. 이런 방식은 머지않아 정신 질환과 뇌 질환의 진단 및 치료의 토대가 될 것이며, 최상의 정신 건강과 뇌 기능을 성취하는 표준적인 방법이 될 것이다.

지난 20여 년의 뇌 연구는 무엇이 뇌가 기억을 하도록 하고 못 하게 하는지, 무엇이 뇌가 행복을 느끼거나 슬픔을 느끼게 하는지, 무엇이 뇌가 불안 혹은 안정감을 느끼게 하는지, 무엇이 뇌가 집중하도록 혹은 부주의하도록 하는지 밝혀내는 데 집중해왔다. 연구에 의해 이런 문제들의 몇 가지 근본 원인이 드러났고 그에 대한 치료법도 밝혀졌다.

그러나 이런 과학적 발견이 의사들의 실제 치료에 접목되기까지는 앞으로도 20년 이상의 세월이 걸릴 것으로 보인다. 이것들이 현재 과학 패러다임을 뿌리째 흔들고야 말리라는 사실을 고려할 때, 어쩌면 더 오랜 시간이 걸릴 수도 있다.

그러나 그것을 이용하기 위해 당신이 20년 세월을 기다릴 필요는 없다. 지난 20년간의 연구로 우리의 기분, 행동, 주의, 기억상의 문제가 양육이나 유전적 요인에 의한 것이 아니라 우리 몸의 일곱 가지 핵심 기본 시스템이 균형을 이루지 못했기 때문이라는 사실이 충분히 밝혀졌기 때문이다.

여기 몇 가지 반가운 소식이 있다. 우선, 이들 '질병'은 실제로 존재하지 않는다는 것이다. '정신 질환'이나 '뇌 질환'이란 다양한 상해나 부족에 대해 우리 몸이 보편적으로 반응하는 현상들에 붙인 이름일 뿐이다. 일곱 가지 핵심 요인들의 균형을 회복해 근본 문제를 바로잡는다면 뇌가 치유되는 것은 물론 몸-마음, 마음-몸의 균형도 회복할 수 있다. 이들 일곱 가지 핵심 시스템 중 하나라도 균형을 잃을 때 심장병에서부터 당뇨, 비만, 뇌 질환(당신은 아마 뇌 질환을 치료하기 위해 이 책을 보고 있을 것이다) 등 온갖 질병이 생겨날 수 있다.

두 번째 희소식은 내 치료법이 이 일곱 가지 핵심 시스템의 균형을 회복하도록 돕는다는 것이다. 나 스스로 이 방법을 통해 고장 난 뇌를 고쳤으며, 또한 이 방법으로 수천 명이 건강을 회복하도록 도움을 주었다. 나는 매일 기적 같은 일들이 일어나는 것을 지켜보고 있다. 내가 했던 것처럼 신체의 일곱 가지 핵심 시스템의 균형을 회복하도록 실질적인 방법을 제공하여 당신도 스스로 기적적인 회복을 경험하도록 돕는 것이 이 책의 목적이다.

이 책은 뇌와 기분, 신체에 대한 새로운 연구 성과와 지식을 남녀노소 누구나 이용할 수 있도록 내놓은 최초의 결과물이다. 뇌 고장의 근본 원인을 치료하는 정보와 도구를 제공하여 그것의 파괴적 영향을 극복하고 울트라웰니스에 더욱 다가갈 수 있도록 구성되었다.

그렇다면, 나는 이것을 어떻게 알게 되었을까?

내가 '우연히' 정신과 의사가 된 사연

나는 자신을 '우연히 정신과 의사가 된 사람'이라고 말한다. 나는 애당초 뇌 혹은 기분 관련 전문가가 될 의도가 없었다. 사실 내 관심사는 우리 몸이 전체 시스템으로서 어떻게 작동하는가였다. 그리고 환자들 역시 우울증이나 자폐증, 알츠하이머병이 아니라 신체의 만성적인 불편이나 질병을 치료하기 위해 나를 찾아왔다.

환자들이 나를 찾는 때는 이미 많은 의사를 만나본 다음인 경우가 많았다. 그들은 먼 길을 마다치 않고 찾아왔는데 대부분이 너무 많은 약물이나 복잡한 진단에 지쳐 있었다. 환자들은 자기 몸의 전체적인 균형이 깨졌다는 것을 이미 알고 있었다. 다만 그것을 자기 스스로 발견하는 방법을 몰랐을 뿐이다. 그래서 환자들은 나와 함께 자신의 몸과 마음을 새롭고 깊은 방식으로 탐험하는 여정에 기꺼이 나서고자 했다.

이런 연유로 나는 의학 탐험가가 되어 우리 몸과 시스템의 전체적인 정경을 탐험하고 문제 해결의 실마리를 찾아내는 특별한 기회를 갖게 되었다. 나는 캐년 랜치Canyon Ranch의 공동 메디컬 디렉터로서 10년 가까이 일했고 지금은 울트라웰니스센터www.ultrawellnesscenter.com의 설립자이자 메디컬 디렉터로 수년째 일해오고 있다.

모든 질병의 원인인 근본적인 불균형을 바로잡는 일을 하면서, 환자들의 신체적 문제를 치료하자 기분이나 뇌의 장애가 거짓말처럼 사라진다는 것을 알게 되었다. 나는 소화 문제를 치료함으로써 우울증을 치료할 수 있고, 환자의 체내 수은을 해독해주면 기억력을 회복할 수 있다는 사실에 호기심을 갖고 탐구하기 시작했다. 환자들의 변화에 관한 이야기를 주의 깊게 듣고 이 주제에 관해 보고된 기존 연구문헌들(풍부한 보고가 있었음에도 대부분 기존 의학계가 무시했던)을 조사했다.

수년 전 나는 클로스트리디아(신경화학적 영향을 갖는 DHPPA dihydroxy phenyl-propionic-Acid라는 분자를 생산한다)라는 장내 세균의 박테리아 감염 환자를 항생제로 치료한 적이 있다. 그 여성 환자는 소화 기능이 회복되었을 뿐 아니라 평생 앓던 우울증도 말끔히 해결되었다(264쪽 참조). 프로작 같은 약물에도 전혀 낫지 않던 우울증이 하룻밤 사이에 감쪽같이 사라진 것이다.

환자들을 통한 이런 경험들과 만성 질환에 대한 나 자신의 고생 덕분에 우리 몸이 뇌에 영향을 미치는 신비스러운 세계가 그 모습을 드러내기 시작했다. 나는 이렇게 '우연히' 정신과 의사가 되었다. 이후 나는 몸이 마음과 연결되는 뚜렷한 패턴과 연관성을 발견했다. 뇌는 우리 몸의 다른 부위들과 밀접하게 관련을 맺고 있다. 몸과 마음이 서로 뗄 수 없이 맞물려 있는 하나의 시스템이라는 것을 분명하게 이해하는 과정에서 우리 몸의 경이로움에 환희와 놀라움을 금할 수 없었다.

다음에 들려주는 한 소년의 이야기를 통해 이것이 '뇌 고장'을 치료하는 데 얼마나 강렬한 방법인지 알게 될 것이다. 이 소년의 사례만큼 우리 뇌와 몸의 양방향 커뮤니케이션을 분명하게 보여주는 예도 없을 것이다. 이 사례가 단지 특정인에 해당하는 이야기일 뿐이라고 생각할지 모르지만, 사실 소년의 균형이 깨진 신체 시스템과 그것이 뇌에 미친 영향은 다른 수백만의 사람도 마찬가지로 겪고 있는 현상이다. 구체적인 증상은 사람마다 조금씩 다르고 생리적 불균형도 조금씩 다르지만 모든 뇌의 장애에서 공통 원리는 아주 단순하다.

뇌의 고장은 기분과 기억, 행동, 주의의 변화로 이어지는데 우리 몸의 일곱 가지 핵심 시스템의 균형이 깨진 결과다. 이 일곱 가지 핵심 시스템이 우리가 건강한 삶을 살 것인가 아니면 병든 삶을 살 것인가를 결정한다. 이제 클레이튼이라는 열두 살 소년의 사례를 보자.

클레이튼: 몸-마음 영향의 사례

어느 전문직 여성이 거의 자포자기 상태가 되어 나를 찾아왔다. 한쪽 손으로는 열두 살 난 아들 클레이튼의 손을 잡고 있었다. 클레이튼은 주의력결핍 과잉행동장애ADHD라는 진단을 받은 상태였다. 학교 수업에 집중하지 못했고 분열적인 행동을 보였으며, 다른 ADHD 아동들과 마찬가지로 그의 글씨는 알아보기가 어려웠다. 그러나 수학에서는 뛰어난 실력을 발휘했다.

신체적으로 그는 천식 진단을 받았으며 환경적 요인에 의한 알레르기, 부비동 충혈, 후비루後鼻漏(부비강염이나 비염 등으로 인한 분비물이 목 뒤로 넘어가 목을 자극하는 증상-옮긴이), 인후염, 습진, 메스꺼움, 복통, 설사, 두통, 항문 가려움증, 구내염, 근육통, 근육 경련, 소리와 냄새에 대한 과민증, 재채기, 두드러기, 피부 가려움증, 잦은 염증 등으로 고생했다. 잠도 잘 자지 못했으며 수면 도중 호흡 곤란 증세도 보였다. 또한 불안과 두려움, 탄수화물 탐닉 증상으로도 고통을 겪었다.

클레이튼은 이처럼 다양한 신체 증상에 대해 다섯 명의 의사가 처방한 일곱가지 약으로 치료 중이었다. 의사들은 ADHD에 리탈린을 처방했고 그 밖에도 알레르기약을 비롯하여 천식과 두드러기에는 흡입용 마스크를, 위장 문제에는 위산 억제제를, 두통에는 진통제를 처방했다. 열두 살짜리 아이에게는 지나친 약물 남용이다. 이것이 바로 의학에서 사용하는 접근 방식이다. 몸을 부위별로 나눠 각 부위에 맞는 약을 처방하는 식이다. 그와 가족의 삶이 얼마나 끔찍했을지를 상상해보라! 더 나쁜 것은 그럼에도 클레이튼의 신체, 정신, 행동상 증상이 완화되지 않았다는 것이다.

대부분의 정신과 의사는 환자들의 신체적 문제에 대해 언급할 수 있는 훈련을 받지 못했다. 그뿐 아니라 신체적 문제는 그들이 내리는 정신적 '진단'과 무관하다고 생각한다. 그러나 나는 이런 신체적 질병들이야말로 가장 눈여겨보아야 하는 것으로, 고장 난 뇌 기능의 원인을 밝히고 치료하는 데 가장 중요한 단서를 제공한다고 생각한다.

오늘날 환자들이 받는 처방전은 계속 길어지고 있다. 예컨대 클레이튼처럼 정신적, 행동적, 정서적 문제가 있는 아이들은 이제 리탈린, 콘서타, 아데랄 같은 ADHD 치료제 외에도 리스페달 같은 항정신병 약, 트리렙탈같은 항경련제, 프로작 같은 항우울제까지 복용한다. 하지만 이 약들의 조합이 어떤 결과를 낳는지에 대해서는 충분한 실험이 이뤄지지 않고 있다. 최근 지역학교 간호사를 방문한 적이 있는데, 그녀가 복도에 놓인 커다란 상자를 보여주었다. 그 안에는 빈 약병이 가득했다. 그녀는 아이들 중 63퍼센트가 각종 약을 복용하고 있다고 말했다.

내가 한 일은 환자들의 증상을 개별 진단으로 쪼개는 것이 아니라 울트라웰니스의 일곱 가지 열쇠로부터 영향을 받는 방식에 따라 증상들을 체계화하는 것이었다. 이것이 바로 내가 환자들을 울트라마인드로 안내하는 방식이다.

클레이튼의 울트라마인드 솔루션

문제를 파고들자 우리는 클레이튼의 증상에 대해 원인을 발견하고 치료할 수 있었다. 원인은 두말할 것도 없이 울트라웰니스의 일곱 가지 열쇠가 균형을 잃었다는 것이다. 그 불균형을 회복하는 것이야말로 울트라마인드 솔루션의 핵심이다.

여기에 우리가 발견하고 실행한 것을 제시한다. 클레이튼의 이야기는 뇌 고장이라는 우리 시대의 유행병으로 인한 좌절과 회복을 잘 보여준다는 점에서 어느 정도 우리 모두의 이야기이기도 하다. 클레이튼의 사례에서 영향을 받았던 핵심 열쇠 몇 가지를 살펴보자.

영양부족

대부분의 아이처럼 그리고 특히 ADHD나 자폐증이 있는 아이들처럼 클레이튼은 인스턴트식품을 달고 살았다. 클레이튼이 주로 먹는 음식은 트랜스지방, 식품첨가물 그리고 탄수화물과 정제당을 다량 함유하고 있었다. 혈액 검사 결과 주요 지방과 비타민, 항산화제, 각종 미네랄 등이 심각하게 부족한 것으로 나타났다. 즉, 오메가-3 지방을 전혀 섭취하지 않았으며 트립토판과 비타민 B_6·A·D 그리고 항산화제인 비타민 E와 베타카로틴, 아연과 마그네슘 등의 미네랄 섭취량이 매우 부족했다.

오메가-3 지방, EPA, DHA는 뇌의 기능에 필수적으로 요구되는 지방산이다. 사실 뇌의 60퍼센트는 DHA로 구성되어 있다. 이 지방의 부족은 습진이나 면역 결핍뿐 아니라 ADHD와도 밀접한 관련을 맺고 있다.

트립토판은 좋은 기분을 느끼게 하는 뇌 속의 세로토닌과 숙면을 취하게 해주는 멜라토닌이라는 화학물질을 생산하는 데 필요한 아미노산이다. 그리고 트립토판을 세로토닌으로 전환하는 데는 비타민 B_6가 반드시 필요하다. 결론적으로 클레이튼의 불안정한 기분과 수면장애, ADHD는 비타민 B_6의 부족 때문이었다. 그럼에도 클레이튼의 처방약 중 일부는 오히려 비타민 B_6의 공급을 가로막고 있었다.

그의 팔 뒤쪽에는 각막 비후증polaris이라고 불리는 혹이 나 있었는데 그 원인은 비타민 A와 오메가-3 지방의 부족이었다. 그리고 비타민 D의 부족이 면역력 저하로 나타났다. 비타민 E와 베타카로틴 같은 다른 비타민의 부족은 클레이튼이 인스턴트식품을 많이 먹는 반면, 채소나 통곡물whole grain이 풍부한 음식은 많이 먹지 않는다는 것을 의미했다.

아연의 부족은 면역력과 중금속 해독력의 저하 그리고 ADHD와 관련이 있었으며 잦은 염증과 습진, 알레르기, 과잉행동 증상에도 관련이 있었다. 그리고 마그네슘 부족은 두통과 불안, 불면증, 근육 경련, 통증, 소리에 대한 과민성 등의 증상으로 나타났다.

영양소들은 다원적 효과를 발휘하며 서로 상승 작용을 일으킨다. 모든 영양 부족을 바로잡는 것이 중요하다. 방금 이야기했듯이 영양 부족은 상호작용하며 서로 겹쳐서 영향을 미친다.

면역 및 염증의 불균형

클레이튼은 조제분유에 대한 과민증과 기저귀로 인한 피부염 병력이 있었고 천식 알레르기, 두드러기, 부비강염, 피부 가려움증, 구내염, 귀의 잦은 염증 등을 앓고 있었다. 모두 면역 및 염증 불균형의 분명한 증거들이다.

이것들은 별개의 증상으로 간주되어서는 안 되며 하나의 면역 시스템이 음식이나 환경적 알레르겐, 곰팡이, 독소, 경미한 만성 감염, 혹은 이것들의 조합 중에서 하나 이상의 촉발 요인에 의해 교란된 것으로 생각해야 한다.

'면역 글로불린 음식 민감도IgG food Sensitivity'라는 음식 알레르기 검사 결과, 클레이트의 면역계는 특히 글루텐을 시작으로 유제품, 땅콩, 효모, 감귤 등 열여덟 가지 음식에 반응했다.

글루텐은 뇌와 기타 여러 신체계에 염증을 일으키는 저 등급의 만성 면역 반응을 일으킬 수 있다. 구내염은 소아 지방변증(글루텐 분해 효소의 부족으로 면역체계가 교란을 일으키는 질병-옮긴이) 혹은 글루텐 과민증을 가리키는 또 하나의 단서일 뿐이었다. 실제로 클레이트의 몸에서 항글리아딘 항체가 증가하였고, 이에 따라 면역체계 교란이 일어난 것이다. 치료 과정에서 주요한 요인은 글루텐으로 밝혀졌는데, 이에 대해서는 뒤에서 자세히 설명하겠다.

소화와 해독의 기능 이상

메스꺼움, 설사, 복통, 항문 가려움증, 민감성 위는 클레이트의 소화 불균형을 말해주는 분명한 증상들이었다. 염증에 항생제를 자주 사용한 탓에 효모의 과다 증식이 일어나 장내 세균이 증식했다. 이 때문에 장누수leaky gut가 생겼으며 이는 곧 음식 알레르기, 시스템 알레르기 그리고 염증으로 이어졌다. 이로써 우리는 클레이트의 면역계가 왜 그토록 자주 염증을 일으켰는지를 알 수 있다.

또한 금속 중독은 해독 능력이 떨어짐을 나타낸다. 검사 결과 클레이튼은 수은과 납 중독이 심한 상태였다. 노출된 정도는 다른 아이들과 큰 차이가 없었지만 영양학적, 유전적으로 체내 중금속을 제거하지 못하고 체내 조직에 쌓아두고 있었다.

수은은 다양한 위장 문제, 자가면역 및 인지 문제와 관련되어 있다. 1989년에서 2001년 사이에 태어난 아이들은 모두 수은에 노출된 적이 있다. 당시 예방 접종 백신 안에 티메로살(혈청, 살균 소독제)이라는 형태로 수은이 포함되어 있었기 때문이다(이 수은 방부제는 2001년에 백신에서 제거되었다). 또 다른 수은원으로는 석탄을 태우는 산업 플랜트, 대형 육식성 생선, 민물고기, 수은이 포함된 치아충전재 등이 있다.

납 중독은 아동의 인지 및 행동 문제와 연관되어 있다. 최근의 새로운 연구에서 납 중독과 환경 독소가 ADHD와 관련을 맺고 있다는 사실이 분명히 드러났다. 클레이튼은 평소 납으로 코팅된 중국산 장난감을 가지고 놀았다. 그뿐 아니라 납에 오염된 신발을 그대로 신고 다니는 실내 바닥에서 놀았다. 클레이튼은 자연스럽게 위험에 노출될 수밖에 없었다. 그것이 전부가 아니다. 클레이튼은 실내의 검은 곰팡이나 식품첨가물 같은 환경적 독소에도 영향을 받았다.

검사 결과를 볼 때 클레이튼은 리탈린이 부족하거나 부모의 양육에 문제가 있었기 때문에 그렇게 된 것은 아님이 확실했다. 이 모든 문제의 원인은 몸의 7대 기본 계를 교란시키는 음식과 환경의 오염물질에 있었다.

치료: 나쁜 것은 빼고 좋은 것은 더한다

클레이튼의 ADHD, 비정상적인 글쓰기, 두드러기, 천식, 복통을 일으킨 것은 단 하나의 원인에 의한 것이 아니었다. 체내 시스템에 대한 스트레스의 총합이 그의 독특한 유전적 취약성과 상호작용하여 비정상적 뇌 기능과 건강 문제로 이어진 것이다.

치료는 아주 간단했다. 그의 체내 시스템을 교란시키는 원인(영양 결핍, 음식의 독소, 음식 알레르겐, 글루텐, 환경 독소, 식품첨가물, 효모 과다 증식)을 찾아내 조치하고, 정상적인 신체 기능을 회복하는 데 필요한 결핍된 영양소(종합비타민제, 오메가-3 지방, 비타민 B_6, 아연, 마그네슘, 비타민 D, 건강에 좋은 장 박테리아, 5-수산기트립토판 등)를 보충하자 건강과 뇌 기능이 정상으로 돌아오기 시작했다.

나는 먼저 식품첨가물이나 설탕, 트랜스지방, 가공식품 그리고 클레이튼에게 알레르겐으로 작용하는 음식(글루텐, 유제품, 감귤, 땅콩, 효모균 등)을 뺀 자연식품Whole Foods 식단을 제안했다. 이것이 바로 울트라마인드 솔루션의 토대가 되는 식단이다. 그런 다음 항진균성 약물로 수년간 항생제를 복용함으로써 생긴 저등급 효모균 문제(증상은 항문 가려움증으로 나타났다)를 제거했다. 납과 수은 중독은 미 식품의약국FDA이 공인한 DMSA DiMercapto-Sussinic Acid라는 아동 중금속 치료제로 해결했다. 이 치료는 클레이튼의 위장 상태가 정상으로 회복된 다음 시행했다. 이 과정은 체내 중금속을 적절히 제거하는 데 매우 중요하다.

내 치료 방법은 아주 간단하다. 첫 단계는 체내의 '나쁜 것들을 뽑아내는 것'이다. 만약 발바닥에 여러 개의 압정이 꽂혀 있다면 모두 제거해야 통증에서 벗어날 수 있다. 하나만 제거해서는 통증이 완전히 사라지지 않는다. 두 번째 단계는 '좋은 것을 더하는' 것이다. 좋은 것이란 특정 비타민과 영양소 등 건강에 필요한 기타 '성분'들을 말한다. 이것은 사람마다 다를 수 있다.

고장 난 뇌를 고치다

클레이튼과 어머니는 변화에 적극적이었다. 2개월 후 추가 방문에서 클레이튼은 리칼린과 항히스타민제(지르텍과 타가메트), 기관지 확장제, 스테로이드 흡입기, 타이레놀(아세트아미노펜), 애드빌(이부프로펜) 등 모든 약물 복용을 중단한 상태였다. 클레이튼의 기분과 행동은 열두 살 아이의 정상 수준으로 회복되었다. 주의력도 향상되었고, 집과 학교에서의 폭력성도 사라졌으며 가만히 있지 못하고 불안해하는 상태도 완전히 사라졌다.

클레이튼은 처음으로 온갖 만성 증상에서 해방되었다. 두드러기, 천식, 만성 콧물, 항문 가려움증, 복통, 메스꺼움, 설사, 두통, 근육 경련, 소음에 대한 예민함 등이 모두 사라졌다. 완전히 말이다. 잠도 제대로 잘 수 있게 되었다. 학교 성적도 향상되었고 다른 아이들과도 잘 어울려 놀게 되었다.

클레이튼에게는 신경과적 혹은 정신과적 '질병'이 있었던 게 아니다. 영양 불균형, 중독, 면역과 신경전달물질 및 소화 기능의 이상으로 생긴 '뇌 고장'이 원인이었다. 이 근본 원인을 치료하고 불균형을 바로

잡자 클레이튼의 신체 증상은 모두 사라졌다.

'신체 증상이 사라졌다'고 말할 때 어떤 부분은 주관적 판단이라고 볼 수도 있을 것이다. 하지만 회의론자들이 거부할 수 없는 하나의 객관적 발견을 제시하겠다. 바로 클레이튼의 쓰기장애가 두 달 만에 완전히 해결되었다는 것이다. 울트라마인드 솔루션 전과 후 클레이튼의 글씨를 비교한 '그림1'과 '그림2'를 비교해보라. 이 객관적 자료가 이 방식의 효과성을 지지해줄 것이다. 그리고 몸이 마음과 뇌에 대해 갖는 강력한 효과를 '증명'해줄 것이다.

> 오늘 아침 클레이튼의 학교에서 선생님, 상담 지도사, 학부모 그리고 교장 선생님까지 참여해서 특별한 교육이 필요한 아이들-클레이튼으로 따지면 ADHD를 앓고 있는-을 위해 '계획'을 세우는 모임이 있었어요.

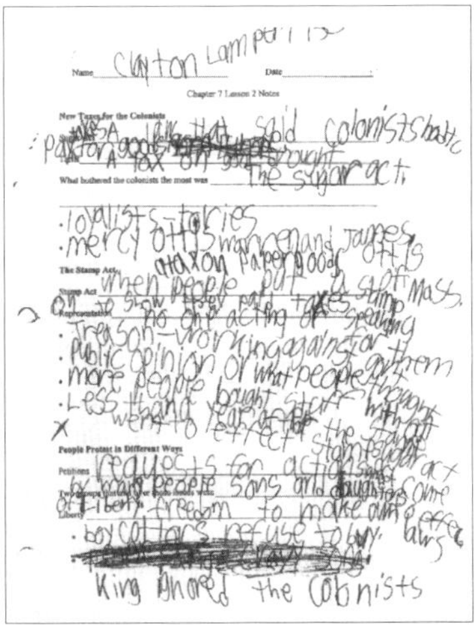
Name Clayton Lampert 12
Date
Chapter 7 Lesson 2 Notes
New Taxes for the Colonists
What bothered the colonists the most was
The Stamp Act
People Protest in Different Ways
King Ignored the Colonists

그림1 | 클레이튼의 글씨(치료 전)

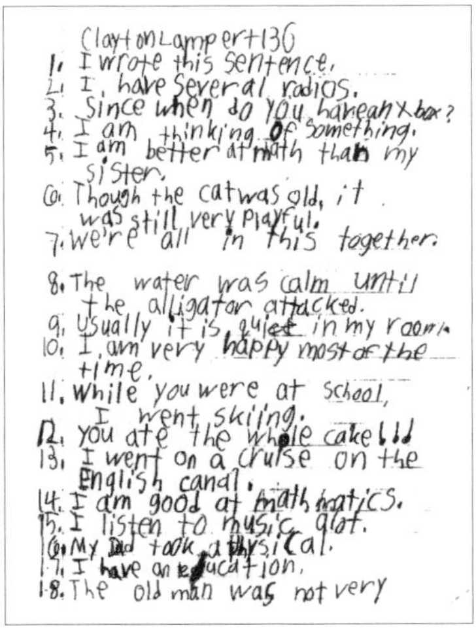
ClaytonLampert 136
1. I wrote this sentence.
2. I have several radios.
3. Since when do you have an x box?
4. I am thinking of something.
5. I am better at math than my sister.
6. Though the cat was old, it was still very playful.
7. We're all in this together.
8. The water was calm until the alligator attacked.
9. Usually it is quiet in my room.
10. I am very happy most of the time.
11. While you were at school, I went skiing.
12. You ate the whole cake!!!
13. I went on a cruise on the English canal.
14. I am good at mathmatics.
15. I listen to music alot.
16. My Dad took a physical.
17. I have an education.
18. The old man was not very

그림2 | 클레이튼의 글씨(치료 후)

제 생각에 클레이튼이 학교생활을 하면서 오늘이 가장 모든 것이 잘 진행되고 있다고 느낀 날이었어요. 학기 초부터 반년 동안 클레이튼은 또래 아이들과 '다르다'고 여겨졌는데, 이제는 확 달라진 모습으로 반 친구들과 선생님을 놀라게 만들고 있습니다. 일주일에도 몇 차례씩 양호실에 가곤 했지만, 3월 이후로는 양호 선생님을 만난 적이 없어요. 학교 심리상담 선생님도 클레이튼의 사교성이 나이에 맞게 잘 발달되어, 아무 문제가 없다고 알려주었습니다. 클레이튼이 자기 자신에 대한 만족감을 느끼고 있고, 이번 식이조절을 통해서 자존감도 높아졌다고 합니다.

이렇게 기분 좋은 모임은 처음이었습니다. 이런 소식을 전하게 되어 기쁘네요.

감사합니다.

치료 후 클레이트의 엄마에게 받은 이메일이다. 클레이튼의 사례는 유별난 것이 아니라 기능의학에 기초한 의료 현장에서 반복적으로 관찰된다(울트라웰니스와 울트라마인드의 원리도 기능의학에서 생겨났다). 이 사례는 뇌와 정신 질환이라는 유행병에 이 치료법을 어떻게 적용할까를 연구하는 데 주력해야 함을 의미한다. 그런데도 많은 이들이 이 문제에 대해 기존 모델만 고수하고 있다.

몸을 치료하자 뇌가 치유되는 것을 알게 된 나는 더는 '우연한' 정신과 의사가 아니다. 나는 내가 알게 된 것을 당신에게 알려주고, 이제 이 '과학'을 어떻게 활용할 것인지 보여주고자 한다. 이 기능의학적 접근법을 당신의 삶에 적용하는 데 필요한 도구를 주고자 한다. 앞서도 말했듯이, 당신은 의료 관행과 과학계가 우리가 오늘날 알게 된 사실을

무엇이 효과가 있었는지 어떻게 식별하는가?

내 동료들은 클레이튼의 치료에서 무엇이 가장 중요한 요인이었는지 알 수 없다고 말한다. 그들이 '1병 1약' 사고방식에 갇혀 있는 탓인데, 신체 시스템의 작동에 대한 전체적인 관점을 놓친 환원주의적 사고방식의 전형적인 예다. 클레이튼의 예에서 보듯이 다양한 증상이 복합적인 자극원에 의해 일어나며 또 다양한 자극원이 복합적인 증상을 일으킨다. 모든 요인을 고려하지 않으면 증상을 치료하기란 불가능하다. 클레이튼이 음식 알레르겐을 섭취하지 않고 아연을 섭취한다고 해서, 혹은 효모균만 치료하거나 식품첨가물이나 트랜스지방의 섭취만 중단한다고 해서 그의 증상이 호전되지는 않는다.

수용하는 데 걸릴 20년이란 세월을 기다리지 않아도 된다. 이제 남은 문제는 이 근본 원인을 어떻게 치료할 것인가 하는 점이다. 그래서 건강의 균형과 뇌의 정상적인 기능을 회복하는 것이다.

클레이튼이 지닌 문제의 근본 원인을 나는 어떻게 치료할 수 있었는가에 대해 들려주려 한다. 이 방식을 당신의 골칫거리인 '고장 난 뇌'를 치료하는 데 어떻게 적용할 수 있을지 고민해보자.

질병치료의 새 로드맵: 울트라웰니스의 일곱 가지 열쇠

인간 몸의 작동 방식과 신체 및 정신 질환의 치료법에 대한 새로운 로드맵이 등장했다. 이 로드맵은 질병에 이름을 붙이고 진단하는 기존의 방식(즉, 3장에서 자세하게 다룰 〈ICD-9〉 질병분류 시스템)에 기초하고 있지 않다. 이 로드맵은 실제로 모든 질병의 근저에 있는, 기초적이고 핵심적이며 상호 연관을 맺고 있는 생리 시스템에 토대를 두고 있다.

클레이튼의 증상을 어느 특정 요소로 설명하기란 곤란하다. 물론 다른 ADHD 아동들도 비슷한 패턴을 보이겠지만 클레이튼의 패턴은 그에게 독특한 것이다. 다른 ADHD 아동들은 불균형의 패턴이 달라 클레이튼과는 다른 진단 실험과 치료가 필요하다.

의사들은 의과대학에서 서로 다른 수천 가지 질병을 진단하는 법을 배운다. 그리고 우울증이나 ADHD 같은 질환에 이름을 붙인다. 그렇게 하는 이유는 동일 증상을 보이는 환자들에게 동일한 약을 처방하기 위해서다. 그런데 만약 새로운 과학을 통해 우울증 같은 것이 실제로 존재하지 않는다는 것을 알게 된다면 어떻게 될까?

우리가 우울증의 증상으로 알고 있는 것은 사실, 신체의 상호 연관된 부분들에서 공통되는 불균형의 반영이다. 그것은 우리가 알고 있는 특정 의학 분과와 아무 관련이 없다. 다시 말해 우울증은 특정 정신 질환이 아니라 신체 시스템의 질환인 것이다. 우울증을 치료하려면 신체의 전체 시스템, 신체의 생태계를 살펴야 한다. 신체 각 부위의 개별적인 작동 방식이 아니라 우리 몸이 하나의 전체 시스템으로서 어떻게 작동하는가를 알아야 한다는 뜻이다. 우리는 질병의 원인을 치료하려는 것이지 단지 증상만 없애려는 것이 아니다.

나는 개별 의학 분과의 도그마에 따라 훈련받았다. 심장에 문제가 있으면 심장 전문의를 찾고, 위에 문제가 있으면 위장 전문의를, 관절에 문제가 있으면 류머티즘 전문의를, 피부에 문제가 있으면 피부과 전문의를 찾는 식이다. 만약 관절에 문제가 있는데 피부과 의사를 찾아갔다면 의사는 당신을 관절 전문의에게 안내할 것이다. 그러나 그 질병 탐구의 로드맵은 잘못된 것이었다. 그 로드맵을 따르면 질병을 진단한 다음 환자에 상관없이 표준화된 치료법을 처방하게 된다. 이것은 나를 잘못된 방향으로 이끌었다.

관절 통증, 피부 발진, 과민성 대장, 우울증은 모두 서로 연관되어 있다. 그리고 만성 질환(1억 6,200만의 미국인을 괴롭히는)으로부터 벗어날 수 있는 '유일한' 길은 바로 이 새로운 로드맵(모든 것은 서로 연관되어 있다고 하는)을 사용하는 것이다.

이것이 바로 기능의학이라는 새로운 방식이 우리에게 제공하는 것이다. 기능의학은 시스템생물학의 과학을 실제 의료 현장에서 적용한다(자세한 내용은 www.functionalmedicine.org를 방문하라). 이것이 바로 내가 지금껏 이야기한 혁명적이고 새로운 시스템이다. 이것은 완전히 새로운 패러다임으로 마치 천동설에서 지동설로의 변화처럼 우리 사고의 근본적인 변화를 요구한다. 질병과 인간의 몸에 대한 사고방식을 근본적으로 바꾸는 것이다.

이 새로운 로드맵으로 질병을 진정으로 치료할 수 있다. 기존 의학과 달리 기능의학은 환자 개인의 특수성에 따라 다르게 치료한다. 사람은 누구나 다르다. 유전자 구성도 다르고, 그 결과 환경에 반응하는

울트라웰니스의 일곱 가지 열쇠

열쇠 1 영양 상태를 최적화하라: 사람은 자신이 먹는 것으로 구성된다. 우리의 생물학, 생화학, 생리학이 최적으로 운영되려면 특정 원료가 필요하다. 단백질, 지방, 탄수화물의 적절한 균형과 질이 필요하며, 개인에게 맞는 적절한 비타민과 미네랄 또 식물 영양소라고 하는 식물의 천연색소가 필요하다. 실제로 우리는 대부분 영양학적으로 불균형 상태에 있다.

열쇠 2 호르몬의 균형이 중요하다: 인슐린, 타이로이드, 성호르몬, 스트레스 호르몬 등의 호르몬은 분자들의 교향악이라고 할 수 있다. 건강하려면 호르몬이 반드시 서로 조화를 이뤄야 한다.

열쇠 3 몸속 염증을 제거하라: 인체는 외부의 침입자나 체내의 이상 세포로부터 스스로를 보호해야 한다. 이 보호 시스템이 제대로 작동하지 않거나 과잉 반응할 경우 병이 생긴다. 뇌의 염증은 모든 만성 질환뿐 아니라 모든 정신과 및 신경과 질환의 핵심 주제다. 만약 당신의 뇌가 고장 났다면 틀림없이 염증을 일으키고 있다고 볼 수 있다.

열쇠 4 제대로 소화시켜라: 우리가 먹는 음식과 영양소를 소화, 흡수, 동화하는 것은 건강에 절대적으로 중요하다. 소화계는 노폐물을 제거할 뿐 아니라 내부의 독소와 세균, 잠재적 알레르겐으로부터 우리를 보호해야 한다. 이 과정에 문제가 있으면 병이 생긴다.

열쇠 5 몸속 독소를 해독하라: 우리 몸은 신진 대사 노폐물과 독소(우리가 음식과 공기, 물, 약을 통해 환경으로부터 받아들이는)를 제거해야 한다. 21세기에 독소가 우리 몸에 주는 부담은 종종 감당할 수 없을 정도로 엄청나다. 이 때문에 병이 생긴다.

열쇠 6 **에너지 대사율을 높여라:** 생명은 곧 에너지다. 세포가 에너지를 생성하지 못하면 우리는 죽는다. 우리가 먹는 음식과 들이쉬는 공기로부터 에너지를 뽑아내는 것이야말로 생명체의 가장 본질적인 과정이다. 이 신진 대사의 엔진이 고장 나지 않고 원활하게 돌아가도록 하는 것이 건강에 중요하다. 거의 모든 뇌 질환에서 에너지 손실이 발견된다.

열쇠 7 **마음을 편안하게 하라:** 의미와 목적이 있는 삶, 주변의 사랑과 지지를 받고 관계를 맺고 사는 삶이 건강에 매우 중요하다. 사회적 고립, 과로, 인생의 의미 상실 등 21세기의 가공할 스트레스는 우리 신경계에 엄청난 부담을 줘 탈진과 쇠약으로 이어지게 한다.

방식도 다르다. 이 사실을 이해한다면 '질병'이 아니라 '사람'을 치료하는 방법을 알 수 있다.

이 패러다임 전환의 핵심에 울트라웰니스의 일곱 가지 열쇠가 있다. 이 열쇠는 바로 울트라마인드 솔루션의 핵심이기도 하다. 모든 의학은 모든 질병을 설명하는 몇 가지 기본 원리와 개념 혹은 자연법칙으로 단순화할 수 있다. 이 개념들이 바로 일곱 가지 열쇠 혹은 우리 몸의 핵심 시스템이다.

2부에서는 이 핵심 열쇠들이 우리의 기분과 행동, 주의, 기억, 뇌의 전반적인 기능에 어떤 영향을 미치는지 설명할 것이다. 그리고 독자 스스로 자신의 뇌를 최적화하고 치유할 수 있도록 이들 일곱 가지 열쇠 중 어느 것이 균형을 잃었는지 알 수 있는 체크리스트도 제시할 것이다. 이를 통해 건강과 웰빙으로 향하는 자신만의 로드맵을 발견할 수 있다. 당신은 고장난 뇌를 치유하고 여러 힘든 증상으로부터 해방될 수 있을 것이다.

이제 그 핵심 열쇠들에 대해 개괄적으로 소개하고자 한다. 전체 프로그램의 작용에 대해 알려면 이들 열쇠를 반드시 이해해야 한다. 이 열쇠는 서로 독립된 개별적인 것이 아니라 밀접한 연관을 맺으며 역동적으로 상호작용한다는 점을 명심하라.

이들 일곱 가지 열쇠의 균형을 회복함으로써 '뇌' 질환이라는 이 유행병(21세기에 우리가 목격하는 거의 모든 질병을 포함하여)을 멈추고 치료할 수 있다. 그렇다면 무엇이 이들 핵심 열쇠의 불균형을 초래하는 걸까? 불량한 식단, 알레르겐, 염증, 스트레스, 독소 때문일까? 아니면 생명과 건강에 필수적인 원료들(식물 영양소와 섬유질, 비타민과 미네랄, 산소, 깨끗한 물과 공기, 햇빛, 수면, 운동, 깊은 이완, 사랑, 연결감, 공동체, 의미, 목적 등)이 부족해서일까?

내가 알고 싶은 것은, 이 요인들이 한 사람의 독특한 유전자 발현에 어떻게 영향을 미쳐 그 사람만의 독특한 문제를 일으키는가 하는 것이다. 사람의 유전자는 고정된 것이 아니라 음식, 생활습관, 환경 등에서 오는 정보에 역동적으로 반응한다. 당신이 당신의 유전자에 보내는 이 '정보'들이 당신의 평소 건강을 좌우한다. 이것이 영양유전체학 nutrigenomics(음식이 유전자에 주는 영향을 연구하는 학문)의 연구주제이자 울트라마인드 솔루션이라는 치료 로드맵의 핵심 구성요소다.

음식을 이해하는 새로운 방식

당신의 뇌와 건강을 변화시키는 가장 강력한 도구는 바로 당신의 포크다. 왜냐고? 음식은 단지 칼로리와 에너지인 것만이 아니다. 유전자에게 말을 거는, 유전자의 스위치를 켜고 끄면서 유전자의 기능에 매 순간 영향을 미치는 중요한 정보들을 담고 있다. 따라서 음식이야말로 삶을 변화시키는 가장 효과 빠르고 강력한 약이다. 이것이 바로 영양유전체학의 발견이다. 당신의 유전자가 당신 신체의 모든 부분을 움직이는 소프트웨어라고 생각해보라. 컴퓨터 소프트웨어처럼 유전자는 키보드를 눌러 지시한 것만을 실행한다. 그리고 당신이 먹는 음식은 당신의 유전자에게 특정 동작의 실행을 명령하는 키보드와 같다. 그렇게 음식은 우리의 건강과 질병을 결정짓는다.

더블 치즈버거와 수북한 감자튀김 그리고 커다란 콜라 한 잔이 당신의 몸에 어떤 메시지를 보낼지 상상해보라. 이와 대조적으로 붉은색의 신선한 연어, 약한 불에 삶은 채소, 현미가 당신의 몸에 어떤 메시지를 보낼지 생각해보라.

영양유전체학에서는 똑같은 문제가 있다고 누구에게나 동일한 처방을 하지 않는다. 개인의 유전자 구성에 따라 건강에 필요한 것들도 다르기 때문이다. 그러므로 영양유전체학을 통해 개인별 '맞춤 의학'이 가능해진 것이다.

우리는 고작 3만여 개의 유전자를 갖고 있다. 그런데 SNP Single Nucleotide Polymorphism(단일염기 다형성)라고 하는, 유전자의 변이들은 무려 300만 개가 넘는다. 이 변이들이 개인의 독특한 기질을 결정짓는다.

사람마다 음식과 비타민, 휴식, 운동, 스트레스 내성, 독소 처리 능력이 다른 것도 이 SNP 때문이다.

이 책은 당신의 개인적 필요에 맞춰 즉 당신의 장점과 약점을 고려하여 울트라웰니스의 세계로 안내할 것이다. 울트라웰니스의 일곱 가지 열쇠 중 무엇이 균형이 깨졌는지 분석한 다음 그 깨진 균형을 영양 유전체학의 지식으로 바로잡는다면 개인의 특수한 필요에 적합한 치료법을 만들 수 있다.

불행히도, 기능의학이 새롭게 발견한 단순하면서도 심오한 진실에 우리는 아직 눈뜨지 못하고 있다. 그것은 수십 년 동안 우리 사회가 묵인해온, 기존 정신의학과 신경의학이 공유한 신화들 때문이다. 이 신화로부터 자유로워지기 위해서는 우선 이 신화에 대해 알 필요가 있다.

3장

건강을 가로막는 의학적 미신들

과학자들은 자신들이 사물을 보는 방식을 보지 못한다.

_ R. D. 라잉

우리는 사물을 바라보는 특정 방식에 너무나 익숙해져 있어 뇌와 행동, 기분을 바라보는 또 다른 방식을 잘 보지 못한다. 하지만 지금까지 우리의 기분, 기억, 주의 문제의 원인과 뇌 건강에 대한 이해를 가로막았던 의학적 신화들이 하나씩 벗겨져 나가고 있다. 뇌의 작동 방식과 기능이 신체의 나머지 핵심 시스템과 맺고 있는 긴밀한 연결성에 대해 더 알게 되면서다. 의학계를 도그마에 빠트리는 어리석은 신화가 어떤 것들인지 살펴보자.

병명을 알면 원인을 알 수 있다?

이 신화는 비단 정신의학과 신경학에만 만연해 있는 것은 아니다. 의학 전체가 그러하다고 볼 수 있다. 그래서 건강 문제에 대한 해답을 찾고 그에 대응하는 우리의 방식을 바꾸는 데 가장 큰 걸림돌로 작용한다.

문제는 바로 이것이다. 현재의 의학은 '병명 붙이기' 게임에 빠져 있다는 것이다. 병명을 찾아내면 곧 그에 맞는 약을 처방한다. 우울증이 있으면 '항우울제'를, 불안증이 있으면 '항불안제'를 처방한다. 양극성 기분장애로 진단받으면 '기분 안정제'가 처방된다.

그러나 이런 식의 접근법과 사고방식은 낡은 것이어서 질병을 치료하는 데 전혀 소용이 없으며 매우 위험하고 폭력적이기까지 하다. 일단 특정 병명의 '딱지'가 붙으면 당신은 동일한 딱지가 붙은 사람들과 같은 무리에 속하게 되고, 그들과 동일한 특성을 갖는 것으로 간주된다.

스탠퍼드대학교의 법학 및 심리학 교수인 데이비드 로젠한은 일군의 심리학자와 정신의학자, 변호사들에게 환청을 듣는 척하며 전국의 정신병원에 입원하도록 했다. 그들은 그러나 일단 다른 병원에 입원한 다음에는 정상행동을 회복했다. 그럼에도 병원 스태프와 의사들은 그들의 '정상적인' 행동조차 '비정상적인' 것으로 간주했다. 이 둘을 구분할 수 있는 사람은 오직 기존의 '미친' 환자들뿐이었다.

의사들은 환자들에게 우울증, 정신분열증, ADHD, 치매 같은 '딱지'를 붙일 때도 똑같은 일이 벌어진다. 의사들은 동일 진단명을 가진 사람들로 구성된 그룹에 환자를 집어넣은 다음 그 안에 있는 환자들은 모두 똑같은 문제를 갖고 있다고 간주한다. 그렇지 않다는 증거가 있음에도 말이다. 이들 딱지나 진단은 일군의 증상에 붙인 '이름'일 뿐이다. 이 이름들은 환자들이 '왜' 이 증상을 보이는지, 즉 질병의 근본 원인이 무엇인지와는 아무 관련이 없다.

정신과 의사나 심리학자를 찾아갔을 때, 미국정신의학회의 매뉴얼인 〈정신장애진단통계편람 IV DSM-IV〉에 제시된 다음의 기준들을 충족시키면 당신은 '우울증'이라는 진단을 받는다.

- 하루의 대부분, 거의 매일 지속되는 우울 기분(예: 슬프거나 공허하다고 느낌)을 호소하거나 타인들에 의해 관찰(예: 눈물 젖은 것처럼 보임)됨. 아동과 청소년은 과민한 상태로 나타날 수 있음.
- 모든 또는 거의 모든 일상 활동에 대한 흥미나 즐거움이 하루의 대부분 또는 거의 매일 뚜렷하게 저하되어 있음(주관적 설명이나 타인들에 의한 관찰로 드러남).
- 체중 조절을 하고 있지 않은 상태에서 상당한 체중 감소나 증가(예: 한 달간 약 2.3kg 이상의 체중 변화), 또는 거의 매일 계속되는 식욕 감퇴나 증가
- 거의 매일 나타나는 불면 또는 과다 수면
- 거의 매일 나타나는 정신운동성 초조나 지체
- 거의 매일 나타나는 피로 또는 활력 상실
- 거의 매일 나타나는 무가치감 또는 과도하거나 부적절한 죄책감
- 거의 매일 나타나는 사고력이나 집중력 감퇴, 또는 우유부단함
- 반복되는 죽음에 대한 생각(단지 죽음에 대한 두려움이 아니라 구체적 계획 없는 자살 생각의 반복 또는 자살 기도나 구체적 자살 계획)

그 밖에 경도, 중등도, 중도에 따라 그리고 정신증, 긴장증, 우울증, 비전형적 양상의 유무에 따라 아류 타입도 제시된다.

이처럼 〈DSM-IV〉에는 주요 '정신 질환'에 대한 그야말로 수천 개의 서로 다른 특징이 나열되어 있다. 거기에는 아동기 장애, 섬망, 치매, 인지장애, 약물 남용장애, 정신분열증, 기타 정신증장애, 기분장애, 불안장애, 성격장애, 섭식장애, 수면장애 등이 포함된다. 그러나 우울증에 대한 이런 기술記述들은 우리가 관찰하는 증상에 관한 것일 뿐 왜 이런 증상들이 나타나는지에 대해서는 별다른 단서를 제공하지 못한다. 더욱이 동일한 증상을 보이는 사람이라도 그 원인이 서로 다르며, 따라서 개인별 맞춤 치료가 필요하다는 사실에 대해 아무것도 말해주지 못한다.

워싱턴에 있는 비영리 의료조사 기관 리서치아메리카가 주관한 어느 저녁 만찬에서 나는 미 국립정신건강협회의 공중위생국장이자 이사인 토머스 인셀 박사 옆에 앉게 되었다. 대화의 주제는 신체를 각 부위로 쪼개 그 작동 방식을 이해하는 현재의 접근법이 가진 한계에 관한 것이었다.

나는 인셀 박사에게 〈DSM-IV〉에 대해 어떻게 생각하는지 물었다. 박사는 〈DSM-IV〉가 정확도는 100퍼센트일지 몰라도 유용성은 0퍼센트라고 했다. 즉, 증상을 기술하는 완벽한 방법이긴 하지만 증상의 근본 원인에 대해서는 아무것도 말해주지 못한다는 것이다.

그는 '임상 신경과학Clinical Neuroscience'이라는 새로운 정신의학 모델을 제시했다. 그것은 마음과 뇌에 영향을 미치는 '모든' 요인을 고려하는 모델이다. 우리는 현재의 진단 모델을 넘어서는 새로운 모델 정립의 필요성에 대해 이야기했다. 정신과는 물론이고 다른 의학 분과에서도 마찬가지다. 기존의 진단 모델은 신체의 작동 방식을 이해하는 데 더는 아무런 기여를 하지 못하고 있다.

그러나 의사들 중 이런 사실을 이해하고 있는 사람은 별로 없으며 현재의 의료 관행 역시 과거의 진단 모델에 기초하고 있다. 나는 이것이 얼마나 심각한 문제인지를 반복해서 이야기할 것이다. 왜냐하면 이에 대한 이해야말로 내가 이 책에서 설명하는 내용의 기초가 되기 때문이다. 질병의 원인과 치료에 대한 우리의 사고방식을 완전히 바꿔놓는 것이므로 결코 사소한 문제라고 할 수 없을 것이다.

〈국제질병분류ICD-9〉라는, 의사들이 사용하는 두 권짜리 책이 있다. 이 책은 의학 진단의 바이블로 의료보험회사나 노인의료보험공단에서 의료비 지급을 위해 사용하는 시스템이다. 의사들은 이 책에 의거해 자기 환자의 질병에 '이름'을 붙여야 한다. 그래야 지급기관으로부터 돈을 받을 수 있다. 이 책에는 1만 2,000개가 넘는 질병명이 수록되어 있다. 이는 이들 질병이 모두 각각 독립된 질병이라는 인상을 준다. 그런데 바로 그 점이 문제다. 이 질병들은 각각 독립된 질병이 아니며, 몇몇 근본적인 문제로 거의 모든 질병을 설명할 수 있다. 당신의 질병이 어느 '과'에 속하느냐는 중요하지 않다. 18세기 수학자이자 천문학자인 라플라스는 《천체역학Mecanique Celeste》이라는 책에서 "단 몇 개의 근본 법칙으로 수많은 복잡한 현상을 설명할 수 있다"고 했다.

이 근본 문제들이야말로 〈ICD-9〉에 나와 있는 온갖 질병을 연결하는 고리라고 할 수 있다. 이 '바이블'에 수록된 모든 질병에는 공통된 문제가 있다. 그 몇 안 되는 공통된 문제들은 거대한 생명의 그물망에서 서로 긴밀히 연결되어 있다. 그물망의 한쪽 끝을 잡아당기면 전체 그물망이 움직인다. 이 개념으로 건강과 질병의 바다를 항해하는 법을 배운다면 저 두 권짜리 매뉴얼은 쓰레기통에 버려도 좋다. 왜냐하면 그것은 질병의 영역을 탐험하는 잘못된 로드맵이기 때문이다.

일대일 대응이 되지 않는 인과관계

모두가 똑같은 증상으로 나타날지라도, 하나의 질병에는 매우 많은 서로 다른 원인이 있을 수 있다. 우울증을 예로 들어보자. 우울증을 일으키는 원인은 매우 다양하지만 우리가 눈으로 관찰하는 증상은 대동소이하다. 〈DSM-IV〉는 이들 증상을 정확하게 기술한다(정확도 100퍼센트). 그러나 우울증의 원인에 대해서는 아무것도 말해주지 못한다(유용성 0퍼센트).

우울증 환자로 가득 찬 방을 생각해보자. 그 방 안에 있는 사람 모두 〈DSM-IV〉의 우울증 진단 기준을 충족시킨다. 그래서 모두 똑같은 항우울제를 처방받는다. 우울증 진단과 그들에게 제공되는 처치는 환자 개인의 유전적 개별성을 고려하지 않는다. 이 환자들이 애초에 우울증에 걸리게 된 각각의 이유는 따지지 않는 것이다. 문제는 항우울제로도 우울증의 원인을 다루지 못한다는 사실이다. 따라서 하나의 순일純一한 우울증이 있는 것이 아니라 많은 다양한 '우울증'이 있다고 보는 것이 타당하다.

이 우울증들의 원인 역시 다양하다. 그중에서도 엽산과 비타민 B_6·B_{12} 결핍, 갑상선 기능 저하, 음식에 대한 '뇌 알레르기', 뇌 염증을 일으키는 글루텐에 대한 자가면역autoimmunity 반응, 수은 중독, 제대로 소화되지 못한 음식에서 나오는 글루테오모르핀과 카세오모르핀으로 인한 뇌 기능 변화, 혈당 불균형, 테스토스테론 등 성호르몬 저하, 오메가-3 지방 부족, 과도한 스트레스로 인한 부신의 기능 저하 등을 들 수 있다. 이 중에서 뇌 알레르기는 음식에 대한 반응으로 기분장애, 주의력결핍장애, 자폐증, 불면, 인지 부전 등 다양한 형태를 띤다. 그리고 자가면역은 자기 조직에 대한 신체의 이상 반응을 가리키며, 신체가 자기 자신의 조직 중 일부를 외부 침입자로 잘못 인식하는 '분자모방' 때문에 일어난다. 앞서 클레이튼의 예에서 봤듯이 글루텐에 대한 항체가 자기 조직을 공격하는 경우도 여기 해당한다.

우울증을 비롯한 많은 정신 질환과 신경학적 증상에 대한 진짜 원인이 존재한다. 이 핵심적이고 근본적인 문제를 다루지 않는 한 절대로 정상적인 뇌 기능과 기분을 회복할 수 없다. 우울증이라는 '질병'은 존재하지 않는다. 다만 우리가 '우울증'이라고 뭉뚱그려 부르는 증상들과 그 증상을 일으키는 몇몇 신체 시스템의 불균형이 존재할 뿐이다. 질병은 하나지만 원인은 다양하다.

또 한편으로 스펙트럼의 다른 쪽 끝에는, 서로 무관한 것처럼 보이는 다양한 질병에 대해 그 원인이 되는 한 가지 요인이 있다. 개인의 식단과 생활습관, 환경, 유전적 구성에서 나타나는데 글루텐이 그 좋은 예다. 글루텐은 밀, 보리, 호밀, 귀리, 스펠트밀, 라이밀, 카무트kamut 같은 곡물에서 발견되는 단백질이다. 그런데 이 단백질이야말로 열거할 수 없을 정도로 많은 질병의 원인이 되는 공통 요인이다. 글루텐이 질병의 원인이 되는 이유는 다양하지만 그중 하나는 바로 볏과科 식물로 만들어진 음식을 통해 섭취하는 글루텐에 대하여 유전적 적응력이 부족하기 때문이다. 밀은 중세에 유럽에 소개되었고, 30퍼센트의 유럽인이 소아 지방변증(설사와 영양장애가 따름)의 유전자(HLA DQ2, HLA DQ8)를 갖고 있다. 이 유전자를 가진 사람은 글루텐을 섭취했을 때 건강상 해를 입을 가능성이 높다. 특히 미국산 밀 품종은 훨씬 높은 글루텐 함량을 갖고 있다.

최근 글루텐 섭취로 생길 수 있는 질병을 55개나 실은 리뷰 논문이 〈뉴잉글랜드 의학 저널〉에 실린 적이 있다. 이 질병들에는 불안, 우울, 정신분열증, 치매, 편두통, 간질, 신경장애 등 다양한 신경과 및 정신과 질환이 포함되어 있다. 글루텐은 또한 자폐증과도 관련이 있는 것으로 밝혀졌다.

글루텐은 뇌에 염증을 일으킬 뿐 아니라 장에서 작은 단백질(글루텐 오모르핀이라는 아편 비슷한 펩타이드)로 분해되는데 이것이 뇌의 기능과 행동에 변화를 일으킨다. 글루텐에는 또한 상당량의 글루타민산염이 포함되어 있다. 글루타민산염은 NMDAN-methyl D-aspartate 수용체라는 특수한 뇌 수용체를 통해 뇌세포를 흥분시키고 손상시키는 분자다. 수용체가 과잉 활성화되면 다양한 정신과적 질환이 일어난다. 이 때문에 글루타민산염을 '흥분독소excitotoxin'라고 부른다. 뇌세포를 흥분시켜 죽이거나 손상시킨다는 의미다. 이처럼 글루텐이 뇌의 기능 부전을 유발하는 메커니즘은 세 가지다. 바로 염증, 이상 모르핀 혹은 환각성 단백질, 흥분 독소를 통해서다.

이처럼 글루텐은 많은 질병을 일으키는 주범이다. 이 질병은 더 좋은 약을 쓴다고 치료되는 것이 아니다. 다만 식단에서 글루텐을 100퍼센트 제거하기만 하면 된다.

글루텐은 하나의 원인이 다양한 질병을 낳는 예다. 하나의 질병이 다양한 원인으로 발생하는 한편, 하나의 원인이 다양한 질병을 발생시킨다. 어떻게 이런 일이 일어날 수 있을까? 기존의 사고방식을 완전히 뒤엎는 개념이다. 그러나 이것이 진실인 이유는 생각보다 간단하다. 사람은 누구나 생화학적, 유전적으로 독특하다. 따라서 똑같은 자극에 대해서도 서로 다른 반응을 보인다. 어떤 사람에게는 글루텐이 관절염을 일으키지만 다른 누군가에게는 우울증을 일으킬 수 있다. 또 어떤 사람에게는 우울증이 글루텐 때문에 일어날 수 있지만, 다른 어떤 사람은 비타민 B_{12}가 부족해서 우울증이 생기기도 한다.

기능의학, 울트라웰니스의 일곱 가지 열쇠, 영양유전체학의 과학이 갖는 장점은 개인의 건강을 위해 이 요인들을 함께 고려한다는 점이다. 기존 의학은 엉뚱한 곳에서 답을 찾으려고 했다. 그러나 마침내 정신 질환과 뇌의 장애에 대해 새롭게 사고할 수 있는 길이 열렸다. 우리는 이제 질병에 이름을 붙이고 그에 따른 약만 처방하는 '진단의 신화'에서 벗어나야 한다. 우리 몸이 어떻게 작동하며, 어떻게 개인에게 맞는 맞춤 처방을 할 것인지 그리고 증상을 억압하지 않고 정상적인 기능을 회복하려면 어떻게 해야 하는지를 생각해야 할 때다.

정신 질환에는 약물이 해답이다?

결론부터 말하겠다. 우울증은 프로작 부족 때문이 아니다!

기존 의학 훈련의 문제점은 의사가 치유자가 아니라 약물학자가 되도록(외과의를 제외하고) 훈련받는다는 사실이다. 이것은 진단의 신화가 불러온 당연한 귀결이다. 우리 의사들은 질병에 이름을 붙이도록, 그런 다음 그 질병을 치료하는 약물을 지정하도록 교육받는다.

그러나 동일 병명을 가진 특정 그룹의 사람들 간에 질병의 원인이 각각 다르다면 특정 약물의 획일적 처방이 그들의 질병을 모두 치료할 수 있을까? 적절한 시기에 적절한 양을 적절한 환자에게 적절한 이유로 준다면, 약물은 생명을 구할 정도로 매우 유용하다. 그러나 문제는 약물이 오늘날 의료계의 '유일한' 도구라는 점이다. '망치를 가지고 있으면 모든 것이 못으로 보인다'라는 옛말은 오늘날 의료계에 딱 들어맞는다.

이런 이유로 특정 증상에 대해 최선의 처치가 종종 무시되는 경우가 있다. 잠이 부족한 사람에게 각성제로 각성을 유도하여 에너지를 북돋울 순 있겠지만, 이 경우 '최선'의 처치는 잠을 자게 하는 것이다. 장에 염증이 있거나 비타민 B_{12}를 제대로 흡수하지 못해 우울증에 걸렸다면 항우울제인 프로작을 먹이기보다 장을 고치고 비타민 B_{12}를 적정량 공급해주는 것이 당연히 '최선의' 처치다.

매우 상식적인 것처럼 보이는 이 사실들이 의사들이 훈련받는 과정이나 실제 의료 현장에서는 너무나 쉽게 무시당한다. 의학의 목적은 개인에게 맞는 '올바른 의학'을 찾아내는 것이어야 한다. 그것이 약물이든 영양소든 식단 변경이나 해독, 호르몬, 운동, 심지어 귀신을 쫓는 것일지라도 말이다! 효과가 있다면 어떤 것도 받아들이고 우리가 지닌 과학적, 경제적, 정치적 자원으로 그 효과성을 규명해야 한다.

뇌에 처방되는 주요 약물들을 보자. 항우울제(프로작), 각성제(리탈린),

정신 안정제(발륨 같은 정신 안정제나 리스페달 같은 항정신병 약물) 등이 정말로 효과가 있을까? 그리고 안전성은? 약물 복용에 따르는 문제점은 없을까? 정신 질환과 뇌 기능 이상의 근본 원인을 다스리는, 더 나은 대안은 없을까?

이 기분전환 약물들은 약품 시장에서 가장 빠르게 성장하는 분야다. 또 총 매출액과 처방 건수에서 두 번째로 큰 규모를 자랑한다. 1997년부터 2000년까지 3년여 동안 아동의 항정신병 약물 사용은 무료 138퍼센트나 증가했다. 같은 기간 아동의 비정형 항우울제 사용은 42퍼센트, 선택적 세로토닌 재흡수 억제제SSRI: Selective Serotonin Reuptake Inhibitors(가장 흔히 처방되는 항우울제다) 사용은 18퍼센트 증가했다. 또 1993년부터 2000년까지 ADHD 치료약의 사용은 세계적으로 300퍼센트 증가했다.

더 심각한 것은 아동에 대한, 검증되지 않은 향정신성 약물 제제의 사용이 500퍼센트나 증가했다는 사실이다. 연구자들은 현재의 처방 관행이 현재 우리의 지식 수준에 어울리지 않는다고 지적했다. 다시 말해, 이런 혼합 제제의 사용에 대해 현재 이뤄지고 있는 연구들이 아무런 근거를 대지 못하고 있다는 것이다.

약물 남용은 비단 아동에 대해서만 일어나고 있지 않다. 인디애나에 본사를 둔 다국적 제약회사 일라이릴리는 정신분열병 치료제로 자이프렉사라는 항정신병 약물을 생산한다. 이 회사는 자이프렉사가 당뇨병과 기타 질병을 일으켰다고 주장하는 소비자들에 의한 3만여 건의 소송비용으로 이미 12억 달러를 쏟아부었다. 그 밖에도 자이프렉사의 '허가사항 외 사용'을 부추긴 혐의도 받고 있으나 회사는 이를 부인하고 있다. 제약회사는 약품의 허가사항 외 사용을 적극적으로 프로모션할 수 없게 되어 있다. 다만 의사들은 그러한 용도로 약품을 처방할 수 있으며, 제약회사가 이들에게 입김을 행사하는 건 그다지 어려운 일이 아니다. 예를 들어, 자이프렉사는 정신분열병 치료제로 허가되었으나 의사들이 불안증에도 이 약물을 처방하는 식이다.

우리가 과도한 슬픔이나 흥분, 불안과 정신병으로부터 멀어지기 위해서는 이들 약물이 꼭 필요한 걸까? 오늘날 정신약리학자들은 그 제한된 효과성에도 약물이 마치 사탕이나 되는 양 펑펑 나눠주고 있다. 이 약물들은 종종 검사되지 않은 채 혼합 제제로 만들어져 환자들에게 투여된다. 효과가 있을 수도 있지만, 심각한 부작용을 일으킬 수도 있다. 문제는 바로 그 점을 확실히 알 수 없다는 것이다.

리스페달, 자이프렉사, 세로켈, 게돈 등 항정신병 약물은 약물 중 매출이 가장 빠르게 성장하는 분야다. 항정신병 약물 사용은 미국에서 지난 몇 년간 매년 10~20퍼센트씩 증가해왔으며 오늘날 이들의 연간 매출액은 120억 달러(약 15조 원-옮긴이)에 이른다.

원래 이들 약물은 환청을 듣거나 외계인이 밤에 침실에 들어온다고 생각하는 등 현실과 상상을 구별하지 못하는 정신병에만 사용하게 되어 있었다. 그러나 지금은 명확한 과학적 근거도 없이 행동 문제, 자폐증, ADHD가 있는 아동이나 우울증, 불안증, 강박장애, 양극성장애, 치매, 파킨슨병이 있는 성인들에게도 처방되고 있다.

이들 약물은 심각한 부작용을 일으킬 수 있다. 약물에 화학적으로 구속될 뿐 아니라 움직임이 느리고 멍청해지며 비만이나 당뇨, 뇌졸중, 혈전의 위험도 커진다. 또한 기타 신경이완제 악성 증후군(고열, 근육 경직, 의식 변화 등)과 지연성 운동 이상증(입술 빨기, 빠른 눈 깜빡임, 얼굴 찡그림, 다리 경련 같은 통제되지 않는 반복적, 불수의적, 무목적적 움직임)도 보고되고 있다.

어떻게 된 걸까? 우리 모두가 갑자기 예전보다 더 미쳐버린 걸까?

약물 소비자들이 잘 모르는 것 중 하나가 공인 전 약물시험이 매우 제한된 범위에서 시행된다는 사실이다. 몇백 혹은 몇천 명을 상대로 고작 몇주에서 몇 개월 동안 시행될 뿐이다. 그런 다음 시장에 내놓고 300억 달러가 넘는 엄청난 광고비를 들여 판촉한다. 또는 미국 내 73만 7,000여 명 의사 1명당 연간 2만 5,000달러의 돈을 쏟아부으며 집중적으로 마케팅을 한다. 일단 인가를 받으면 이들 약물은 '어떠한' 용도로도 처방될 수 있다. 이것이 바로 '허가사항 외 사용'이다. 앞서도 얘기했듯이 의사들은 오직 정신분열병에만 사용하도록 허가된 약물을 불안이 심하거나 강박장애가 있는 환자, 심지어 행동을 통제하기 어려운 아동들에게도 처방한다. 약물이 인가를 받은 다음에는 그것을 처방받은 수백만의 환자에게 어떤 이로움과 위험을 안겨주는지 공식적으로 추적하는 절차가 없다. 문제를 자가 보고하는 것은 오직 환자와 의사들의 몫이다.

이렇게 되면 소비자들은 매우 취약해진다. 의사들은 자신들이 잘 알고 있는 도구(즉, 약물)만 사용하는데, 이것은 환자와 의사 모두에게 불행한 상황을 만들고 만다. 어처구니없게도 제약회사들은 약물 사용과 관련된 환자들의 반발이나 법적 소송을 단지 약품을 '연구개발'하는 데 불가피한 비용 정도로 생각하는 듯하다. 2006년 〈블룸버그 뉴스〉는 다음과 같은 기사를 보도했다.

전국적으로, 새로 출시된 항정신병 약물의 효과를 과장하고 위험은 축소하는 식의 허위 마케팅에 대해 제약회사들을 상대로 몇몇 소송이 제기되고 있다. 소송 원고들은 제약회사들이 약물의 허가사항 외 사용을 조장했다고 주장했다. 미시시피, 루이지애나, 알래스카, 웨스트버지니아 주 정부는 올해 영세민 의료보험인 메디케이드를 대신해 일라이릴리를 상대로 소송을 제기했다. 그들은 일라이릴리가 자이프렉사의 허가사항 외 사용을 부추겼다고 주장했다. 일라이릴리는 2005년 8,000건의 개인 상해 고소를 처리하는 데 7억 달러의 비용을 들였으며 또 4,000건 이상의 고소를 처리해야 하는 상황이다.

우리는 더 좋은 해결책이 있는데도 약물을 과다 처방하는 약물 중독 사회에 살고 있다. 〈미국 의학협회 저널〉에 따르면 81퍼센트의 미국인이 주당 1개 이상의 일반 약품을, 50퍼센트가 1개 이상의 처방약을 복용하며, 7퍼센트는 5개 이상의 약물을 복용하고 있는 것으로 나타났다. 65세 이상 인구에서는 23퍼센트가 5개 이상의 약물을 복용하며, 10개 이상의 약물을 복용하는 비율도 무려 12퍼센트에 이르는 것으로 나타났다.

이렇게 약물을 남용하게 되면서 우리는 질환에 대한 최선의 해법을 찾는 일에서 더욱 멀어지고 말았다. 제약 산업에는 매년 수십억 달러의 돈이 투입되지만, 불행하게도 이 돈은 식단이나 영양 개선, 해독, 음식 알레르겐 제거, 기타 잠재적으로 이로운 치료법을 연구하는 데 쓰이지 않는다(사실 국가 경제는 국민을 아프게 만들거나 국민의 질병으로부터 금전적 이익을 얻는 제품과 서비스, 즉 약물이나 가공식품, 패스트푸드, 환경 독소를 뿜어내며 돈을 버는 회사들을 통해 번창하고 있다).

만약 이런 연구가 이뤄진다면 우리는 지금과는 달라질 것이다. 이제 의학·정신의학·신경학은 우울증이 프로작 부족 때문이 아니며, ADHD가 리탈린 부족 때문이 아니며, 정신분열병이 자이프렉사 부족 때문이 아니라는 것을 깨닫기 시작했다. 우리는 더 깊이 보고 지금까지와 다르게 생각함으로써 정신 및 뇌 질환의 유행병에 거대한 변화를 일으킬 도구와 지식을 갖게 되었다.

약물 사용을 중단하기는 쉽지도 않을뿐더러 위험도 따른다. 그러므로 약물 중단은 의사의 감독하에 신중하게 이뤄져야 한다. 나는 약물 사용을 갑자기 중단하라고 하는 것이 아니다. 다만 기분장애와 뇌 기능 이상의 근본 원인을 다뤄야 한다고 주장하는 것이다. 먼저 당신의 몸을 고쳐야 한다. 그러면 고장 난 뇌도 고칠 수 있다.

부정적 생각은 대화나 명상으로 고칠 수 없다

행복하기 위해 우리는 누구나 머릿속의 자동적인 부정적 사고ANTS: Automatic Negative Thoughts를 다루는 법을 배워야 한다. ANTS는 우리의 행복을 가로막는 신념이나 태도, 사고방식을 말한다. 이것을 다루는 상담이나 정신치료, 코칭, 인지행동치료, 정신분석 등은 우리의 정신 건강에 꼭 필요하다.

그러나 만약 당신이 수은에 중독되어 있거나 엽산이 부족하거나 갑상선 기능이 저하되어 있다면, 혹은 하루에 커피를 12잔 마시거나 설탕을 200g 이상 먹는다면(미국인의 평균 설탕 섭취량이다), 또는 글루텐으로 인한 뇌 염증이 있다면 상담 등의 방식으로 괴로움에서 벗어나기란 매우 어려울 것이다.

나는 정신치료가 효과가 있기 위해서는 우선 문제의 생물학적 원인을 다뤄야 한다고 생각한다. 먼저 당신의 몸을 돌보라. 그런 다음에 정신치료도 받고, 영적 작업도 수행해라. 뇌의 기능 이상을 일으키는 신체의 근본적 불균형을 적절히 해소한다면 마음과 영혼의 탐험도 더 깊이 수행할 수 있다.

우리는 누구나 완전히 깨어 있는 삶, 행복한 삶, 기쁨으로 충만한 삶을 원한다. 사랑과 일, 놀이를 통해 삶의 의미와 목적을 찾을 수 있기를 바란다. 그러나 우리 각자의 구체적인 몸을 다루지 않고서는 절대로 그것을 성취할 수 없다! 최상의 정신치료, 행동치료를 활용하는 것은 물론 좋은 일이다. 그러나 영양을 개선하고, 면역 기능과 호르몬·신경전달물질의 불균형을 바로잡고, 해독력을 강화하고, 소화 기능을 회복하고, 세포 내 에너지를 높이는 것이 우선이다.

뇌와 몸은 하나다

뇌와 몸은 서로 분리되어 있다는 것은 깊이 뿌리박힌 생각이다. 의사들은 모두 '혈뇌장벽blood-brain barrier'이란 것을 알고 있다. 혈뇌장벽이란 뇌의 모세혈관 속에 고도로 응축된 세포벽과 이 세포벽을 단단하게 고정시키는 성상세포(별 모양의 글리아세포)를 함께 일컫는 말이다. 이 장벽은 해로운 독소나 감염물질이 뇌로 들어오지 못하도록 하는 동시에 설탕, 지방산, 아미노산 등 대사상 필요한 물질은 들여보내는 역할을 한다.

이 혈뇌장벽의 존재 때문에 의사들은 뇌에서 일어나는 일과 몸에서 일어나는 일이 서로 별개라고 생각한다. 마치 구소련의 '철의 장막'처럼 이 장벽도 결코 뚫리는 일이 없다고 생각하는 것이다. 그러나 이 이론에는 한 가지 문제가 있다. 바로 혈뇌장벽이 일시적 장벽이라는 사실이다. 이 장벽은 우리의 영양 상태가 좋지 않거나 스트레스, 염증, 소화 불균형, 독소, 알레르기가 있으면 뚫릴 수 있다. 사실 뇌는 정상 상태에서도 몸의 다른 부위에서 일어나는 일들을 읽는다. 그러므로 몸을 어떻게 다루는가가 곧 뇌에도 영향을 미치는 것이다. 대표적인 사례를 통해 이 신화의 허구성을 드러내 보자.

자폐증: 뇌에 영향을 미치는 신체의 고장

마사 허버트 박사는 하버드 의과대학 신경학 조교수로서 TRANSCEND Treatment, Rearch, and Neuroscience Evaluation of Neurodevelopmental Disorders라는 신경발달 장애연구 프로그램을 지휘하고 있다. 그녀의 자폐증 연구는 과학 연구와 사고의 패러다임을 바꿔놓고 있다.

허버트 박사는 자폐 아동에게서 거의 언제나 발견되는 '신체상' 문제(1940년대부터 과학문헌에서 기술되었던)를 그냥 지나치지 않았다. 그녀는 자폐 아동의 신체상 문제가 그들에게서 관찰되는 뇌와 행동상 증상의 원인일 수 있다고 주장했다.

〈임상 신경정신의학〉에 그녀의 획기적 논문 '자폐증: 뇌의 장애인가, 뇌에 영향을 미치는 신체의 장애인가?'가 실렸다. 그녀는 논문에서 자폐 아동에게 발견되는 뇌의 흐트러진 연결(다른 사람과의 대화나 관계에서의 어려움, 이상 반복행동 등으로 나타나는)의 원인이 뇌에 있지 않고, 소화계나 면역계의 문제에 있다는 것을 설명한다. 즉, 자폐아들의 행동문제를 야기하는 신체적 고장은 환경적 스트레스와 독소 때문에 악화될 수 있는 유전적 취약성 때문에 생긴다는 주장이다.

그녀는 이렇게 묻는다. 왜 자폐아들은 모두 위장의 기능장애를 겪으며, 70퍼센트가 면역계 이상을 보이는가? 그녀는 자폐아들의 뇌 영상과 구조 및 기능에 관한 자신의 연구를 포함하여 그간 축적된 자폐증 연구를 모두 검토한 후 자폐증이 '뇌의 문제가 아니라 뇌에 영향을 미치는 신체 시스템의 문제'라고 결론 내렸다.

그녀는 오직 한 종류의 자폐증만 있다는 생각을 거부한다. 많은 '자폐증'이 있을 수 있으며 아이마다 유전적, 환경적 요인이 모두 다르다는 것이다(다시 한 번 진단의 신화를 되짚게 된다. 병명을 알았다고 해서 그 원인을 알 수 있는 것은 아니다).

허버트 박사는 자폐아들의 뇌가 정상보다 더 크다고 한다. 뇌가 부었다는 것이다. 이 부푼 뇌는 활성화된 면역세포와 염증을 일으킨 분자로 채워져 있다. 그렇다면 이 염증은 어디서 오는 걸까?

그것은 뇌 바깥에서 온다는 것이 그녀의 주장이다. 그녀는 자폐증을 '대사 뇌 질환metabolic encephalopathy'이라고 부른다. 쉽게 말해 장이나 면역계, 독소 등 뇌 바깥에서 오는 모든 정보가 뇌의 기능 고장을 일으킨다는 것이다. 이것은 기존과 180도 다른 사고방식이다. 체내 미생물과 세균에 대한 신체 면역계의 반응이 바뀌면 뇌 기능에도 영향을 미칠 수 있다는 얘기이기 때문이다. 장내에서 만들어진 분자가 그 사람의 행동과 생각을 바꿀 수 있다면, 뇌가 신체의 다른 부위와 커뮤니케이션하고 있다고 보아야 하지 않을까?

이 자폐증 사례에서 신체 시스템의 불균형이 뇌와 마음에 영향을 미친다는 사실을 분명히 알 수 있다. 자폐증에 대해 진실인 것은 우울증이나 알츠하이머병 그리고 다른 많은 정신 질환에 대해서도 진실일 것이다.

당뇨병과 알츠하이머병: 설탕의 위력

하버드 밖에서는 선구적 신경학자인 데니스 셀코에가 인슐린 저항(세포 표면에 있는 인슐린 수용체의 문이 닫혀버려 혈당이 오도 가도 못 하는 상태), 대사 증후군(전당뇨병), 당뇨병 등을 일으키는 설탕과 알츠하이머병 사이의 연관성에 대해 연구했다. 실제로 몇몇 연구자는 알츠하이머병을 1형 당뇨병(소아당뇨병)과 2형 당뇨병(성인당뇨병)에 이어 3형 당뇨병이라고 부른다. 2형 당뇨병환자는 알츠하이머병에 걸릴 확률이 정상인에 비해 네 배나 높다고 한다.

당뇨병과 알츠하이머병 사이의 관계에 대해서는 2부에서 자세히 살펴볼 것이다. 여기서 강조하고 싶은 것은 우리의 식단과 우리가 섭취하는 설탕, 가공식품들이 우리 뇌에 분명히 영향을 미친다는 사실이다. 만약 뇌가 신체 다른 부위와 완전히 격리되어 있다면 어떻게 이런 일이 생길 수 있을까?

뇌는 신체의 다른 부위와 긴밀히 연관되어 있다. 우리는 전당뇨병 환자들의 인지력이나 기억력 등의 뇌 기능이 떨어진다는 사실을 알고 있다. 따라서 캔 음료를 실컷 마셔도 뇌의 차단막이 당신의 뇌를 보호해줄 거라고 생각해서는 안 된다. 뇌에게 하루 평균 약 200g의 설탕을 감당하도록 하고도 우리 몸이 건강할 수 있을까?

몸이, 그리고 몸 안에 집어넣는 음식이 뇌에 미치는 심대한 영향을 보여주는 사례들은 이것 말고도 많다. 이 책에서 그 사례들에 대해 더 알게 될 것이다. 여기서 핵심은 모든 뇌 고장의 원인이 몸에 있다는 것이다. 뇌 고장의 원인은 양 귀 사이에 있는 이 말랑말랑한 1.3kg짜리 회색 물질에만 있지 않다. 몸과 뇌는 하나의 시스템으로 상호작용한다. 둘을 가르는 장막(혈뇌장벽)이 결코 '철의 장막'이 아님을 명심하라. 그것은 오히려 성기게 짜인 천에 가깝다.

신체의 놀라운 회복탄력성을 믿어라

우리는 뇌세포를 일단 잃으면 다시 회복할 수 없는 것으로 알고 있다. 대학 시절 파티로 지샌 밤들과 오랜 기간 쌓여온 스트레스를 생각하면서, 그것들 때문에 손상된 뇌는 회복되지 않으리라 생각한다. 물론 뇌졸중이나 뇌성마비로 인한 뇌 손상이나 뇌 활동 상실은 회복될 수 없다. 그러나 지난 10년간 뇌 연구에서 가장 흥미로운 발견은 뇌가 스스로 치유하면서 새로운 뇌세포를 재생한다는 사실이었다. 새로운 뇌세포를 만들 수도 있고(신경세포발생neurogenesis), 손상된 뇌세포를 깨우고 활성화시킬 수도 있으며, 뇌세포 간 연결을 향상시킬 수도 있다(뇌 가소성 neuroplasticity). 이러한 뇌세포의 능력은 인지 기능을 향상시키며 놀라운 회복력을 발휘한다. 뇌 안에서 이러한 회복은 계속 반복된다.

이는 새로운 뇌세포 생성을 뜻하는 '신경발생'이라는 완전히 새로운 과학 영역을 탄생시켰다. 우리는 뇌의 확장 능력을 오래전부터 알고 있었다. 바로 뇌 가소성이라는 것이다. 뇌는 잃어버린 기능을 회복할 수 있고 극한 상황에서 엄청난 적응력을 보이기도 한다. 나는 한쪽 뇌만 가지고 태어난 여아를 알고 있다. 그 아이에게 약간의 운동장애와 말더듬 증상이 있기는 하지만, 직접 만나보면 뇌가 한쪽밖에 없다는 사실을 눈치채지 못할 정도다. 뇌의 재생력은 우리가 상상하는 것 이상이다. 뇌 재생력이 치매나 기분장애의 치료에 갖는 함의는 엄청나다. 뇌세포를 새로 만들 수 있다면, 이제 그다음 질문은 어떻게 하면 그 과정을 촉진시킬 수 있을까 하는 것이다.

뇌 재생의 핵심 부위는 우리의 기분과 기억을 조절하는 호두알 크기의 해마와 뇌의 후각센터다. 호르몬, 성장 인자, 새로운 학습, 신경전달물질, 신체운동 등이 새로운 뇌세포 생성을 돕는다. 반면 스트레스나 약물, 독소, 그 밖에 염증을 일으키는 여러 가지가 해마에 해를 입히고 뇌세포를 죽이며 뇌세포 재생을 방해한다. 최상의 뇌 건강을 위한 열쇠는 새로운 뇌세포 생성을 돕는 요인을 늘리고, 뇌세포를 죽이는 요인은 줄이는 것이다. 예를 들어, 스트레스 호르몬인 코티솔은 해마와 뇌세포에 해를 입혀 기억력 상실과 치매를 일으킨다. 그리고 이완을 통해 코티솔 수준을 낮추면 뇌재생을 통해 해마의 크기가 커진다. 그러니 앞으로 스트레스르 받으면 뇌세포를 죽이고 있다고 생각하고 크게 심호흡을 하라.

분명히 뇌는 재생시킬 수 있고 우울증, 자폐, 치매 등 기분장애도 개선할 수 있다. 다만 그 방법을 알면 된다. 첫 단계는 이 장에서 이야기한 신화들이 어리석은 고정관념에 불과함을 깨닫는 것이다. 만약 당신이 우울증, 불안, 양극성장애 같은 '정신 질환'이나 알츠하이머병 같은 '뇌의 장애'를 겪고 있다면, 혹은 단지 기분이 저조하다면 신체 시스템의 균형을 잃게 해 이런 증상을 만들어낸 근본 원인들이 분명히 존재한다. 우선 몸을 고쳐라. 그러면 고장 난 뇌를 고칠 수 있고 뇌의 힘도 증강시킬 수 있다. 몸과 뇌는 서로 분리되어 있지 않다. 몸속에 무엇을 집어넣느냐에 따라 뇌도 영향을 받는다. 이것은 곧 새로운 뇌세포를 키우느냐 아니면 기존의 낡고 쪼그라든 뇌를 가지고 사느냐를 의미한다.

두 번째 단계는 당신의 뇌에서 '압정'을 뽑아내야 한다는 것이다. 이는 환경과 음식에서 뇌 고장을 일으키는 요인들을 제거하는 것을 말한다. 이 압정들은 당신의 기분, 기억, 인지 문제의 진짜 원인이다. 신체의 균형과 뇌 기능을 회복하는 것은 오직 이 압정들을 제거함으로써만 가능하다.

4장
뇌를 건강하게 보호하는 법

새로운 과학적 진실이 승리하는 것은 반대자들을 설득하거나
그들이 이해하도록 설득하는 과정을 통해서가 아니다.
반대자들이 세상을 떠나고, 새로운 진실에 익숙한 세대가 등장해야만 가능하다.
_ 막스 플랑크

뇌는 신체 중 가장 예민한 기관으로 외부의 공격에 거의 즉각적으로 반응한다. 그러니 당신의 뇌를 공격하는 일은 그만두라. 사람들은 소파에 앉아 TV를 시청하는 것이 뇌를 손상시킨다는 사실을 알지 못한다. 밤에 잠을 몇 시간 덜 자거나 콜라 한 캔, 스타벅스 그랜드 라떼를 한 잔 마시는 것이 뇌 손상을 일으킨다는 사실도 모른다. 독감 백신을 맞거나 샤르도네 샴페인을 두어 잔 마시거나 위산 역류로 인한 가슴쓰라림 때문에 위장약 몇 알을 먹는 것, 유기농법을 채택하지 않은 농장의 딸기를 먹는 것이 뇌에 해롭다는 사실도 모른다. 배우자와 다투는 것은 물론 휴대전화로 몇 시간씩 통화하는 것이 뇌에 해롭다는 사실도 모른다.

이제 당신의 뇌를 구하라. 무엇이 뇌에 해를 입히고 무엇이 뇌를 살

리는지 알아야 한다. 당신의 뇌가 손상을 입었다면 어떻게 더 악화되는 것을 막고 치료할 수 있을지 배워야 한다. 우리는 이미 그 데이터를 갖고 있다. 우리는 무엇이 뇌 기능에 해로운 영향을 미치는지 안다. 이들 영향이 어떻게 우리의 기분을 바꾸고 우울증과 불안, ADHD, 자폐, 치매, 파킨슨병을 일으키는지도 안다. 이런 해로운 영향들에 대해서 2부에서 자세히 다룰 것이다. 여기서는 다만 환경적, 음식적 영향이 뇌에 영향을 미친다는 것과 그에 따라 뇌가 손상을 입을 수 있다는 것에 대해 이야기할 것이다.

독소 음식

누구나 오늘 당장 식단에서 제거해야 하는 두 가지 독소 음식이 있다. 지금 당장 주방으로 가서 이 두 가지 성분이 들어 있는 것은 모두 버려라. 뇌와 신체 다른 부위까지 해를 입힌다. 그러나 준비를 단단히 하라. 먹을 게 아무것도 남지 않을 수도 있다.

고과당 옥수수시럽, 당과 정제 탄수화물

고과당 옥수수시럽은 지난 몇 년 사이 우리 음식에 몰래 들어온 화학물질이다. 1980년대까지 전혀 알려지지 않았던 물질이지만 지금은 매년 800만 톤을 생산하고 있으며 1인당 소비량도 매년 약 30kg에 달한다.

고과당 옥수수시럽은 일반 설탕보다 더 단맛을 내는 당으로 식욕을 증가시킨다. 따라서 일반 설탕보다 비만 위험도 더 높인다. 또 코카인보다 중독성이 강해 지속적으로 섭취하게 되며, 이에 따라 당뇨나 뇌염증으로 이어지기도 한다. 콜라, 초코바, 요구르트, 칠면조 슬라이스, 빵, 샐러드 드레싱, 심지어 케첩에도 이 고과당 옥수수시럽이 들어간다.

고과당 옥수수시럽(그리고 다른 형태의 당들)이 뇌에 해로운 이유는 뇌염증이나 강한 중독성 외에도 다음과 같은 것들이 있다.

- 설탕은 체내 비타민이나 미네랄을 소모한다. 대신 아무것도 만들어주지 않는다.
- 설탕 소비가 지나치면 셀 수 없을 정도로 많은 정신장애를 일으킨다. IQ가 낮아지고 불안, 공격적 행동, 과잉행동, 우울, 섭식장애, 피로, 학습장애, 월경전 증후군 등을 일으킨다.
- 설탕은 뇌를 굳게 만든다. 딱딱한 빵이나 바삭바삭한 치킨 튀김옷을 떠올려보라. 이런 음식에 포함된 당은 단백질과 반응해 최종당화산물AGE: Advanced Glycation End Products이라는 침전물을 생성시킨다. 이 딱딱한 당-단백질 결합물은 뇌를 망치는 주범으로 치매를 일으키고 그 과정에서 세포와 조직에 해를 입힌다.

트랜스지방

트랜스지방은 가공식품, 굽거나 튀긴 음식, 마가린 그리고 공장에서 생산되는 거의 모든 음식에 들어 있다. ADHD 아동에서부터 우울증, 성인 치매 등의 유발원이 되며 그 과정에서 세포를 해치고, 염증을 키우며, 정상적인 뇌 기능을 방해한다. 인간이 만든 이 두 가지 독성 물질을 식단에서 제거하면 건강을 몰라보게 향상시킬 수 있다.

생활습관

약한 충격이라도 뇌에 장기적으로 영향을 미칠 수 있다. 학습과 집중력에 문제가 있을 수 있고, 치매나 파킨슨병의 위험도 커질 수 있다. 만약 당신이 E4라는 유전자를 갖고 있다면(세계 인구의 25퍼센트가 가지고 있다) 알츠하이머병에 걸릴 확률은 2.5배에서 5배까지 높아진다. 이 유전자를 가지고 있는데다 두부외상의 병력까지 있다면 알츠하이머병에 걸릴 확률은 10배까지 높아진다. 당신의 뇌를 보호하라. 아이들의 뇌도 보호하라. 축구시합 중 심한 헤딩은 피하라. 자전거나 롤러블레이드, 스케이트보드, 스노보드, 스키 등의 운동을 할 때는 꼭 헬멧을 착용하라.

우리는 또한 잠이 부족한 시대를 살고 있다. 100년 전만 하더라도 사람들은 하루 8~9시간씩 잤지만, 지금은 6~7시간밖에 자지 않는다. 미국 의학연구소가 시행한 잠에 관한 보고서에 따르면 50~70퍼센트의 미국인이 수면 부족 상태이며 그로 인한 갖가지 문제를 겪고 있다고 한다. 이것은 24시간 영업하는 스타벅스의 매출에는 도움이 될지 모르지만 당신의 뇌에는 전혀 도움이 되지 않는다.

잠자는 시간은 우리 몸이 정상으로 회복되고 치유되는 시간이다. 심한 수면 부족은 정신병의 원인이 되기도 하며 그리 심하지 않은 수면 부족이라도 장기간 지속되면 우울증, 주의력결핍장애, 학습 및 기억장애로 이어질 수 있다. 십대들이 일으키는 매년 10만 건 이상의 자동차 사고도 수면부족과 무관하지 않다.

수면 부족은 알츠하이머병으로 이어질 수도 있다. 또한 식욕 호르몬인 그렐린grhelin을 증가시키고 PYY라는 식욕 억제 호르몬을 감소시켜 체중이 늘게 한다. 당신은 수면 부족을 보상하기 위해 더 먹게 되고 그 결과 더 많은 당과 정제 탄수화물을 섭취하게 된다.

수면 부족은 코티솔 같은 스트레스 호르몬도 증가시킨다. 코티솔은 기분과 기억을 담당하는 중추인 해마의 뇌세포를 파괴한다. 잠은 일을 방해하는 성가신 사치품이 아니라 신체를 정상적으로 유지하고 회복하기 위해 꼭 필요한 과정 중 하나다. 충분한 잠은 피곤하고 흐리멍덩한 뇌와 깨어있는 뇌의 차이를 만든다.

또 좌식 생활습관에 대해서도 할 말이 있다. 만약 당신이 운동 부족이라면 이 사실을 생각해보라. 운동을 하지 않으면 IGF-1Insulin-like Growth Fac-tor-1이라는 성장 호르몬 지수가 낮아질 뿐 아니라 BDNFBrain-Derived Neurotrophic Factor라는 신경성장 인자도 줄어든다. 이들은 뇌가 새로운 뇌세포를 생성하는(신경발생) 방식이자 기존 뇌세포 간의 연결을 증가시키는(뇌 가소성) 방식에 관여한다.

간단한 운동만으로도 IGF-1이 방출되고, 이것이 뇌로 들어가면 더 많은 BDNF를 자극한다. 뇌의 기억 및 기분 중추인 해마는 이 BDNF에 가장 민감하다. 운동을 하면 기분과 기억의 변화에 가장 민감한 뇌 부위를 향상시킬 수 있고, 운동을 안 하면 그럴 수 없다는 뜻이다.

우리 몸(그리고 뇌)은 운동을 하면 좋아지게 되어 있다. 반대로 운동을 하지 않으면 나빠진다. 운동은 인지 기능과 기억력을 개선하고 우울증을 치료하며 노화에 따른 정신 기능의 퇴화를 더디게 만들고 치매를 예방한다. 일리노이대학교에서 초등학교 3~5학년 아이들을 상대로 시행한 연구에서도 몸 상태가 가장 좋은 아이들이 뇌의 상태도 가장 좋은 것으로 드러났다. 운동은 뇌에서 새로운 연결을 형성해 기분과 인지 기능을 개선한다. 운동을 하면 도파민 수준이 증가해 집중력이 좋아지며 세로토닌도 증가해 침착해진다. 리탈린이나 자이프렉사 같은 약물로 얻으려는 이점을 운동은 부작용의 위험 없이 제공한다. 운동은 프로작이나 심리치료보다 뛰어난 항우울제다. 자, 몸을 움직여라!

스트레스

얼룩말은 왜 위궤양에 걸리지 않을까? 스탠퍼드대학교의 로버트 새폴스키 박사에 따르면 사바나의 얼룩말은 평화롭게 풀을 뜯다 사자가 쫓아오면 미친 듯이 도망간다. 그러나 마침내 무리 중 한 마리가 붙잡히고 사자가 그 한 마리를 먹기 시작하면 언제 그랬느냐 싶게 한가로이 풀을 뜯는다는 것이다. 이완, 갑작스러운 스트레스, 다시 이완…. 이것이 얼룩말이 위궤양에 걸리지 않는 이유다. 즉, 만성적인 스트레스 상태에 놓이지 않기 때문이다.

반면 인간은 대부분이 만성적인 스트레스 상태에 있다. 인간은 스트레스로(구체적으로 말하자면 뇌세포를 파괴하고 뇌를 쪼그라들게 하며 치매를 일으키는 코티솔로) 자신을 끊임없이 괴롭힌다. 이혼이나 배우자와의 다툼,

돈 걱정, 일 걱정 등 만성적인 정신적, 심리적 스트레스는 뇌를 손상시킨다. 심지어는 자신이 스트레스를 받고 있다는 사실조차 잘 모른다. 누군가 발등에서 발을 뗄 때까지 발을 밟히고 있었다는 사실을 모르는 것과 비슷하다.

좋은 소식은, 이완이 뇌에 이롭다는 것 그리고 이완을 통해 BDNF가 증가한다는 사실이다. 정기적으로 명상을 하는 사람은 기분이 좋아지고 인지기능이 향상되는 것은 물론 실제로 뇌의 크기가 커지고 대뇌피질도 더 두꺼워진다고 한다. 우울하다고 해서 맥주를 마시거나 TV를 보거나 쇼핑으로 달래고자 하는 것은 효과가 없다. 명상, 요가, 심호흡, 최면, 웃음치료, 바이오피드백, 연애, 운동, 수면 등 적극적으로 이완하는 법을 익힐 필요가 있다. 이런 이완법을 익히면 스트레스 호르몬 수준을 낮춰 뇌를 손상시키는 과도한 코티솔을 없앨 수 있다. 이 방법들 중 날마다 적어도 한 가지를 실천하라.

독소 물질

미국인이 가장 많이 구입하는 물품은 모두 기분을 변화시키는 물질들이다.

- **설탕**: 설탕이 어떤 작용을 하는지는 앞에서 이야기했다.
- **카페인**: 불안과 우울을 높인다.
- **알코올**: 1주에 몇 잔 정도의 음주는 치매 위험을 35퍼센트 낮춘다. 하지만

과음(하루 4잔 이상)하면 치매 위험이 두 배로 높아진다. 알코올은 기분을 향상시키는 비타민 B를 고갈시키고 뇌의 독소로 작용하며 뇌의 대사를 더디게 만든다.

- **니코틴:** 뇌로 가는 혈류를 방해한다. 담배 연기에는 4,000가지가 넘는 독성 물질이 들어 있으며, 우울증으로 이어진다.

이 모든 물질이 뇌를 해친다. 특히 이것들에 중독되면 뇌에 치명적인 손상이 올 수 있다. 기분에 변화를 주는 이런 물질들을 더 자주 더 오랫동안 섭취할수록 뇌 손상은 커진다. 가끔씩 많지 않은 양을 섭취하는 것은 괜찮지만, 주기적으로 자주 섭취하면 뇌의 노화를 촉진하고 기분장애가 올 수 있다.

그 외에도 코카인, 메타암페타민(필로폰), 헤로인, 흡입제, 마리화나, LSD(환각제), 엑스터시 등의 약물은 단기적, 장기적으로 뇌 기능에 해

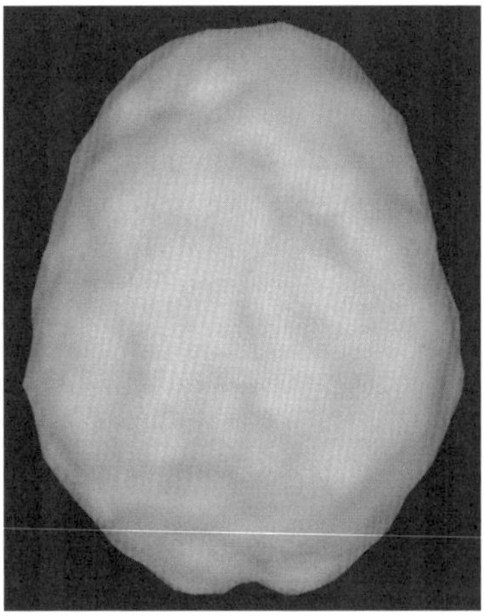

그림 3 | 정상 뇌 사진

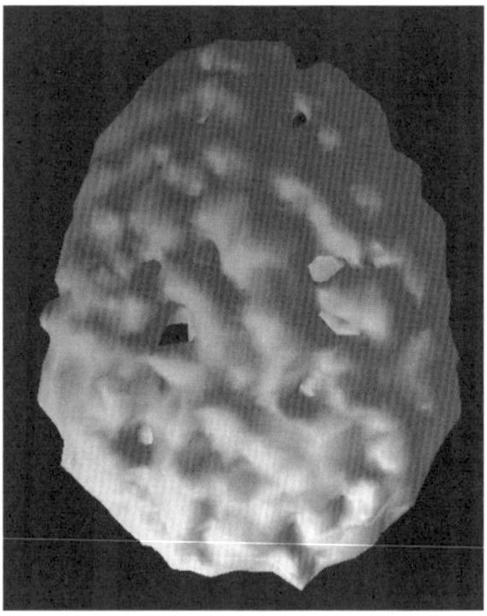

그림 4 | 메타암페타민을 흡입한 뇌 사진

로운 영향을 미친다. SPECT Single Photon Emission Computed Tomography(단일광자단층촬영술) 같은 새로운 뇌영상 연구(뇌 기능과 혈류를 보여주는)를 통해 약물 남용의 해로운 효과를 눈으로 확인할 수 있다. 이 연구를 주도한 다니엘 에이먼 박사는 '정상 뇌'와 '약물 뇌'를 비교한 이미지를 제시했다. '그림 3'은 정상 뇌의 SPECT 사진이고, '그림 4'는 메타암페타민(ADHD 치료제인 리탈린도 같은 종류다)을 흡입한 뇌 사진이다. 무슨 말이 더 필요할까?

약물

미국인의 81퍼센트가 매주 하나 이상의 약물을 복용한다. 혹시 당신도 그런가? 소화불량에 습관적으로 소화제를 찾고, 관절 통증에 즉각적으로 아세트아미노펜을, 두통에 이부프로펜을 찾진 않는가? 콜레스테롤 강하제나 피임약은? 또 매년 빼놓지 않고 독감 접종을 받지는 않는가?

약 만능 사회에 사는 우리는 약이 절대적으로 안전하다고 생각하며 장기적인 효과가 충분히 검사되었다고 믿는다. 그러나 시장에 나온 대부분의 약은 몇 개월의 짧은 시간에 고작 몇백 명을 대상으로 시험한 경우가 대부분이다. 너무나 당연하게도, 약의 장기적인 효과는 수백만 명이 더 오랜 기간 복용한 다음에야 알 수 있다.

약은 다양한 '효과'를 나타낸다. 거기에는 '좋은' 효과뿐 아니라 '나쁜' 효과, 즉 부작용도 포함된다. 이 부작용들이 뇌에 손상을 준다. 흔히 사용하는 약물에 대해서도 우리는 아직 모르는 부분이 많다. 심각한 부작용 때문에 물의를 일으킨 사례도 셀 수 없을 정도다. 예컨대 바이옥스(소염진통제), 아반디아(경구용 당뇨치료제), 레줄린(당뇨치료제), 셀데인(항히스타민제), 바이콜(콜레스테롤 강하제), 콜레스테롤 에스테르 전이단백질(CETP) 억제제, 프레마린(에스트로겐제) 등이다. 나는 약을 현명하게 사용하는 것에 반대하지 않는다. 다만 부작용까지 포함하여 약의 '모든' 효과를 제대로 알고 사용해야 한다는 얘기다. 사실 음식이나 영양치료, 생활습관의 변화 등 약 이외의 방법으로 치료할 수 있는 경우조차 약을 사용하는 일이 많다.

의사들은 비타민 같은 영양보충제 때문에 약효가 감소할 것을 우려한다(사실 이런 일은 드물다). 그러면서도 그들은 흔히 사용하는 약물의 부작용 때문에 심각한 영양 손실이 일어날지에 대해서는 별로 걱정하지 않는다. 여기서는 특히 뇌에 해로운, 정상적인 뇌 기능과 건강에 필요한 영양소를 파괴하는 대표적인 약물을 몇 가지 소개한다. 〈약물로 인한 영양파괴 핸드북Drug-Induced Nutrient Depletion Handbook〉이란 책자에 전체 목록이 나와있다.

주의: 의사의 처방약을 거부하라는 것은 아니다. 약을 끊기 전, 자신의 평소 생활습관을 바꿔 증상을 치료할 수 있도록 의사와 상의하는 것이 좋다. 약을 반드시 사용해야 하는 경우라면 최소량만 사용해 부작용도 최소화하고, 약을 끊을 때는 의사와 상의하에 천천히 끊는다.

코엔자임큐텐 저하 약물

코엔자임큐텐은 콜레스테롤과 동일한 체내 효소(HMG-CoA 환원효소)에 의해 만들어진다. 스타틴 제제 약물을 복용하면 세포 에너지에 필요한 코엔자임큐텐 생성이 억제된다. 콜레스테롤 강하제(리피토, 조코, 프라바콜), 베타차단제(토프롤, 인데랄) 그리고 당뇨병 약(글루코트롤, 미크로나제 같은 경구용 혈당 강하제)을 복용하면 코엔자임큐텐 수치가 낮아진다. 만약 당신이 이런 약물을 복용하고 있다면 대체할 수 있는 다른 약물을 찾아보라. 어쩔 수 없이 복용해야 한다면 당신의 영양제 목록에 코엔자임큐텐을 100mg에서 200mg 정도 추가하라.

비타민 B 저하 약물

뇌에 장기간 가장 해로운 약물은 약물은 프리로섹, 프리바시드, 아시펙스, 프로토닉스 등과 같은 위산 억제제다. 이들은 다음과 같은 작용을 한다.

- 적절한 단백질 소화를 방해해 아미노산 재료를 제공하는 능력을 떨어뜨린다. 기분, 기억, 주의와 관련한 신경전달물질의 활동에 영향이 있다.
- 미네랄 흡수를 방해해 체내 마그네슘 수치를 떨어뜨린다. 마그네슘 부족은 불안과 기분장애의 주요 원인이다.
- 장내 감염과 골다공증의 위험을 증가시킨다.
- 무엇보다 비타민 B_{12}의 흡수를 방해해 피로, 기억력 저하, 치매, 우울증으로 이어질 수 있다.

이 밖에도 비타민 B를 파괴하는 약물에는 아스피린, 에스트로겐(피임약, 스테로이드), 이뇨제, 경련방지제(기분장애에 종종 사용되는 테그레톨, 데파코트 등의 간질약), 이부프로펜 같은 항염증제, 시네메트 같은 파킨슨병약 등이 있다.

글루타치온 저하 약물

글루타치온은 생물체 안의 산화, 환원 반응 및 해독 작용을 하며, 생체 조직의 호흡에 관여한다. 이를 급격히 고갈시키는 약물이 있는데, 바로 아세트아미노펜(타이레놀, 파나돌)이다. 아세트아미노펜은 의사의 처방 없이 약국에서 쉽게 구입할 수 있는 수많은 약에 들어 있다. 사람들은 아무 생각 없이 이 약물을 복용하는데 이제부터라도 성분을 꼭 확인해야 한다. 이 약물은 다른 약물들보다 훨씬 독성이 강하다.

글루타치온은 독소, 염증, 활성산소를 막아주는 체내의 마지막 보루다. 독소, 염증, 활성산소가 어떻게 몸에 해를 입히는지 그리고 글루타치온이 이들 문제를 어떻게 막아주는지는 2부에서 알게 될 것이다. 여기서는 다만 글루타치온이 체내에서 가장 중요한 화학물질 중 하나라는 것 그리고 글루타치온이 부족하면 심각한 정신적, 육체적 건강 문제를 일으킬 수 있다는 사실을 지적하고자 한다.

글루타치온을 파괴하는 환경적, 음식적 영향 외에도 뇌 고장을 일으킨 사람들 중 절반은 유전자적 문제를 갖고 있다. 글루타치온의 체내 축적을 도와주는 GSTM1 Glutathione S-transferase M1이라는 핵심 유전자가 부족하다는 것인데, 이는 문제를 더 복잡하게 만든다.

글루타치온 수치를 높이려면 브로콜리나 마늘, NAC라는 영양제를 섭취하는 것이 좋다. 응급실에서 아세트아미노펜 과잉 투여를 받았을 때 이를 치료하는 작용을 하고, 간 부전과 심지어 사망에 이를 수 있는 위급 상황을 예방한다. 아세트아미노펜은 특히 알코올과 함께 흡수하면 위험하다는 사실을 기억하라. 꼭 필요할 때만 사용해야 한다.

독성 금속이 들어 있는 약물들

대표적인 것이 칼슘 보충제의 납 오염인데, 이뿐 아니라 사실은 수많은 약물에 금속이 들어 있다. 심지어 일부러 집어넣는 경우도 있다. 이 금속들은 뇌와 신체에 해롭다. 예를 들어 알츠하이머병의 위험을 증가시키는 알루미늄은 사람들이 오렌지주스처럼 마시는 가비스콘, 말록스, 밀란타 같은 제산제에서 발견된다. 알루미늄은 그 밖에도 물, 조리기구, 알루미늄포일, 데오드란트(방취제) 같은 데서도 발견된다.

수은은 앞에서 신생아 예방 접종과 관련하여 언급했듯이 티메로살이라는 살균소독제에 들어 있다. 이 소독제는 독감 백신과 렌즈 세척액 등에 최근까지도 흔히 사용되었다. 이와 관련하여 한편에서는 백신 수은 노출이 무해하다는 연구도 있다. 그러나 과연 그럴까? 〈뉴잉글랜드 의학 저널〉의 최근 연구는 수은의 유해성이 다음과 같이 조작되었다고 밝혔다.

- 연구 대상에서 자폐아들이 완전히 제외되었다. 자폐아들은 해독 능력이 없는, 유전적으로 수은에 취약한 아이들이다. 이것은 땅콩의 알레르기 유발

연구에서 땅콩 알레르기가 있는 사람을 모두 제외하는 것과 마찬가지다. 한 마디로 엉터리 과학이다.

- 연구는 아이들의 체내 수은 수치를 측정하지 않았다. 다만 수은에 대한 노출 정도만 측정했을 뿐이다. 연구 대상 아이들의 체내 총 수은 축적량을 측정한 다음 그것이 신경학적으로 어떤 영향을 미치는지 상관관계를 연구해야 했다. 또한 F4나 GSTM1 같은, 수은 해독에 관여하는 유전자도 측정했어야 했다.
- 연구자들 자체가 애초 백신에 수은을 주입했던 제약회사의 전 직원이거나 현재 자문위원으로 활동하는 사람들이다. 이들은 제약회사로부터 연구지원금이나 강연료, 컨설팅 수수료를 받는다. 이것은 담배 회사에게 담배의 위험성에 대한 연구를 맡기는 것과 마찬가지다.
- 연구는 1991년부터 1999년까지 갓난아이들에게 투여된 백신 접종에 대해 미 환경보호국EPA 안전기준의 125배에 달하는 수은을 맞고도 어떻게 안전할 수 있다는 건지 설명하지 않았다. 이는 환경보호국 기준을 초과할 뿐 아니라 식품의약국, 독성 물질 및 질병 등재기관, 세계보건기구WHO의 안전기준도 초과한 것이었다.

이처럼 비과학적으로 진행되는 연구 때문에 의료산업이 건강을 증진시키는 일과 동떨어지게 되는 것이다. 이런 연구가 주장하는 것처럼 티메로살이 안전하다면, 왜 2001년에는 백신에서 제외되었을까? 수은은 안전하지 않다. 수은은 지구상에서 인간에게 두 번째로 해로운 물질이다(수은보다 나쁜 유일한 물질은 플루토늄이다). 그런데도 수은은 여러 약물에 사용되어왔다. 몇 가지 사례를 보자.

- 1940년대에는 아이들이 이가 날 때 통증을 줄여주기 위해 감홍(염화제1수은)이라는 수은 함유 가루를 먹였다. 그 결과 '핑크병'이라는 병이 생겨났다(핑크병에는 자폐 비슷한 인지적, 정신적 장애 증상도 포함되었다). 감홍은 미국 역사 초기부터 여러 질병에 대한 치료약으로 많이 쓰였다. 미국 대통령 앤드루 잭슨의 정신 이상도 이 감홍에 의한 것이었다.
- 우리 대부분은 어릴 때 상처가 나면 '빨간 약'이라고 부르는 머큐로크롬이라는 소독약을 발랐다. 그러나 머큐로크롬은 수은 함유물의 위험성 때문에 1998년 미 식품의약국으로부터 '조용히' 사용금지를 당했다.
- 캐나다와 대부분의 유럽 국가를 제외하고, 치과에서 수은 충전재나 아말감이 여전히 사용된다. 논란의 여지가 많음에도 미국 치과 협회는 이것들의 안전성을 주장하며 사용을 권하고 있다.

수은은 치아를 통해 혈액으로 곧바로 들어간다는 사실이 연구를 통해 밝혀졌다. 부검을 해보면, 입속에 충전재의 수가 많은 사람이 신체 조직(특히 뇌)의 수은 수치가 높다. 만약 충전재 속 수은이 안정적이어서 사람에게 아무런 영향을 미치지 않는다면 왜 이런 결과가 나오는 걸까? 그리고 치아충전재가 미 환경보호국이 처리를 규제하는 유독성 폐기물로 분류되는 까닭은 무엇일까? 또 그것이 캐나다, 독일, 스웨덴에서 금지되는 이유는?

다시 한 번 반복하지만 수은은 플루토늄 다음으로 인간에게 가장 해로운 독성 물질이다. 각종 약, 수은이 포함된 치아충전재, 참치나 상어, 심지어 환경적 노출로 인한 수은의 위험은 아무리 강조해도 지나치지 않다. 뉴욕 시민의 25퍼센트가 생선회를 너무 많이 먹어 혈액 속 수은 수치가 위험한 수준이며 미국 가임여성 중 15퍼센트가 혈액 속 수은 수치가 위험한 수준이다. 이것은 매년 미국에서 태어나는 400만 명의 아이 중 15퍼센트, 즉 60만 명의 아이가 엄마 자궁 속에서 이미 위험 수준의 수은에 노출된다는 것을 의미한다.

이것은 심각한 문제다. 수은은 우리의 뇌와 건강에 치명적인 영향을 미친다. 수은에 대해서는 이번 장 말미의 '독성 금속'에서 더 이야기하겠다.

독성 화학물질

우리는 엄청난 양의 뇌 오염물질에 노출되어 있다. 1900년 이후 8만 개 이상의 화학물질이 우리 사회에 소개되었다. 그러나 그중 안정성 검사를 받은 것은 불과 550개에 지나지 않는다. 미 환경보호국에 따르면 매년 113만 톤이 넘는 독성 화학물질이 대규모 공장시설에서 배출되고 있다. 대부분의 독성 연구는 한 번에 하나씩만 진행된다. 그러나 우리는 수백 개의 독소에 노출되어 있다. 그리고 그것들 대부분이 뇌에 영향을 미친다.

뇌가 독성 물질에 노출되면 어떤 복합 효과를 갖는지에 관한 연구가 몇 개 있다. 2005년에 미국 정부가 시행한 '환경 화학물질 노출 연구'에 따르면 우리 체내의 화학물질이 평균 148개이며 그나마 시험으로 확인된 것이 그 정도라고 한다. 우리는 위험한 폐기물, 쓰레기 소각장, 중금속 그리고 프탈레이트(플라스틱 통을 만드는 데 사용되는 가소제) 같은 지하수 오염물질, 폴리브롬화디페닐에테르(불에 안 타도록 만드는 난연제) 같은 물질에 노출되어 있다. 최근 출산 시 탯줄에서 나오는 탯줄혈액인 제대혈을 조사한 결과 287개의 독성 물질이 검출되었다고 한다. 그중 217개는 뇌와 신경계에 유해한 물질이었다. 신생아들은 세상의 빛을 보기도 전에 이런 위험물질에 노출되어 있는 것이다.

그 밖에 우리가 먹는 음식과 세척액, 살충제 등 각종 생활용품에서도 독소가 발견되는데 이들은 모두 우리 신체에 독소 부담을 가중시킨다. 우리는 독소의 바다에서 살고 있다.

식품첨가물

우리가 먹는 음식에 첨가될 수 있는 식품첨가물은 3,500가지가 넘는다. 그중 3,000가지 이상이 보통의 가정에서 발견된다. 이것들은 모두 합법적으로 사용되고 있으며, 우리는 생활환경에 따라 이것들 중 일부 혹은 전부에 노출될 수 있다.

사람들은 매년 엄청난 양의 호르몬, 항생제, 식품화학물, 첨가제, 인공감미료, MSG를 소비한다. 이 독성 물질들은 모두 뇌에 손상을 입히는 것으로 드러났다. 예컨대 기존 농법으로 재배한 과일과 채소를 먹음으로써 매년 거의 4ℓ에 해당하는 신경 독성 살충제와 제초제를 먹는 셈이다. 살충제가 효과가 있는 것은 벌레에게 신경 독성을 갖기 때문이라는 사실을 명심하라. 벌레의 신경계를 파괴하는 독성이 사람에게는 무해하다고 말하는 것은 어불성설이다.

아이들이 독성 물질과 살충제에 노출될 때 위험성은 더 커진다. 아이들은 체중이 덜 나가기 때문에 같은 양이라도 더 큰 해를 입는다. 그리고 성장기 아이들의 뇌는 외부 물질에 더 민감하다. 한 연구에 따르면 일반 마트에서 구입할 수 있는 비유기농 음식을 자주 먹은 아이들은 소변에서 살충제 성분이 더 많이 검출되었다고 한다. 반면 유기농 음식만 먹은 아이들은 살충제 성분이 거의 나오지 않았다고 한다. 또 어릴 때 살충제에 노출되면 자폐증과 기타 신경행동학적 문제를 일으킬 수 있다는 연구도 있다.

영국 의학 전문지 〈랜싯〉은 최근 식품첨가물이 아이들의 과잉행동을 유발한다는 것을 분명히 보여주었다. 300명의 정상 아동을 두 그룹으로 나눠 각 그룹에 외관상 차이가 없는 색깔 음료를 주었다. 하나는 천연색소로 색을 낸 것이고, 나머지 하나는 벤조산나트륨과 기타 다양한 식품첨가물이 든 음료였다. 실험 결과 첨가물이 든 음료를 마신 아동들이 훨씬 과잉반응을 나타냈다. 이 합성물이 우리 식단에서 갖는 이로운 역할은 전혀 없으며 오직 해로움만 가져올 뿐이다. 이 합성물은 기분 변화를 일으키며 공격적 행동, 우울, 주의력 방해, 수면 부족, 지능 및 기억력 감퇴를 불러온다. 지난 30년 동안 아동의 자폐증, 기분장애, ADHD가 유행병처럼 번진 이유도 이와 무관하지 않다.

가정 및 환경 독소

일상생활에서 우리는 많은 독성 물질에 노출되고, 이것들이 체내로 흡수된다. 특히 VOC Volatile Organic Compounds라고 하는 휘발성 유기화합물이 문제가 된다. 이 물질은 포름알데히드로 만들어진 실내가구나 방화

재로 만들어진 소파 그리고 각종 가정용 세척제에서 방출된다. 이 독성 물질을 직장과 가정에서 제거하는 것이 환경적으로 더 지속 가능할 뿐 아니라 경제적으로도 더 이익이다. 실제로 캘리포니아에 있는 건강보험사인 카이저 퍼머넌트는 2014년까지 240억 달러를 들여 자사의 모든 건물 재료를 친환경적으로 바꾸겠다고 선언했다. 일반 건축에 비해 비용도 더 적게 든다고 하며, 친환경 건설 기준을 적용해 최소 24만 달러를 절약할 수 있을 것으로 보고 있다.

이제 직장과 가정에서도 환경적 안전과 지속 가능성이 반드시 필요한 때가 되었다. 독성 화학물질은 인간의 행동과 뇌 기능에 장단기적으로 영향을 미친다.

곰팡이 독소

곰팡이 노출도 뇌에 위험을 가한다. 나는 가정과 직장의 곰팡이 독소(진균독이라고 알려진) 때문에 뇌 기능 부전이 있는 환자를 많이 보았다. 2장에 나왔던 클레이튼의 사례를 기억하는가. 그의 집도 곰팡이 독소에 오염되어 있었다.

곰팡이 때문에 일어나는 신체 증상을 '병든 건물 증후군sick building syndrome'이라고 한다. 곰팡이 독소는 신경 손상을 일으키고 신체가 자기 신경과 뇌 조직에 대해 자가면역이나 자가항체 반응을 일으키도록 한다. 〈환경 건강 논문집〉에서 과학자들은 실내 곰팡이 독소에 노출된 100명의 환자에 대한 연구 결과를 발표했다. 가장 흔한 곰팡이로는 알

터나리아, 클라도스포륨, 아스페르길루스(누룩곰팡이), 페니실륨(푸른 곰팡이), 스타키보트리스(독성 검은곰팡이), 큐블라리아, 담자균, 변형균, 에피코쿠스, 푸사륨, 바이오폴라리스, 리조푸스(거미줄곰팡이) 등이 있다.

이들 곰팡이 독소에 노출된 사람 중 80퍼센트 이상에서 면역계 이상이 확인되었고, 64퍼센트가 숨을 쌔근거리는 등 호흡기에 문제가 있는 것으로 관찰되었다. 또한 70퍼센트가 눈을 감고 똑바로 걷지 못하고 발가락으로 서 있지 못하며, 단기 기억 상실 등 심각한 뇌 손상이 있는 것으로 나타났다. 더 심각한 것은 곰팡이 독소에 노출된 사람 모두가 심장박동과 호흡 같은 생명의 기본 기능을 조절하는 자율신경계에 이상이 있는 것으로 나타났다는 것이다. 그뿐 아니다. 86퍼센트가 뇌 스캔 영상에 이상이 있었으며 전원, 그러니까 100퍼센트의 사람이 뇌 기능의 객관적 신경심리학 테스트에 이상이 있는 것으로 나타났다. 구체적으로는 단기 기억 상실이나 실행 기능 및 판단, 집중, 손-눈 공조의 손상이 관찰되었다. 만약 당신이 곰팡이 독소에 노출되었다면 적극적인 대책을 강구해야 한다.

독성 금속

불행히도 우리는 독성 화학물질뿐 아니라 수은, 납, 비소, 카드뮴, 알루미늄 같은 독성 금속에도 둘러싸여 있다. 이 중 뇌에 가장 큰 해를 입히는 두 가지는 수은과 납이라는 중금속이다. 이 금속에 대한 연구는 놀라운 사실을 보여준다.

하버드 의과대학 데이비드 벨린저 박사가 '아동의 인지 건강: 환경 화학물질 노출의 영향'이라는 제목의 논문을 발표했다. 이 논문에서 벨린저 박사는 납 노출과 관련하여 우리 사회가 취한 몇몇 조치를 들며 가장 위험한 독성 중금속으로 납을 꼽았다. 납 페인트와 납 가솔린의 사용이 금지되기 전의 납 노출 수준은 지금보다 훨씬 높았다. 하지만 지금도 여전히 문제가 되고 있다.

납과 수은 같은 독성 금속은 우리 환경에서 쉽게 사라지지 않는다. 대기에 실려 먼 곳까지 이동하기도 하며 발생 장소에서 멀리 떨어진 곳에 오랫동안 쌓여 있기도 한다. 예를 들어, 중국 공장에서 태우는 석탄과 그들이 배출하는 납과 수은이 미국에도 영향을 준다. 이 공장에서 나오는 납과 수은은 미국의 차도와 거리에 자리를 잡고, 아이들이 노는 카펫과 마룻바닥에도 날아 앉는다(납 성분이 든 페인트로 칠한 중국 장난감은 말할 것도 없고).

허버트 니들만 박사는 앨라배마 주의 초등학교 1~2학년 아동 2,146명을 상대로 납의 영향을 조사했다. 장기적인 납 노출의 영향을 측정하기 위해 혈액이 아니라 치아의 납 수치를 살펴보았다. 치아의 납 수치가 가장 높은 아이들은 IQ가 가장 낮았을 뿐 아니라 집중력도 떨어지고 과잉행동과 충동적인 행동을 보였다. 간단한 지시사항도 잘 따라 하지 못했다. 납 수치가 높게 나온 아이 중 IQ가 125를 넘는 아이는 한 명도 없었다. 반면 납 수치가 낮게 나온 아이 중 IQ 125 이상은 5퍼센트였다.

니들만 박사는 이들에 대한 후속연구를 통해 납에 노출된 아동들은 성장 후 심각한 결과를 경험한다는 것을 발견했다. 고등학교 중퇴율이 높았고, 읽기장애도 많이 나타났으며, 고등학교 석차도 떨어졌고, 결석률도 높았다. 그뿐 아니라 어휘력이 부족했으며 문법-추론 과목의 점수도 낮았고, 손-눈 공조 능력도 떨어졌으며 반응 시간도 길었다. 나아가 청소년 범죄를 일으킬 확률도 높았다.

1950년대 미국 정부는 납의 안전 수치를 혈액 1dℓ(데시리터, 10분의 1ℓ)중 60μg(마이크로그램, 1,000분의 1g)으로 정했다. 이 수치를 '정상'의 상한선으로 정한 것이다. 그러나 혈액 1dℓ 중 납 수치가 100μg이면 심각한 뇌 손상이 오고, 150μg이면 사망에 이른다는 사실을 고려할 때 이 '안전' 수치는 문제가 많다고 지적됐다.

이에 따라 1971년에는 안전 수치가 혈액 1dℓ 중 40μg으로, 1975년에는 30μg으로, 1985년에는 25μg, 1991년에는 10μg으로 낮아졌다. 최근 연구에 따르면 혈액 1dℓ 중 납 수치가 1~10μg 사이에서 가장 심각한 IQ 저하가 온다고 한다. 이는 저소득층 아동들의 10퍼센트 이상이 10μg 이상의 납 수치를 보이고 있다는 점을 고려할 때 무서운 자료다. 아동들만 위험한 것이 아니다. 성인들의 납 노출도 심각한 우울증이나 정신분열병과 관련이 있는 것으로 나타났다. 테트라에틸납(휘발유 첨가제)을 생산하는 어느 공장에서는 일하는 이들이 날개 단 곤충이 공격한다는 환각 증상을 보여 '나비의 집'으로 불리기도 했다. 납 노출은 우울증, 조급증, 대인관계 갈등, 피로, 분노, 긴장, 성욕 감퇴 등의 문제를 일으키기도 했다. 또한 MRI상 뇌의 퇴행성 변화를 일으키는 것으로 관찰되었다. 우리가 '정상적인' 노화 현상으로 간주하는 인지 기능의 저하도 실은 만성적인 납 중독과 그 결과로 인한 뇌 기능 손실이 원인이라는 증거가 있다.

납을 가솔린과 페인트에 사용하지 못하도록 하자 지난 수십 년간 혈액 속 납 수치가 10배나 떨어졌다. 그럼에도 납은 오늘날 우리에게 여전히 위협적이다. 이미 뼛속에 납이 축적되었을 뿐 아니라 토양과 물에 축적된 납에도 지속적으로 노출되기 때문이다.

미 국가보건영양조사NHAMES는 1988년부터 1994년에 걸쳐 전국 성인 13,946명에 대해 제3차 조사를 시행했다. 그리고 그 후 12년 동안 조사 대상자들이 어떤 질병으로 어떻게 사망했는가를 추적했다.

조사 결과 혈액 1dℓ 중 2μg이상(10이나 40μg이 아니다!)의 납 수치를 기록한 사람들의 심장병, 뇌졸중 사망률이 훨씬 높았다. 콜레스테롤, 고혈압, 흡연, 염증 등 다른 위험요인을 통제한 상태에서도 이들의 사망률은 훨씬 높았다. 모든 원인으로 인한 사망률은 25퍼센트, 심장병으로 인한 사망률은 55퍼센트, 심장발작으로 인한 사망률은 151퍼센트, 뇌졸중 사망률은 89퍼센트 증가한 것으로 관찰되었다. 더 심각한 것은 전체 미국인의 거의 40퍼센트가 이런 문제를 일으킬 정도로 심각한 납 수치를 나타냈다는 사실이다.

그러면 수은은 어떤가? 수은은 우리 뇌에 가장 심각한 위험요인 중 하나다. 현대에 만연한 자폐증, ADHD, 우울증, 치매, 기타 많은 뇌 고장 증상의 원인 중 하나이거나 주된 요인이다. 환자들의 체내 수은을 찾아내 제거하는 것이 그들의 기분과 주의력, 기억력 개선에 가장 효과적인 방법이다. 수은은 석탄을 태우는 공장에서 매년 2,900톤이 배출된다. 미 환경보호국은 수은 노출의 '안전' 수준을 0.1μg/체중/일로 잡았다. 이 기준으로 볼 때 현재의 수은 노출은 심각한 수준이다. 많은 환자의 수은 수치를 측정해본 나는 우리 대부분이 어느 정도 수은 중독에 걸려 있다고 생각한다.

수은은 심각한 신경 손상을 유발하는 것으로 나타났다. 문제의 심각성은 미나마타병(일본 미나마타 시의 한 공장에서 바다에 방류한 메틸수은으로 인근 주민들이 걸린 병)과 이라크 수은 곡물 사건(부패를 막기 위해 종자에 메틸수은이 함유된 살균제로 소독했는데, 이를 먹은 사건)에서 잘 나타난다. 수은은 아주 적은 양으로도 중독이 될 수 있다. 우리는 앞에서 치아 아말감이나 백신에 포함된 수은에 대해 살펴보았다.

또한 환경적인 수은 노출도 심각한 위험이 될 수 있다. 그중 가장 심각한 수은 중독은 수은에 오염된 대형 어류(참치, 황새치, 상어, 옥돔, 농어 그리고 거의 모든 민물고기)를 먹음으로써 발생한다. 당신이 무엇을 먹든 먹는 것에 영향을 받는다는 사실을 기억하라. 큰 생선은 작은 생선을 먹고 산다. 독소는 먹이사슬의 위쪽으로 갈수록 더 축적된다. 덩치가 큰 물고기일수록 당신이 먹는 수은의 양도 더 많아진다. 프라이팬에 쏙 들어갈 정도의 작은 물고기만 먹도록 하라. 내가 제일 좋아하는 생선은 정어리다. 생선 섭취 인구에 대한 연구 결과, 제대혈 중 수은 수치가 높을수록 IQ가 낮고 주의력도 떨어지며 언어와 기억력에도 손상이 있는 것으로 나타났다.

가장 끔찍한 것은 수은에 노출됐던 사람의 부검 결과다. 성인이 되어 수은에 노출된 뇌는 단지 몇 군데(치매, 우울증과 관련 있는) 손상만 보여주었다. 그러나 자궁 속에서부터 수은에 노출될 경우 뇌 전체에 수은이 축적되어 정상적인 뇌 발달에 심각한 영향을 받는 것으로 나타났다.

독성 금속에 노출되면 뇌에 심각한 타격을 입는다. 그러므로 독성 금속의 배출과 노출, 중금속 중독 치료에 각별한 주의를 기울일 필요가 있다. 독소가 우리 건강에 미치는 영향에 대해서는 2부에서 더 자세히 살펴볼 것이다. 독소에 노출되고 해독 작용에 문제가 있으면 가장 심각한 신경장애(파킨슨병, 알츠하이머병 같은), 기분 및 심리장애(우울, 불안, 불면증 등) 그리고 자폐증과 ADHD에 걸릴 수 있다는 사실을 알게 될 것이다.

독성 전자파

컴퓨터, 휴대전화, 전자레인지, 텔레비전, 기타 전자제품을 일상적으로 사용하는 우리는 이들 기구가 우리에게 해를 주진 않는지 따져보아야 한다. 설령 이런 것들을 사용하지 않을 수 있다 해도 문제가 끝난 것은 아니다. 휴대전화 기지국, 송전선에서 나오는 전자파도 생각해봐야 한다. 또 뇌파검사EEG나 심전도 검사EKG를 생각해보라. 인간 자체가 전자기로 이루어진 존재이므로 이런 기계를 이용해 뇌와 심장의 전기활동을 측정한다. 우리는 모든 종류의 전자기장에 매우 민감하다. 그런데 특정 독성 전자파에 심하게 노출될 경우 심각한 건강상 위협을 받을 수 있다.

지금부터 전자기장의 위험성을 간단히 살펴볼 터인데, 그 전에 우선 '증거가 없다고 해서 곧 위험이 없다는 증거는 아니다'라는 점을 짚고 넘어가야겠다. 이것은 논란의 여지가 많은 문제이고 논란의 쌍방이 제시하는 정보도 서로 무척 다르다. 그러나 '전자공해'의 위험성을 충분히 조사하지 않은 상태에서 그것이 무해하다고 생각하는 것은 심각한 오류일 수 있다. 도리어 나는 현재 우리가 가지고 있는 정보만으로도 우려를 금치 못하겠다.

우리는 전자기장이 세포 대사에 변화를 일으키며 뇌에 해로운 활성 산소를 생성시킨다는 것 그리고 기억력 감퇴, 치매를 일으킬 수 있다는 사실을 알고 있다. 전자기장에 노출된 사람이 알츠하이머병에 걸릴 확률이 높다는 연구 결과도 있다. 전자기장은 또한 기분장애나 우울증과 관련이 있으며 암, 특히 뇌종양과도 관련이 있다. 무선 주파수 방출 장치, 즉 휴대전화를 매일 몇 시간씩 귀에 대고 사용하는 것이 어떤 영향을 미칠지 누가 알겠는가? 그 영향을 확인하기 위해 20년을 기다릴 것인가? 전 세계 휴대전화 사용자 수는 20억 명에 달하며 그 수는 계속 증가하고 있다. 그중 개발도상국 아동의 절반 이상이 휴대전화를 사용하고 있다. 성장 중인 아이들의 뇌에 이것이 어떤 영향을 미칠까?

휴대전화뿐 아니라 우리는 많은 전자장치가 내뿜는 전자파에 노출되어 있다. 그렇다고 이들 전자장치의 사용을 완전히 중단할 수도 없다. 전자파의 위험으로부터 나와 내 가족을 지킬 수 있는 자세한 방법은 부록에서 다루었다. 여기서 이야기하는 내용은 자칫 우울하게 들릴 수도 있다. 그러나 나는 적어도 뇌 손상에 관해서만은 '내가 모르는 무언가가 나를 해칠 수는 없다'라는 낙관적인 말은 그저 배짱에 지나지 않는다고 생각한다.

우리의 뇌 건강에 주요한 영향을 미치는 환경적 요인들이 있다. 이 독소들은 음식, 물, 공기, 약, 화학약품, 금속, 곰팡이, 전자기 방출 등 다양한 형태로 우리를 위협한다. 이런 상황 때문에 세계적으로 이에 대한 대응조치가 이뤄지고 있다. 유럽연합EU은 공산품의 독소 사용을 제한하는 새로운 입법안을 통해 공산품 생산 관행을 바꾸도록 중국에 압력을 행사했다. 또한 실리콘밸리에서 생산되는 휴대전화에 독성 금속을 사용하지 못하도록 했고, 이는 그대로 실현되었다.

유기농 먹을거리를 구입하고, 수은이 포함된 백신을 거부하며 알루미늄이 들어 있지 않은 데오드란트를 구입한다면 우리 경제와 환경을 지금까지와 다르게 만들 수 있다. 각자가 내리는 선택이 자신의 삶뿐만 아니라 우리가 사는 세계를 바꿀 수 있다. 식단을 개선하고 독소 노출을 줄이며 생활습관을 바꿈으로써 뇌 손상을 치료할 수 있다. 우울증, 불안, 양극성장애, 자폐, 알츠하이머병, ADHD 같은 정신 질환도 치료할 수 있다.

이를 위한 구체적인 방법을 알려주는 것이 바로 울트라마인드 솔루션이다. 그리고 그것은 내가 울트라웰니스라고 이름 붙인 최적의 건강 상태에 한 걸음 더 다가서는 방법이다. 이제 이론적인 토대는 어느 정도 갖춘 셈이다. 2부에서는 뇌 고장 치료를 위해 실제로 그것을 어떻게 적용해야 하는지 알아보자. 당신이 우울증, 주의력결핍, 자폐증, 알츠하이머병, 파킨슨병 등의 질환을 겪고 있든 혹은 다만 기분 저하를 겪고 있든 간에 울트라마인드 솔루션은 당신이 문제를 극복하고 울트라웰니스에 이를 수 있도록 도움을 줄 것이다.

제2부

울트라웰니스의 일곱 가지 열쇠

5장

몸을 고치면 뇌는 치유된다

마음을 열라. 그러나 당신의 뇌가 망가질 정도로 열지는 말라.

_ 그루초 막스

2부에서는 인체의 일곱 가지 핵심 시스템이 우리가 느끼는 모든 기분, 사고, 감정, 행동, 기억에 영향을 미친다는 사실을 보일 것이다. 물론 신체의 건강과 체중은 말할 것도 없다. 뇌 건강을 회복하고 기억장애, 주의력결핍, 기분장애에서 회복되기 위해서는 우선 각 신체 시스템이 우리의 건강과 뇌에서 어떤 역할을 담당하는지 알아야 한다. 신체 건강에 먼저 주의를 기울이면 뇌는 스스로 치료될 것이다.

신체적 요인들을 먼저 이야기하는 것은 이것을 다루면 약이나 심리치료가 거의 필요 없을 것이며, 혹은 사용한다 하더라도 훨씬 효과적이기 때문이다. 이 일곱 가지 열쇠는 뇌를 치료하고 활력을 불어넣는 새로운 방법으로 삶의 균형과 활기찬 건강을 안겨줄 것이다.

1부에서는 울트라마인드의 기초를 이루는 울트라웰니스의 일곱 가지 열쇠에 대해 이야기했다. 지금부터 일곱 장에 걸쳐 이들 일곱 가지 열쇠 각각이 정신 및 신체 건강의 큰 그림 속에서 어떤 역할을 담당하는지 알아볼 것이다. 각 장에는 독자 스스로 자신이 어느 정도 불균형 상태에 있는지 알아보는 체크리스트를 제시했다. 오메가-3 지방 부족인가? 마그네슘 부족인가? 아니면 수은 중독인가? 갑상선 기능에 문제가 있는가? 아니면 글루텐이 뇌 염증을 일으키는가? 당이 기분을 망치고 뇌에 해를 입히고 있는가? 체크리스트를 통해 이런 질문에 답하면서 자신을 진단할 수 있다. 또한 체크리스트 결과를 토대로 자신에게 맞는 뇌 관리 계획을 짤 수 있도록 방법을 소개할 것이다.

이런 과정을 통해 자신의 신체 시스템 중 어떤 것이 균형을 잃었는지, 어떻게 하면 균형을 회복할 수 있는지 알게 될 것이다. 당신이 앓고 있는 병명이 무엇이든(기분장애, 주의 및 기억장애, 신경 질환, 심지어 정신병이라 해도) 이 책에서 얻은 정보가 건강한 삶을 사는데 도움이 될 것이다.

울트라마인드 솔루션의 실제 사례

많은 문제를 가진 한 전형적인 환자 이야기를 들려주겠다. 증상이 부분적으로 통제되고 있기는 했지만, 그는 결코 건강하지 않았다. 불과 마흔두 살밖에 되지 않았는데도 생명을 이어가기 위해 여러 종류의 정신병 약을 먹고 있었다. 우울증, 불안, 불면증, ADHD를 치료하기 위해 꼭 정신병 약을 먹어야 하는 걸까? 조의 이야기가 해답을 제공한다.

조는 마흔두 살의 남성으로 스스로를 건강하다고 생각하고 있었다. 기분 및 정신상 약간의 문제가 있어서 이런저런 약을 복용하기 전까지는. 그의 약 목록은 40대 초반의 남성이 복용하기에는 끔찍한 수준이었다. 우울증 약 하나(렉사프로), 집중력 저하 때문에 주의력결핍장애 약 하나(콘서타), 불안을 누그러뜨리는 약 하나(자낙스), 불면증 약 하나(암비엔), 이렇게 네 종류였다. 고작 몇 년 사이에 약 목록이 하나씩 추가되었다.

천식 약도 복용했고 항생제도 자주 복용했다. 건선, 위-식도 역류GERD, 과민성 대장 증후군, 만성 후비루가 있었고 성욕도 낮았으며 항문 주위가 언제나 가려웠다. 특정 음식을 먹으면 늘 혓바늘이 돋았다. 당 탐닉이 있었고 저혈당도 있었다. 평균 체중보다 11kg 과체중이었고 트리글리세리드(콜레스테롤과 함께 동맥경화를 일으키는 혈중 지방성분) 수치도 500을 넘었다(정상 수치는 100미만이다). 거기에 지방간, 전당뇨병, 대사 증후군도 있었다.

그에게는 우선 식단의 문제가 있었다. 아침은 커피와 함께 베이글이나 가공단백질 초코바를 먹었다. 점심은 치즈가 많이 들어간 칠면조 쌈과 다이어트코크, 감자칩을 주로 먹었다. 저녁은 약간 나았지만 주로 빵과 파스타, 감자를 먹었으며 식사 후에는 단 것을 찾았다. 하루에 평균 와인 두 잔, 커피 세 잔을 마셨고 콜라는 수도 없이 마셨다. 잠은 보통 대여섯 시간씩 잤다.

울트라웰니스의 일곱 가지 열쇠를 살펴본 결과 우리는 조에게서 많은 불균형을 발견했다. 내장에 염증이 있었고 수년간의 항생제 사용으로 기생충과 효모의 과다 증식이 있었다. 이 때문에 밀과 호밀(그리고 글루텐을 포함한 주요 곡물)에 음식 민감성이 있었다. 그리고 비타민 B_{12}, 엽산, 비타민 D,

크롬, 오메가-3 지방 등의 다중 영양 결핍이 있었다. 이것들은 모두 기분과 건강한 대사를 위해 매우 중요하다.

나는 조가 어떤 하나의 질병을 치료하기보다 생활의 균형을 회복하도록 도왔다. 식단을 개선하고 정제 탄수화물과 당의 섭취를 중단하도록 했으며, 섬유질과 오메가-3 지방을 더 많이 먹게 했다. 또한 크롬이 많이 든 복합비타민제, 생선기름, 복합 유산균probiotics(유익활성미생물 제제)을 먹게 했다. 유전적으로 엽산과 비타민 B_{12}를 더 필요로 했기에 이것도 보충했으며, 기분과 면역계 기능을 정상 수준으로 회복시키기 위해 비타민 D도 많이 먹게 했다. 기생충과 효모 과다 증식은 단기간 약물로 치료했다. 글루텐은 물론 장내 염증을 일으키는 유제품도 끊게 했다. 조는 커피를 상당량 줄였고, 와인은 완전히 마시지 않았다. 운동을 하고 잠을 더 많이 잤다.

3개월 후 다시 만났을 때 조는 몸무게가 11kg 줄어 정상치가 되어 있었다. 597이었던 트리글리세리드 수치도 80으로 떨어졌으며 콜레스테롤 수치도 275에서 198로 떨어졌다. 엽산과 비타민 B_{12} 수치도 정상으로 돌아왔고 혈당도 101에서 정상치인 84로 떨여졌을 뿐 아니라 인슐린도 정상 수준으로 떨어졌다. 지방간도 나았다. 조는 어떤 기분이었을까?

이제 위-식도 역류 약도, 천식 흡입기도 더는 필요하지 않았다. 증상이 완전히 사라진 것이다. 머지않아 조는 복용하던 약물 네 가지를 모두 끊었다. 왜냐하면 잠도 잘 잤고 더는 불안과 우울이 없었으며 집중과 주의력 문제도 사라졌기 때문이다.

이제 기능의학은 의사들의 진료실에 들어갈 준비가 되었다. 기능의학으로 환자들은 자신이 안고 있는 문제의 뿌리에까지 닿을 수 있게 되었다.

천식과 위-식도 역류는 고칠 수 없는 병이 아니다. 글루텐과 유제품에 대한 음식 민감성, 기생충과 효모의 과다 증식으로 인한 장내 불균형 그리고 형편없는 식단의 결과였다. 이것들을 바로잡으면 된다. 간단하지 않은가? 또한 우울증과 그 밖에 그가 겪었던 심리적 문제도 음식에 포함된 당 같은 핵심 영양 요인에다 엽산, 비타민 B_{12}와 D, 오메가-3 지방 등 영양부족 그리고 음식 민감성 및 장 문제 때문이었다. 항우울제 렉사프로가 없어서가 아니었다. 나는 정식 정신과 의사는 아니다. 그렇지만 환자들을 아프게 만드는 요인들을 제거하고 신체 시스템의 균형을 회복시켜주자 놀랄만한 호전을 보이는 것을 목격했다. 원리는 매우 간단하다. 체내 균형을 회복하면 나머지는 신체의 자연스러운 치유 능력이 알아서 해준다. 이것이 울트라마인드 솔루션의 핵심이다.

맞춤 치료 프로그램

다음 장부터는 주제별로 체크리스트가 나오는데 이를 통해 자신이 어떤 부분에서 불균형이 심각한지 알 수 있을 것이다. 거기서 얻은 점수에 따라 당신에게는 세 가지 선택권이 있다.

1. 울트라마인드 솔루션

부록에 소개한 울트라마인드 솔루션 6주 프로그램을 실행한다.

2. 자가관리

음식, 영양보충제, 생활습관의 변화 등으로 신체 불균형을 바로잡는다.

① **음식**: 신체 핵심 시스템의 균형 회복을 위해 식단에 포함시켜야 하는 추가 음식 목록(6주 프로그램에 포함된 음식 외에 추가적으로 먹어야 할 특정 음식이 있는 경우)

② **영양보충제**: 신체 핵심 시스템의 최적화에 필요하다. 다만 주의할 것은, 신체 여러 시스템에 불균형이 있는 경우 영양보충제도 여러 가지를 복용해야 한다고 생각할 수 있으나 반드시 그런 것은 아니라는 점이다.

③ **생활습관의 변화**: 생활습관의 변화도 신체 핵심 시스템의 최적화를 돕는다.

3. 의료관리

일곱 가지 열쇠 중 심각한 불균형이 있는 부분은 기능의학 혹은 통합의학 의사의 도움을 구한다. 의사와 상의해야 할 사항에 대해서는 다음에 정리한 '의료관리와 검사법에 관한 참조사항'을 보라.

위 세 가지 선택권 중 1번에 해당한다면 부록에 소개된 기본 프로그램을 따르는 것으로 충분하다. 2번 자가관리에 해당한다면 각 점수표 아래에 제시하는 추가적인 제안을 자신의 6주 프로그램에 통합하라. 3번 의료관리라면 부록의 기본 프로그램과 6주간의 자가관리에 관한 추가적인 제안을 실천한 다음 다시 체크리스트에 답해보라. 아마 대부분의 경우 의료관리가 필요하지 않을 것이다. 만약 호전되지 않았다면 기능의학 전문의를 찾아 필요한 검사와 치료를 받을 것을 권한다.

의료관리와 검사법에 관한 참조사항

80퍼센트 정도의 사람은 부록에 소개된 울트라마인드 솔루션의 6주 기본 프로그램을 따르고 각 주제에 제시된 몇몇 추가적인 자가관리 단계를 밟음으로써 회복될 수 있다. 그런데 나머지 20퍼센트 정도는 전문적인 의료 관리가 필요한 환자일 수 있다. 그런 경우 전문적인 실험실 검사와 치료를 받아야 하며, 그러기 위해 기능의학 혹은 통합의학 수련의를 찾는 것이 좋다.

내가 권하는 대부분의 검사는 퀘스트 다이어그노스틱스나 랩콥 같은 대규모 상업 실험실을 통해 받을 수 있다. 그 밖에 대사, 면역, 영양, 기능 검사 등을 전문으로 하는 소규모 실험실도 있다. 주류 의학계에서는 실험실 검사의 유효성에 관해 여전히 논란이 있다. 그러나 나는 20년 넘게 환자들을 치료하는 데 이 방법을 유용하게 사용해왔으며, 이 실험실 검사법으로 수천 명의 환자에게 도움을 주었다. 명확한 답을 주지 않는 경우도 종종 있지만 실험실 검사는 신체의 병리가 아닌 기능상 이상을 확인하는 작업이다. 엽산이 부족하면 반드시 '빈혈'이 생긴다는 식이 아니라 엽산 부족으로 '우울증, 치매, 자폐, ADHD 등으로 이어지는' 여러 중요한 경로에 문제가 생길 수 있다고 보는 관점이다. 이 검사법을 통해 나는 환자 개인의 유형을 파악한 다음 가장 적합한 치료법을 선택할 수 있었다. 언제나 검사가 필요한 것은 아니지만 당신에게 문제를 일으키고 있는 생화학상의 특정 불균형이 존재한다면 검사를 시행하는 것이 바람직하다.

6장
첫 번째: 영양 상태를 최적화하라

이제 우리의 주식도 영양이 예전만 못하다.
화학비료는 토양 속 고갈된 성분을 보충하지 않은 채 작물 수확량만 늘려
곡물과 채소의 영양 가치를 떨어뜨렸다.
이렇게 화학비료는 우리의 몸과 정신을 쇠약하게 만들었다.
_ 알렉시스 카렐, 《인간, 그 미지의 것》

뇌를 건강하게 하는 데는 최적의 영양이 무엇보다 중요하다. 사람들은 뇌에 적절한 영양을 공급하는 방법에 대해 잘 알고 있다고 생각하지만, 대부분 착각이다. 입으로 먹는 음식은 곧 뇌세포를 형성하는 원료다. 음식은 또한 우리가 생각하고 느끼고 학습하고 기억하는 데 필요한 뇌의 커뮤니케이션 시스템을 원활하게 유지하는 역할도 한다. 뇌가 제대로 기능하기 위해서는 올바른 음식, 올바른 영양소가 무엇보다 중요하다.

그럼에도 우리 대부분이(의사들을 포함하여) 영양에 대해 잘 모른다. 비타민과 미네랄이 뇌 기능과 건강에 왜 그토록 중요한지에 대해 생각해보는 일도 별로 없다. 원활한 뇌 기능을 회복하기 위해서는 그 '왜'를 알아야 한다.

이 장에서는 영양학 이야기를 할 터인데, 다소 어렵다고 생각하는 독자도 있을지 모르겠다. 그러나 이 내용을 잘 이해한다면 신체 및 정신 건강에서 음식과 영양소가 차지하는 역할에 대한 생각에 엄청난 변화가 일어날 것이다. 이런 배경지식을 갖추면 울트라마인드 솔루션의 이점을 최대한 누릴 수 있다. 내 몸속에 무슨 일이 일어나고 있고 무엇이 잘못되었으며 어떻게 바로잡을 수 있는지 안다면 그 지식을 장기적으로 자신의 식단과 행동, 습관에 반영할 수 있다. 그러면 예를 들어 비타민과 필수 오메가-3 지방을 매일 먹는 데 동기부여가 될 것이다.

4장에서 트랜스지방, 고과당 옥수수시럽, 설탕, 인공감미료, 식품첨가물의 해로운 영향에 대해 이야기했다. 또한 음식에 들어 있는 호르몬, 항생제, 살충제, 중금속의 위험에 대해서도 말했다. 카페인과 알코올의 위험성도 짚었다.

상식과 과학은 우리가 건강한 몸과 뇌를 원한다면 올바른 원료(음식)를 입에 집어넣어야 한다고 말한다. 완전하고 신선하며, 자기가 사는 지역에서 나는, 가공되지 않은 음식 그리고 화학첨가물이나 호르몬, 항생제가 없는 음식을 먹어야 한다는 것이다. 지금부터 기분, 행동, 주의, 기억장애라는 유행병을 치유하는 데 가장 필요한 영양소에 대해 살펴보자.

지방:
뇌 세포막의 핵심 성분

당신은 오늘도 음식을 통해 기름, 즉 지방을 섭취했을 것이다. 그런데 그 기름이 뇌와 몸에 가장 좋은 종류의 것이었을까? 혹시 바꿔야 하는 건 아닐까? 다음 질문에 답해보라. 당신에게 해당하는 항목의 오른쪽 네모에 체크하라. 체크된 숫자가 당신의 점수다.

지방산 체크리스트	
손톱이 갈라지고 잘 깨진다.	☐
피부가 건조하고 가렵고 각질이 잘 벗겨진다.	☐
딱딱한 귀지가 자주 앉는다.	☐
닭살피부(모공각화증)가 있다.	☐
비듬이 있다.	☐
관절이 뻣뻣하거나 통증이 있다.	☐
항상 목이 마르다.	☐
변비가 있다.	☐
대변이 밝은 색이고 딱딱하고 냄새가 심하게 난다.	☐
우울증, ADHD, 기억 상실 등이 있다.	☐
고혈압이 있다.	☐
섬유낭포성 유방 질환이 있다.	☐
월경전 증후군이 있다.	☐

LDL 콜레스테롤 수치는 높고 HDL 콜레스테롤 수치는 낮으며, 트리글리세리드(중성지방) 수치가 높다. ☐

북대서양 인종이다. ☐

| 점수표 |

점수	정도	관리 계획	실천 사항
0~4점	경미한 지방산 부족	울트라마인드 솔루션	부록의 6주 프로그램
5~7점	중간 정도 지방산 부족	자가관리	부록의 6주 프로그램 + 자가관리
8점 이상	심각한 지방산 부족	의료관리	위 두 가지를 실천하고, 추가적인 도움을 위해 의사를 찾는다.

| 자가관리 |

- 2개월 동안 하루 두 번, 식사와 함께 포스파티딜세린PS 200mg을 섭취한다. 2개월 이후에는 하루 두 번, 식사와 함께 100mg을 섭취한다.
- 2개월 동안 하루 세 번, 식사와 함께 글리세로포스포콜린GPC 혹은 CDP-콜린 1,200mg을 섭취한다. 2개월 이후에는 하루 세 번, 식사와 함께 400mg을 섭취한다.

오메가-3를 먹어라

오메가-3 지방은 유전자 기능을 원활하게 하고 면역계를 조절하며,

신진대사를 개선하는 것 외에 우리 몸에 있는 100조 개 세포 각각의 세포막에서 핵심적인 성분이다. 오메가-3가 없으면 세포들 사이의 원활한 커뮤니케이션이 이뤄질 수 없다. 우리가 알아야 하는 가장 중요한 두 가지 오메가-3 지방은 EPA와 DHA다. 이 둘은 필수 오메가-3 지방이다. 뇌는 대부분이 지방이고 60퍼센트가 DHA로 되어 있으므로 이 둘이 왜 그렇게 중요한지 이해하기는 어렵지 않을 것이다. 이것들이 부족하면 뇌가 제 기능을 하지 못한다.

만약 자기가 먹을 채소와 육류를 직접 마련하는 사람이 아니라면 (현대인의 99퍼센트가 그렇다) 정상적인 세포 및 뇌 기능에 꼭 필요한 영양소인 오메가-3 지방산이 부족할 가능성이 매우 높다. 그린란드의 이뉴이트족은 고래, 해마, 바다표범, 북극민물송어 등을 먹고 하루 평균 15~19g의 오메가-3 지방을 섭취한다. 그 정도가 우리에게 적정량이다. 그런데 우리는 대개 하루 1g도 섭취하지 않는다.

지난 150년 동안 우리의 지방 섭취에 큰 변화가 일어났다. 옥수수기름, 콩기름, 홍화유 등의 오메가-6 정제유가 생선과 야생 동식물에서 나오는 오메가-3를 대체한 것이다. 우리 식단에서 오메가-6와 오메가-3의 비율은 1:1에서 10:1, 심한 경우에는 20:1로 바뀌었다. 그 영향은 재앙에 가까울 정도다. 노화로 인한 거의 모든 주요 질병과 '뇌 고장'이 바로 식단의 이런 변화와 관련있다.

오늘날 오메가-3 지방의 몇 안 되는 원천은 모유, 야생 물고기, 가금류, 해조류, 아마씨 그리고 어분만 먹인 닭의 달걀이다. 우리 뇌는 오메가-3 지방 없이는 제대로 작동하지 않는다. 그래서 오메가-3 지방 수치가 낮으면 우울증, 불안, 양극성장애에서부터 범죄행동, 정신분열병, 주의력결핍장애, 자폐, 학습장애, 치매 등 기타 많은 신경 질환이 생긴다. 야생 물고기와 아마씨 같은 견과류에서 나오는 오메가-3 지방산은 인지 발달과 학습, 시각 발달, 면역 강화, 염증 완화, 태아의 뇌 발달과 뇌 건강에 이로우며 알츠하이머병과 심장병, 암뿐 아니라 정신 질환에서도 중요한 역할을 한다.

최근 한 영양학회에서 나는 조셉 히벨른 박사의 강연을 들었다. 히벨른 박사는 미 국립보건원에서 영양신경과학 연구를 수행하고 있다. 강연에서 그는 생선기름 혹은 오메가-3 지방이 우리 정신 건강에 미치는 영향에 관한 놀라운 데이터를 제시했다. 박사는 리놀레산(건강에 나쁜 오메가-6 지방산)이 많이 함유된 콩기름이나 옥수수기름이 우리 식단에 많이 사용되면서 각종 염증과 질병이 증가하고 있다고 말했다. 염증을 일으키는 지방산은 주로 콩기름에서 온다. 미국에서 소비되는 지방의 80퍼센트가 리놀레산인데, 이 리놀레산은 콩기름 혹은 이와 유사한 지방에서 생긴다. 나머지 20퍼센트는 생선기름에서 추출되는 BPA다. 반면 일본은 섭취 지방의 80퍼센트가 EPA이며, 나머지 20퍼센트가 아라키돈산(육류나 유제품 등에 들어 있는 염증성 오메가-6 지방)이다. 일본인들이 우울증, 치매, 심장병이 적은 이유가 이것과 무관하지 않을 것이다.

오메가-3 지방 대신 이런 해로운 기름을 섭취하면 신체 조직의 구성이 변화를 일으켜 건강을 해친다. 히벨른 박사는 지난 20세기에 콩기름 사용이 1,000배나 증가했다고 이야기했다. 사실 미국인이 소비하는 칼로리의 20퍼센트가 콩기름에서 나온 것이며, 칼로리 소모 총량의 9~10퍼센트가 오메가-3 지방이 아니라 리놀레산이다. 400~500만 년에 이르는 인간 진화가 해산물이 풍부한 지역에서 주로 일어났다는 것은 우연이 아니다. 과거에는 우리가 오늘날 프렌치프라이나 도넛, 포장식품을 만드는 데 사용하는 씨앗기름seed oil이 없었다. 우리는 영양 환경이 이렇게 크게 변화함으로써 몸과 마음에 무슨 일이 일어났는지 스스로에게 물어야 한다.

2002년 〈영국 정신의학 저널〉은 오메가-3 지방을 섭취한 교도소 수감자들의 폭력 행위가 줄었다는 연구를 발표했다. 나머지 조건을 통제한 이 실험에서 한쪽 그룹에는 비타민, 미네랄, 오메가-3 지방 1일 권장량을 주었고 나머지 그룹에는 평소의 교도소 식단과 생활양식을 유지하도록 했다. 비타민과 생선기름 영양제를 주는 것만으로 해당 그룹의 폭력행위가 35퍼센트나 줄었다. 이 매체는 또한 세계적으로 생선 섭취의 감소가 우울증 인구 증가와 관련 있는 것으로 보고했다. 1년에 걸친 연구에서 EPA가 우울증 치료에 효과가 있는 것으로 나타났다.

또 마를린 P. 프리먼 박사에 따르면 오메가-3 지방은 산후 우울증에도 효과가 있다고 한다. 하버드 의대 여성정신건강센터의 디렉터인 그는 생선기름의 DHA가 모유의 중요한 성분으로 태아의 신경발달을 돕는다고 밝혔다. 체내 조직의 오메가-3 지방 수치가 높은 여성은 산후 우울증을 겪을 확률도 낮다.

또 난독증이나 통합운동장애, 기타 학습장애, 주의력결핍장애가 있는 아동들은 대개 오메가-3 지방이 부족하다. 이 아동들에게 생선기름을 주자 읽기 및 쓰기 능력과 학교에서의 품행이 향상되었다는 연구 결과가 있다(Richardson, 2004). 신경계의 기능에 오메가-3 지방이 매우 중요함을 보여주는 사례다. 오메가-3 지방은 심장병, 비만, 당뇨에도 효과가 있는 것으로 알려졌다. 심장마비·부정맥·뇌졸중을 예방하고,

염증을 줄이며, 혈전을 막아줄 뿐 아니라 뇌에도 매우 중요한 영향을 미친다.

이렇게 말하면 오메가-3가 마치 기적의 치료제인 것처럼 들릴지 모르겠다. 하지만 전혀 과장이 아니다. 나는 자폐증 환자들이 오메가-3 지방, 비타민 A와 D를 함유한 대구 간유로 자폐증에서 완전히 회복되는 경우를 보았다.

다음은 그와 비슷한 또 다른 사례를 요약한 것이다.

> 해산물을 싫어하는 어느 20세 여성 환자에게 우울증, 학습장애, 비만, 근육통, 만성 피로가 있었다. 혈액 검사 결과 오메가-3 지방이 심각하게 부족했으며, 반면 염증을 일으키는 오메가-6 지방은 과도하게 많았다. 생선기름(EPA, DHA)의 섭취 비중을 높이자 우울증과 인지장애에서 회복되었고 통증도 사라졌으며 몸무게도 30kg 가까이 줄었다.

영양제 하나만으로 어떻게 이런 변화가 있을 수 있을까? 그렇진 않다. 약간의 생선기름으로 이 환자의 모든 증상이 완전히 사라졌다고 생각하는 것은 곤란하다. 몇몇 증상은 그럴 수 있지만 대부분의 증상은 신체 핵심 시스템의 불균형에서 비롯된 것이라고 봐야 한다. 따라서 영양 결핍은 문제가 생긴 여러 영역 중 하나일 뿐이며, 오메가-3 지방 역시 부족한 여러 영양소 중 하나일 뿐이다. 만약 당신이 오메가-3와 비타민 B_{12}가 부족하고 수은 중독이 있으며, 갑상선 기능이 저하되었고 음식 알레르기가 있다면 오메가-3 지방 결핍만 치료하는 것으로 증상이 호전되지는 않을 것이다. 모든 것을 고쳐야 한다.

그렇지만 영양 결핍은 당신이 겪고 있는 '모든' 건강 문제의 주요한 원인일 확률이 높다. 따라서 자신에게 어떤 영양 결핍이 있는지 알고 영양의 균형을 회복하는 것이 가장 우선이다. 영양소가 몸의 기능을 정상화하는 다양한 방식 그리고 영양 결핍일 때 많은 질병이 생길 수 있음을 오메가-3 지방의 예를 들어 설명하겠다.

오메가-3 지방은 다음과 같은 네 가지 핵심 기능을 한다. 이것들은 대부분의 만성 질환은 물론이고 기분, 기억, 주의력 문제와도 관련되어 있다.

- 인지질이라는 핵심 지방과 함께 세포막을 구성하는 성분이다.
- 염증을 줄여주고 자폐증, ADHD, 알츠하이머병, 우울증의 치료에 효과가 있다.
- 혈당의 균형을 회복시켜준다. 혈당의 균형은 뇌 건강에 필수적이다.
- BDNF(4장 참조)라는 뇌에 핵심적인 분자의 활동을 활발하게 한다. 이는 뇌에 비료를 주는 것과 같아서, 새로운 세포의 성장을 자극하고 세포 간 연결을 더 촘촘하게 해준다.

세포막은 뇌 건강의 척도

오메가-3 지방은 우리 몸에 있는 모든 세포막의 기본 구조다. 모든 생명 활동은 세포 표면에서 시작되고 끝나며, 체내의 모든 생물학적 '커뮤니케이션'이 일어나는 장소다. 바로 이 세포막을 통해 생존하는 데 필요한 모든 메시지가 세포들 사이에 전달된다. 세포막을 '세포의 귀'라고 생각하라. 귀가 온전하지 못하면 들어오는 메시지를 제대로 전달받지 못한다.

당신의 세포막이 건강한 만큼 당신도 건강하다. 세포막의 변화는 온몸의 건강에 영향을 미친다. 왜 그런지 잠깐 살펴보자.

뇌의 무게는 고작 1,400g도 되지 않는다. 전체 몸무게의 2퍼센트밖에 차지하지 않는 뇌지만 전체 산소 소비량과 전체 소모 칼로리의 20퍼센트를 사용한다. 뇌세포의 수는 1,000억 개에 달하며, 뇌세포를 보호하는 글리아세포(뇌의 면역세포)라는 지지세포의 수는 수조 개에 달한다. 각각의 뇌세포는 다른 세포와 약 4만 개의 시냅스로 연결된다. 1,000억 개의 세포 하나하나가 각각 4만 개의 시냅스로 연결되어 있는 것이다! 1,000억에 4만을 곱한 수의 뇌 연결망은 끊임없이 서로 메시지를 주고받는다. 시냅스라는 이 연결망이 서로 만나는 지점이 바로 세포막이다. 그러니 이 세포막이 건강하지 않으면 커뮤니케이션의 효율과 속도가 떨어질 수밖에 없다. 이것이 정신 기능의 저조, 기억력 감퇴, 기분 저하로 이어지는 것이다.

뇌 안의 연결망에 영향을 미치는 요소는 많다. 사실 울트라마인드 솔루션의 핵심 열쇠 일곱 가지가 모두 이에 영향을 미친다. 그러나 그 중에서도 가장 큰 영향을 미치는 것은 뇌세포의 세포막이다. 세포막은 다음 성분으로 구성된다.

- **지방산:** 생선기름에서 나오는 오메가-3 지방(DHA, EPA)을 먹는다면 올바른 선택이다. 하지만 돼지비계를 녹여 만든 반고체의 기름인 라드나 쇼트닝을

주로 먹는다면 올바른 선택이 아니다.

- **인지질**: 달걀노른자, 콩, 땅콩, 렌즈콩, 참깨씨, 아마씨 등에서 나오는 콜린, 인을 함유한 지방, 그중에서도 포스파티딜콜린PC: Phosphatidyl-choline과 포스파티딜세린PS: Phosphatidylserine이 가장 중요하다.
- **콜레스테롤**: 달걀, 새우, 가금류에서 나온다. 분자 사이의 접합체가 된다.
- **단백질**: 콩과 식물, 통곡물, 견과류, 씨앗, 달걀, 가금류, 육류, 유제품 등에서 나온다. 수용기, 운반기, 관문, 신호변환기 등에 필요한데 이곳은 신체의 다른 곳과 주변환경에서 나오는 모든 커뮤니케이션 신호가 처리되는 곳이다.

이상에서 봤듯이 세포막을 구성하는 데에는 오메가-3 지방 외에도 인지질이라는 매우 중요한 성분이 있다. 이 지방은 뇌의 원활한 기능에 매우 중요하며, 연구 결과 이 자연산 분자의 이점이 드러났다. 세포막이 뇌의 귀라고 한다면, PS와 PC라는 인지질은 귀의 고막이라고 할 수 있다. 세포의 청각 접점으로서 다른 세포들이 보내는 메시지를 받아들인다. 이곳에 문제가 생기면 우울증과 치매에 걸리게 된다.

세포막은 우리가 섭취하는 지방으로 만들어진다. 트랜스지방이나 소牛지방으로 만들어진 세포막은 라드나 쇼트닝처럼 딱딱해져 커뮤니케이션이 제대로 이뤄지지 못한다. 세포막 안쪽에는 '단백질 수용체'라는 것이 있는데 이곳을 통해 뇌의 신경전달물질이 이동한다. 이때 세포막이 뻣뻣하면 수용체가 제 기능을 못해 뇌도 제대로 작동할 수 없다. 반면 세포막이 유연하면 세로토닌(우울증), 도파민(주의력), 아세틸콜린(기억력) 같은 신경전달물질이 통과하는 단백질 수용체의 구조와 기능도 개선된다. 또한 세포막이 유연하면 효소와 이온 채널의 기능도 개선돼 세포 간 커뮤니케이션이 원활해진다.

오메가-3 지방과 인지질로 된 세포막은 부드럽고 유연해 세포 간 커뮤니케이션이 활발하게 일어난다. 극지방의 차가운 물에 사는 연어나 청어등을 생각해보라. 이들은 열을 보존하기 위해 체내에 지방을 많이 축적하고 있으며, 얼음이 많은 물에서 헤엄쳐야 하므로 몸이 유연하다. 당신의 세포막도 이 물고기들처럼 유연하고 부드러워야 한다.

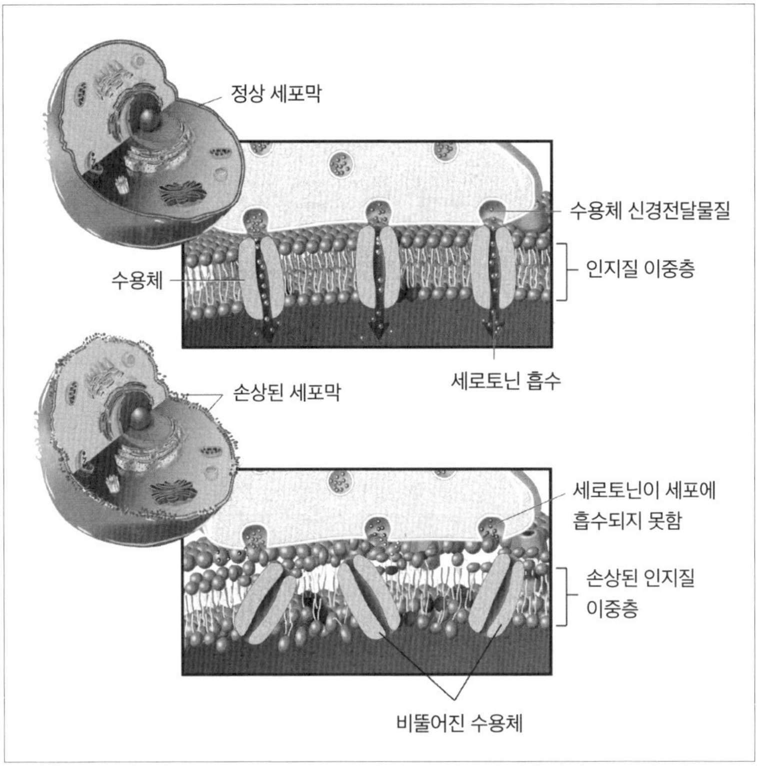

그림 5 | 정상 세포막과 손상된 세포막

세포막에서 가장 많은 양을 차지하는 지방이 인지질이다. 특히 PS는 모든 생명체의 세포막에서 발견되는 것으로 인간의 뇌 역시 PS를 다량 가지고 있다. PS 영양제는 기억과 인지 기능의 개선, 기분 전환과 스트레스 감소, 주의력 강화, ADHD 아동의 공격성 감소에 효과가 있는 것으로 나타났다. 더구나 아무런 부작용도 없다. 내장육(간이나 신장, 뇌 등)을 먹지 않고 있다면 PS로 영양을 보충해야 한다.

또 하나의 주요 인지질은 PC로, 우리 뇌와 몸 전체에 두루 영향을 미친다. PC는 세포막에서 가장 양이 많은 분자다. 새로운 뇌세포를 만들고 주의력, 집중력, 기억력, 기분 유지에 도움을 주며 해독 작용도 향상시킨다. 그뿐 아니라 뇌에 해로운 스트레스 호르몬, 코티솔을 감소시킨다.

PC가 어떻게 이 모든 일을 해내는 걸까? PC에 들어 있는 '콜린'이라는 비타민 덕분이다. 콜린은 아세틸콜린을 만드는 데 반드시 필요하다. 아세틸콜린은 기억력과 운동 기능을 담당하는 주요 신경전달물질이다. 그 외에도 호흡과 심장박동, 소화 등 비의식적 신체 기능을 조절하는 자율신경계의 기능도 담당한다.

PC는 우리 신체를 구성하는 원료 중 하나다. PC가 없이는 건강한 세포막을 가질 수 없고 신체 기관의 기능을 통제할 수 없다. 따라서 사물을 기억할 수도 없고, 뇌를 고칠 수도 없으며 독소를 제대로 제거할 수도 없다. 또한 염증을 가라앉힐 수도 없다. 이 화학물질은 기분, 기억, 주의, 행동의 문제를 해결하는 데 중요하다. 콜린의 최고 공급원은 레시틴으로 달걀, 정어리, 콩, 견과류에서 나온다.

정어리에는 오메가-3 지방과 인지질이 풍부하다. 정어리 캔 하나를 먹는 것만으로도 뇌의 성장을 돕고 뇌세포 간 연결을 증가시키며, 기분을 조절하는 화학물질이 잘 작용하게 할 수 있다. 또한 세포 간 커뮤니케이션을 원활하게 하며 염증을 가라앉히고 신체 모든 세포의 기능을 개선시킨다.

건강한 세포막은 뇌 고장을 고치는 데 꼭 필요하다. 제인의 이야기가 그것을 증명해준다.

아이비리그의 대학교수인 마흔두 살의 제인은 어느 순간 사고력과 기억력이 떨어진 자신을 발견했다. 중요한 학술논문 제목조차 잘 기억나지 않았다. 이러한 인지 기능의 장애와 우울증 때문에 제대로 일을 할 수 없어 휴가를 내기도 했다.

과거력을 살피고 혈액을 검사한 후 나는 그녀의 집에 곰팡이 독소가 가득하다는 걸 알게 됐다. 곰팡이 독소는 자기방어 메커니즘으로 독성이 강한 미립자들을 만들어냈고 이것이 세포와 세포막을 망가뜨려 제인이 겪는 온갖 증상이 나타난 것이다.

우리는 그녀의 집에서 발견된 곰팡이와 그녀의 혈액 속 곰팡이 항체가 일치한다는 걸 밝혔다. 그 자료를 토대로 제인은 보험회사로부터 집수리 보조금을 받아낼 수 있었다. 우리는 제인이 독소 환경에서 벗어나도록 한 다음, 해독 프로그램을 실천하도록 했다. 동시에 PC를 보충하고 기름을 오메가-3 지방으로 교체해 그녀의 뇌를 되살렸다. 이제 제인은 각종 증상에서 완전히 회복되었으며 인지 기능의 장애와 우울증도 말끔히 사라졌다.

단백질과 아미노산:
기분과 기억의 언어인 신경전달물질의 원료

수조 개의 세포막이 뇌에 전달되는 메시지를 듣는 귀라는 점은 이미 이야기했다. 이제 그 메시지를 '말하는' 것에 대해 알아야 한다. 그것이 바로 단백질, 그중에서도 아미노산이라는 단백질 성분이다. 메시지를 전달하는 '메신저' 역할을 한다고 보면 된다. 또 단백질은 작은 '수용체'들을 만드는 데에도 사용된다. 세포가 메시지를 주고받기 위해서는 단백질이 필요하다.

모든 단백질은 아미노산이라는 특수한 성분으로 되어 있다. DNA는 이 아미노산을 일정한 순서로 배열해 단백질이 되게 한다. DNA의 기능은 오직 이것뿐이다.

우리 몸 안에 있는 수천 개의 분자는 모두 우리가 음식을 통해 섭취하는 여덟 가지 필수아미노산으로 만들어진다. 이 필수아미노산은 신경전달물질과 그것을 전달받는 수용체를 만드는 데 필요한 원료다. 아미노산의 유일한 공급원은 우리가 음식에서 섭취하는 단백질이다. 필수아미노산은 생선, 닭, 콩, 견과류, 씨앗 등에 풍부하다. 식사를 통해 충분한 단백질을 섭취하지 않으면 뇌가 제 기능을 발휘하지 못해 정신이 몽롱하고 집중력이 떨어지며 불안과 피로, 우울증에 시달릴 수 있다.

좋은 소식은, 개별 아미노산을 섭취하는 것도 매우 효과적이며 안전하다는 것이다. 뇌 기능에 필요한 특정 아미노산을 충분히 섭취하지

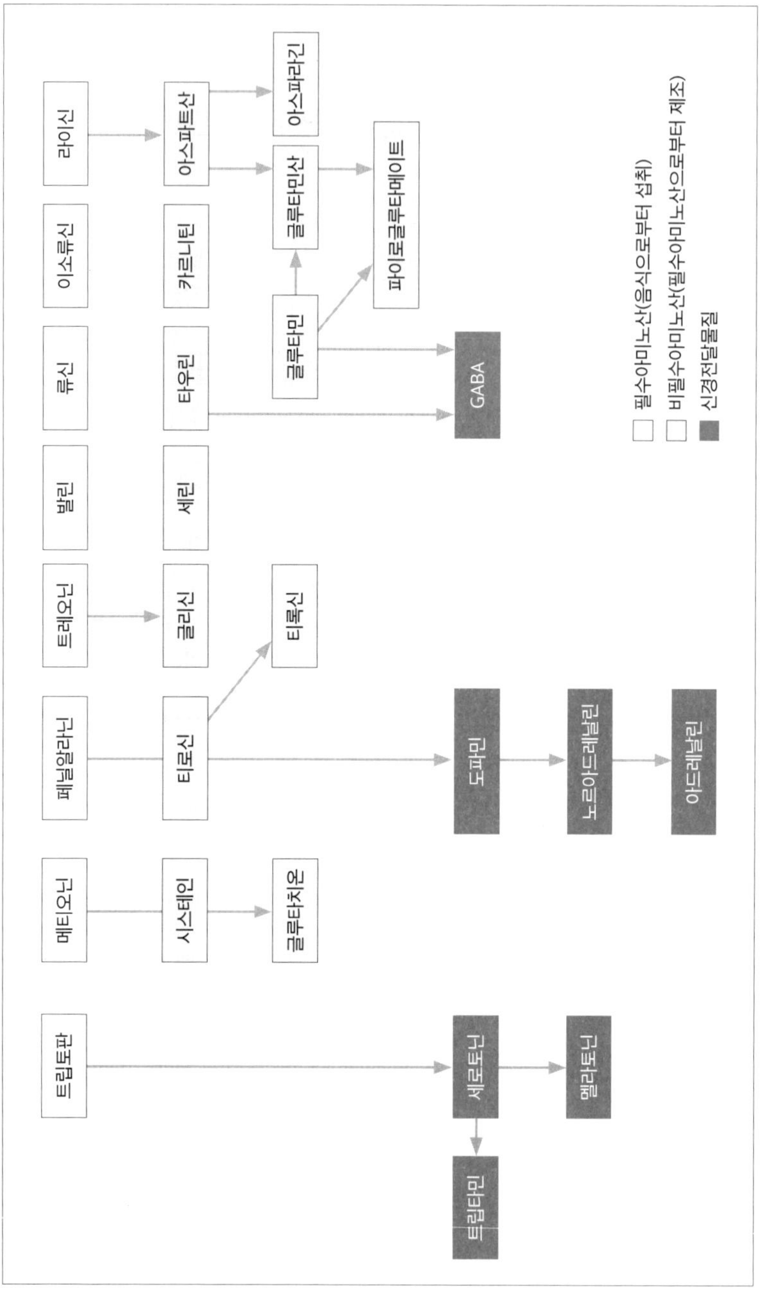

그림 6 | 아미노산: 신경전달물질의 재료

못한다 할지라도 영양제를 통해 보충할 수 있다. 만약 당신이 유전적으로 일반 식사를 통해 섭취할 수 있는 것보다 더 많은 아미노산을 필요로 한다 해도 그렇게 할 수 있다.

신경전달물질은 어떤 일을 하나

신경전달물질과 신경전달물질 수용체에 대해 알아보자. 이들 물질이 적절히 균형을 이루지 않는다면 행복감을 느낄 수도, 정신적으로 깨어 있을 수도, 사물을 기억하고 집중력을 발휘할 수도 없다. 어떤 일을 효과적으로 처리할 수도 없다.

신경전달물질은 신체의 모든 기능을 조절하기 위해 신경세포가 만들어내는 메신저라고 할 수 있다. 바로 뇌가 '말을 하는' 방식이다. 각각의 신경세포는 서로 다른 신경전달물질을 방출하며, 방출된 신경전달물질은 자신에게 맞는 '수용체'를 찾아 지시사항을 전달한다. 방출된 신경전달물질은 계속 순환할 수도 있고, 고장 나거나 사멸할 수도 있다.

정신과에서 주로 사용하는 약물이나 그들이 토대로 삼고 있는 정신약리학은 이들 신경전달물질의 효과를 모방하거나 증대시키는 것으로 신체의 자연스러운 과정에 역행하는 것이다. 예를 들어 항우울제는 세로토닌(행복감을 느끼게 하는 신경전달물질)이나 노르에피네프린(에너지를 주는 신경전달물질)의 효용을 증가시킨다. 또 각종 흥분제는 도파민(주의와 집중력을 증가시켜 행복감과 보상감을 느끼게 하는 신경전달물질) 효과를 높이며, 알츠하이머 치료제는 아세틸콜린(기억과 주의에 영향을 주는 신경전달물질)의 양을 증가시킨다. 그리고 불안 치료제는 GABAGamma AminoButyric Acid(흥분성 신경전달물질에 제동을 거는 신경전달물질)의 양을 증가시킨다.

정신과 의사들은 약물을 통해 이들 신경전달물질의 양을 늘려 문제를 해결하려고 한다. 세로토닌과 노르에피네프린 수치가 낮으면 우울증이 나타나고, 도파민 수치가 낮으면 주의와 행동장애가, 아세틸콜린 수치가 낮으면 알츠하이머병이, GABA 수치가 낮으면 불안이 나타난다고 보기 때문이다. 그런데 이들 물질의 양을 약물로 증가시키는 방법으로는 뇌 고장의 원인을 바로잡을 수 없다. 이는 '잘못된' 질문을 던지는 것이다. 우리가 어떤 신경전달물질을 더 혹은 덜 필요로 하는가, 그래서 어떤 약물로써 이 물질의 양을 통제할 것인가를 물을 것이 아니라 이 물질들의 수치가 애당초 '왜' 낮은지 혹은 높은지를 물어야 한다.

예를 들면 세로토닌은 행복감을 느끼게 하는 신경전달물질이다. 혈액 속 세로토닌의 양이 많을수록 더 행복한 기분을 느낀다. 당신이 어느 날 뜻밖의 승진 통지를 받았다고 하자. 이에 당신의 뇌는 세로토닌을 방출하고 세로토닌은 세포에 있는 수용체에 결합되어 행복의 메시지를 전달한다. 그 결과 당신이 행복감을 느끼게 된다. 이것이 극히 정상적인 경로이자 모습이다. 그런데 우울한 사람은 정상인보다 세로토닌의 방출량이 적은 것으로 관찰되었다. 그 결과 행복감을 덜 느낀다. 이와 같은 우울증 환자의 세로토닌 분비를 촉진하기 위해 수십억 달러 규모의 제약산업이 일어났다. 방출된 세로토닌이 도로 흡수되지 않도록 하는(방출된 세로토닌의 일부는 분비샘으로 되돌아가는데, 이때 그 입구를 일

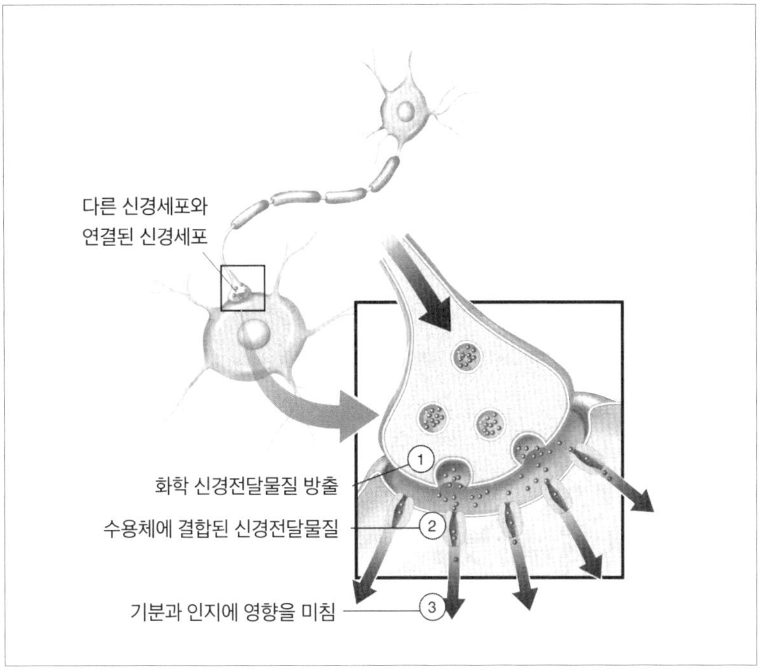

그림 7 | 다른 세포와 커뮤니케이션하는 신경전달물질

시적으로 막아줌으로써 세로토닌의 농도가 낮아지지 않도록 하는 방식-옮긴이) 약물을 개발하는 것이 제약산업의 목표다. 이것이 바로 선택적 세로토닌 재흡수 억제제SSRI라고 하는 것으로, 프로작이 가장 대표적인 상품이다.

그러나 이런 접근은 우물가에서 숭늉 찾는 격의 잘못된 문제해결 방식이다. 우리는 '그 사람의 세로토닌 수치가 애초에 왜 낮은가'를 묻지 않는다. 즉, 행복 메시지를 보내는데도 왜 세포가 그것을 '듣지' 못하는지를 묻지 않는 것이다. 원래부터 전 세계 인구의 25퍼센트가 평생에 한 번 주요우울증을 겪고, 수백만의 사람이 경미한 우울증을 겪게 되어 있다는 말인가? 전혀 그렇지 않다. 세로토닌 수치를 증가시키고 수용체가 행복 메시지를 더 잘 듣도록 만들 수 있다. 당연히 약 이외의 방법으로 말이다. 몇몇 연구자가 이 방법을 알고 있다. 하지만 이들에게는 거대 제약회사처럼 대규모 프로모션을 할 수 있는 경제적 여력이 없다.

네 가지 핵심 신경전달물질에는 도파민, 아세틸콜린, 세로토닌, GABA가 있다. 이 네 가지 신경전달물질은 다시 두 그룹으로 나뉠 수 있다. 즉, 뇌의 온-오프 스위치라고 생각해보자. 하나는 뇌를 흥분시키고 활성화시키는 스위치, 또 하나는 뇌를 안정되게 하고 행복감을 느끼게 하는 스위치다. 자동차로 비유하면 하나는 가속 페달, 다른 하나는 브레이크 페달이라고 할 수 있다.

가속 페달에 해당하는 신경전달물질을 '흥분성 신경전달물질'이라고 하는데 이들은 에너지와 흥분, 자극, 집중, 학습, 기억 등을 돕는다. 여기에는 도파민(그리고 도파민과 가까운 친척인 에피네프린, 노르에피네프린도 포함)과 아세틸콜린이 있다. 브레이크 페달에 해당하는 신경전달물질을 '억제성 신경전달물질'이라고 하며 이들은 행복감과 이완, 안정을 느끼게 한다. GABA와 세로토닌이 그것이다.

우리 신경계에는 많은 장치가 있지만 기본적으로 가속 페달과 브레이크 페달로 되어 있다고 보면 된다. 중요한 것은 이 둘이 균형을 이루는 것이다. 균형을 이루면 행복하고, 집중력과 주의력도 커지며, 이완되고, 학습 능력도 기억력도 향상된다.

최적의 뇌 기능을 위해서는 이 네 개의 핵심 신경전달물질이 어떻게 작동하며 어떻게 그 불균형을 바로잡을 수 있는지를 알아야 한다.

도파민과 카테콜아민: 집중력

도파민 체크리스트

- 기분이 처지거나 많이 우울하다. 일하고 싶은 욕구나 에너지가 없다. ☐
- 나는 신체적으로 정신적으로 에너지가 낮은 사람이다. ☐
- 운동하고 싶은 욕구가 별로 없다. ☐
- 무언가에 집중하는 데 어려움을 느낀다. ☐
- 잠이 많고 쉽게 일어나지 못한다. ☐
- '깨어 있으려면' 카페인이나 초콜릿, 다이어트 알약, 심지어 코카인이 필요하다. ☐

| 점수표 |

점수	도파민 수치	관리 계획	실천 사항
0~2점	약간 낮음	울트라마인드 솔루션	부록의 6주 프로그램
3~4점	낮음	자가관리	부록의 6주 프로그램 + 자가관리
5점 이상	심하게 낮음	의료관리	위 두 가지를 실천하고, 추가적인 도움을 위해 의사를 찾는다.

| 자가관리 |

- L-티로신 500mg을 아침 식사 전, 오전, 오후 1회씩 공복에 섭취한다. 사흘 후에는 섭취량을 1,000mg으로 늘려 아침 식사 전, 오전, 오후 1회씩 섭취한다.
- 일주일 후 l-페닐알라닌 500mg을 아침 식사 전, 오전, 오후 1회씩 공복에

섭취한다. 사흘 후에는 1,000mg으로 늘려 아침 식사 전, 오전, 오후 1회씩 섭취한다.

도파민은 기쁨과 충족감을 느끼게 하는 신경전달물질이다. 주의력, 집중력과도 관계가 있으며 동기를 부여하고 삶에 적극적으로 참여하도록 자극한다. 가까운 친척으로는 에피네프린과 노르에피네프린이 있다. 이 세 가지 모두 티로신이라는 아미노산으로 만들어진다. 그리고 티로신은 페닐알라닌이라는 필수아미노산으로부터 만들어진다. 이 아미노산을 보충하면 기분과 에너지, 주의력을 향상시킬 수 있다. 콩, 견과류, 씨앗, 기름기 없는 가금류, 생선, 달걀 등의 고단백질 식품을 섭취함으로써 이 아미노산을 흡수할 수 있다.

도파민 수치는 중독, 그리고 발작성 혹은 불안성 우울증이 아닌 저低에너지 유형의 우울증에서 특히 낮게 나타난다. ADHD 환자도 도파민 수치가 낮게 나타난다. 리탈린 같은 흥분제는 도파민 효과를 내는 약물이다. 그래서 의사들이 ADHD 환자에게 리탈린 같은 흥분제를 처방한다. 코카인, 필로폰, 커피도 도파민 효과를 낸다. 그러나 이런 약물을 장기간 복용하면 도파민, 노르에피네프린, 에피네프린을 자기 힘으로 만들어내는 신체의 능력을 고갈시키고 만다.

도파민은 또한 파킨슨병 환자에게서도 그 수치가 낮게 나타난다. 파킨슨병 환자들의 행동이 둔하고 느려 보이는 것은 도파민을 충분히 만들어내지 못하기 때문이다. 만약 당신의 도파민 수용체가 도파민이 보내는 행복 신호를 잘 듣지 못한다면 사소한 스트레스 혹은 수은 같은 독소로도 문제가 일어날 수 있다. 독소는 메시지를 듣는 수용체의 능력을 손상시킨다. 자폐증과 ADHD 환자에게서 이들 도파민 수용체의 유전적 변이가 관찰되었다. 또 설령 충분한 양의 도파민을 방출한다 해도 수용체의 기능이 원활하지 못하면 ADHD, 자폐증, 기분장애로 이어질 수 있다.

다행히도 우리는 적절한 영양 공급과 비타민 영양제를 통해 수용체의 기능을 개선할 수 있다. 아미노산의 일종인 티로신, 필수지방(오메가-3 지방, PC, PS), 기타 특수 영양소(엽산, 비타민 B_6와 B_{12})로 영양을 보충하면 우울증, ADHD, 파킨슨병을 개선할 수 있다는 연구가 있다. 이들 영양소가 기존 약물보다 효과도 있고 부작용도 거의 없다. 우리 뇌의 천연재료이기 때문이다. 티로신은 도파민 수치를 올릴 수 있는 값싸고 안전한 방법이다. 그리고 아미노산의 일종인 페닐알라닌은 또 하나의 흥분성 신경전달물질인 노르에피네프린의 방출을 돕는다.

세로토닌: 행복감

세로토닌 체크리스트

내 머릿속에는 늘 부정적인 사고가 가득하다.	☐
나는 사물의 부정적인 측면을 주로 본다.	☐
자아존중감이나 자신감이 낮다.	☐
강박적 사고나 행동 성향이 있다.	☐
계절성 우울증이 있다.	☐

- 쉽게 조바심을 내고 화도 잘 낸다. ☐
- 수줍음이 많고 외출, 높은 곳, 공공장소, 비행기, 공중연설 등을 두려워한다. ☐
- 불안이 많고 공황발작의 경험도 있다. ☐
- 월경전 증후군이 있어서 정신적으로 예민해지고 손발이 붓고 유방 통증을 느낀다. ☐
- 잠을 잘 자지 못한다. ☐
- 밤에 잘 깨고 쉽게 다시 잠들지 못하거나 아침에 너무 일찍 깬다. ☐
- 단 것, 방이나 파스타 같은 녹말질 탄수화물을 탐닉한다. ☐
- 운동을 하면 기분이 나아진다. ☐
- 근육통, 섬유근육통, 턱관절 증후군TMJ이 있다. ☐
- SSRI나 항우울제를 복용하면 기분이 나아진다. ☐

| 점수표 |

점수	세로토닌 수치	관리 계획	실천 사항
0~4점	약간 낮음	울트라마인드 솔루션	부록의 6주 프로그램
5~7점	낮음	자가관리	부록의 6주 프로그램 + 자가관리
8점 이상	매우 낮음	의료관리	위 두 가지를 실천하고, 추가적인 도움을 위해 의사를 찾는다.

| 자가관리 |

세로토닌 수치를 증가시키기 위해 5-HTP나 트립토판을 섭취한다. 둘 중 한 가지만 선택해야 하며 둘 다 섭취해서는 안 된다. SSRI나 항우울제를 복용하고 있다면 주치의와 먼저 상의한 후 섭취한다.

- 하루 2회(오후에 한 번, 취침 전에 한 번) 5-HTP를 50mg씩 섭취한다. 사흘에 한 번은 오후나 취침 전에 50mg을 추가로 섭취한다(최대 150mg).
- 트립토판 500mg씩을 오후에 한 번, 취침 전 한 번 공복(식사 1시간 전 혹은 식사 2시간 후)에 섭취한다.

누구나 오늘날과 같은 스트레스 사회에서는 세로토닌이 부족하다는 걸 안다. 그래서 프로작이나 졸로프트 같은 약물로 세로토닌 수치를 올리려고 한다. 그러나 이것은 장기적으로 문제를 일으킬 수 있다. 사람들이 정제 탄수화물이나 정제당을 먹는 이유는 일시적으로 세로토닌 수치를 끌어올리기 위해서다. 그런데 이것들은 이내 약효가 떨어져 결국엔 더 찾게 만든다. 그러면 우리는 더 심한 우울증에 빠지게 되고 체중도 늘어난다. 한 마디로 좋은 방법이 아니다.

신경전달물질의 활동이 원활하지 않은 데는 여러 가지 이유가 있을 수 있다. 세로토닌 수치가 낮은 이유는 다음과 같다.

- **트립토판이나 단백질이 부족한 식사:** 트립토판은 세로토닌의 원료가 되는 주요 아미노산이다. 트립토판이 부족하면 세로토닌이 부족해지며, 따라서 우울한 기분으로 이어진다. 실제로 트립토판이 없는 아미노산을 먹인 그룹에서 '수시간' 내에 의기소침이 나타났다는 연구 결과가 있다(Delgado. 1990).
- **스트레스와 높은 코티솔 수치:** 코티솔은 트립토판을 파괴하는 효소의 활동을 활발하게 한다. 따라서 세로토닌의 양도 적어진다.
- **염증을 일으키는 어떤 것(음식 알레르겐, 감염, 독소, 고당 섭취 등):** 인터페론

감마 같은 염증 메신저(사이토카인cytokine이라고 불리는)는 TDO나 IDO 같은 효소를 자극해 트립토판을 파괴하고, 뇌세포를 파괴하는 흥분성 신경전달물질 글루타메이트를 생성한다.

- **혈당 불균형, 즉 인슐린 저항이나 전당뇨병:** 7장에서 자세히 다룰 이 증상은 가공식품과 고당 식품의 섭취 때문에 생긴다. 세로토닌 수치가 급격하게 상승한 후 고갈되는데, 이로 인해 기분 저하가 온다.
- **비타민 B_6의 부족:** 비타민 B_6는 트립토판을 세로토닌으로 전환시키는 효소의 촉매 역할을 한다. 비타민 B_6 부족은 스트레스, 알코올, 피임약 등에 의해 생긴다.
- **마그네슘 부족:** 마그네슘 부족 현상은 매우 흔하다. 스트레스, 카페인, 설탕, 알코올 등이 마그네슘을 고갈시킨다.
- **단지 세로토닌을 충분히 만들지 못하는 것:** 세로토닌을 충분히 만들지 못하는 데에는 여러 가지 이유가 있다. 아미노산 트립토판이 충분하지 않을 수도 있고(설탕을 과다 섭취하거나 단백질 섭취가 충분하지 않은 경우), 애초 유전적으로 세로토닌 분비 기능이 약한 경우도 있다. 후자는 SNP(단일염기 다형성) 혹은 THP2 효소의 유전적 변이를 갖고 있는 경우인데, 이런 사람들은 세로토닌 생성 능력이 80퍼센트나 떨어진다. 다행히 엽산과 5-HTP 영양제를 보충하면 이것을 극복할 수 있다.

신경전달물질의 원활한 작동이 방해받는 이유는 이것 말고도 많다. 그렇지만 가장 크게 영향을 받는 것이 음식과 생활습관이라는 점만은 분명하다. 이 사실을 알게 된 이상 당신은 어떻게 행동할 것인지를 선택해야 한다. 문제의 절반을 해결해주는 대신 수많은 부작용을 갖는 프로작이나 SSRI를 복용할 것인가, 아니면 설탕 섭취량을 줄이고 음식 알레르기와 독소를 제거하며 스트레스 관리법을 배우고 비타민 B_6와 엽산, 마그네슘, 아미노산을 섭취할 것인가?

비타민이나 아미노산 복용으로 자살에 이르는 사람은 없다. 하지만 항우울제 복용으로 자살 위험은 최고 60퍼센트까지 치솟았고, 실제 자살률도 39퍼센트나 증가한 것으로 나타났다(Tiihonen, 2006). 프로작이 출시되면서부터 신체의 자연적인 세로토닌 생성에 대한 연구는 거의 사라지고 말았다. 그러나 천연의 세로토닌 재료를 보충하고 동시에 기타 근본 원인을 다루는 것이 프로작 같은 약물을 복용하는 것보다 안전성과 효과성에서 낫다는 연구 결과가 속속 발표되고 있다.

GABA: 이완

GABA 체크리스트

- 편안하게 잘 쉬지 못한다. ☐
- 쉽게 스트레스를 받는다. ☐
- 업무 중압감을 자주 느낀다. ☐
- 몸이 뻣뻣하고 긴장되어 있다. ☐
- 쉽게 몸살이 난다. ☐
- 시끄러운 소리나 밝은 불빛, 과도한 활동이 성가시다. ☐
- 식사를 거르면 더 불안해지고 스트레스를 받는다. ☐
- 이완을 위해 설탕, 알코올, 약물 등을 사용하고 있다. ☐

| 점수표 |

점수	GABA 수치	관리 계획	실천 사항
0~2점	약간 낮음	울트라마인드 솔루션	부록의 6주 프로그램
3~4점	낮음	자가관리	부록의 6주 프로그램 + 자가관리
5점 이상	매우 낮음	의료관리	위 두 가지를 실천하고, 추가적인 도움을 위해 의사를 찾는다.

| 자가관리 |

GABA와 테아닌은 서로 보완하는 역할을 한다.

- 오후에 한 번, 취침 전 한 번 GABA 500mg씩을 섭취한다.
- 아침에 한 번, 취침 전 한 번 테아닌 200mg씩을 섭취한다.

우리는 스트레스가 만연한 사회에 살고 있다. 과로, 불면에 시달리면서 커피, 설탕, 정제식품, 인스턴트식품으로 스트레스를 풀려고 한다. 또 환경 독소나 소리 없는 감염에 노출되기도 한다. 우리 몸의 부신은 우리가 스트레스에 대처할 수 있도록 코티솔, 에피네프린, 노르에피네프린 같은 강력한 물질을 분비한다. 이것들은 흥분성 호르몬으로 우리가 위험한 상황에 대비할 수 있도록 해준다.

그런데 이 '가속 페달'을 계속 밟고 있다 보면 지쳐서 스트레스를 받고, 불안해지며 잠도 제대로 잘 수 없다. 다행히도 우리 뇌는 이 스트레스 호르몬에 대한 제어장치를 갖추고 있다. 그것이 바로 바로 GABA로, 뇌가 지나치게 자극받지 않도록 하는 브레이크와 같다. GABA 수치가 낮으면 이들 흥분성 신경전달물질이 방출된 다음에 쉽게 이완하지 못한다.

불안, 공황장애, 불면증, 발작, 정신분열병이 있는 사람들은 대개 GABA 수치가 낮다. 근육이 긴장되고, 심장이 두근거리며, 입은 바싹바싹 마르고, 잠이 오지 않으며 피곤하고 손에 땀이 나는 느낌을 좋아할 사람은 아무도 없을 것이다. 많은 사람이 약으로 이런 증상을 치료하고 있다. 그 중 하나가 발륨인데 뇌의 천연 이완제인 GABA를 흉내낸 약물이다. 불안에 대해서 많은 이들이 알코올이나 마리화나를 사용한다. 이것 역시 뇌 안에서 GABA와 비슷한 작용을 한다. 그러나 알코올, 마리화나, 안정제 등은 중독성이 있기 때문에 시간이 갈수록 효과가 떨어진다. 따라서 같은 효과를 얻으려면 양을 늘리는 수밖에 없다.

이제는 GABA 보충제와 GABA 수치를 높이는 천연물질을 이용하자. 뇌전도를 활용한 한 연구에 의하면 GABA를 섭취한 뒤 1시간 이내에 뇌의 알파파(이완의 표시)가 증가했다. 면역계의 기능도 향상되었는데 이는 당연한 결과다. 면역계는 우리가 이완 상태에 있을 때 가장 적절하게 기능을 발휘하기 때문이다. GABA 보충제를 직접 복용할 수도 있고, GABA 원료로 식단을 보충할 수도 있다. 예를 들어 타우린이라는 주요 아미노산은 GABA 생성과 신경계 이완을 돕고 발작을 줄이는 효과가 있다.

GABA 수치를 증가시키는 또 다른 뇌 이완제로는 녹차에서 나오는 테아닌, 이노시톨(시클로헥산헥솔), 비타민 $B_3 \cdot B_6 \cdot B_{12}$, 마그네슘 등이 있다. 카바(폴리네시아산 후추나무속의 관목-옮긴이), 쥐오줌풀, 홉, 시계풀 등도 도움이 된다.

아세틸콜린: 기억력과 학습

아세틸콜린 체크리스트

- 나중에 잊어버리지 않도록 자주 메모한다. ☐
- 암산을 하기가 힘들다. ☐
- 대화 도중 적절한 말을 찾기가 어렵고 내가 말했던 내용이 잘 기억나지 않는 때가 있다. ☐
- 직장에서 새 소프트웨어 등 뭔가 새로운 것을 배워야 하는 상황이 걱정스럽다. ☐
- 책을 읽거나 영화를 볼 때 예전보다 스토리를 좇아가기가 어렵다. ☐
- 열쇠나 지갑, 안경을 어디 뒀는지 모를 때가 많다. ☐
- 대화나 회의에 오랜 시간 집중하기 어렵다. ☐
- 뇌가 최적의 상태가 아니라는 생각이 든다. ☐

| 점수표 |

점수	아세틸콜린 수치	관리 계획	실천 사항
0~2점	약간 낮음	울트라마인드 솔루션	부록의 6주 프로그램
3~4점	낮음	자가관리	부록의 6주 프로그램 + 자가관리
5점 이상	매우 낮음	의료관리	위 두 가지를 실천하고, 추가적인 도움을 위해 의사를 찾는다.

| 자가관리 |

아세틸콜린은 콜린으로 만들어진다. 글리세로포스포콜린GPC 관리에 대해서는 앞의 지방산에서 자가관리 두 번째 항목을 참조하면 된다.

새로운 것을 학습하거나 기억하는 데 어려움을 느낀다면 아세틸콜린이라는 신경전달물질이 부족할 가능성이 많다. 아세틸콜린은 사고, 기억, 동기부여, 집중을 돕는 물질이다. 실제로 알츠하이머병 환자들은 아세틸콜린을 만들어내는 뇌세포가 손상되어 치매로 이어진다. 치매 치료제의 대부분은 뇌 속 아세틸콜린을 파괴하는 효소의 활동을 억제하기 위한 것이다. 세로토닌의 재흡수를 막는 SSRI와 유사한 작동원리다. 그러나 치매 치료제는 SSRI보다 부작용은 더 심각하며 이점은 적다(Courtney, 2004).

문제는 우리의 뇌가 애초에 왜 파괴되었느냐, 그리고 아세틸콜린을 생산하는 신체의 자연 능력을 어떻게 회복할 수 있느냐 하는 것이다. 다른 신경전달물질과 마찬가지로 아세틸콜린도 자연적인 방법으로 증가시킬 수 있다. 아세틸콜린은 혹은 판토텐산이라고 하는 비타민 B 복합체의 도움을 얻어 콜린으로 만들어진다. 콜린의 주요 공급원은 달걀과 콩에서 나오는 레시틴이다. 여기에 PC와 PS 인지질로 보충해주면 신체는 더 많은 아세틸콜린을 생산할 수 있다.

지금까지 말한 네 개의 신경전달물질은 우리의 기분과 사고, 주의력, 기억력에 영향을 미치는 많은 신경전달물질 중 일부에 불과하다. 이것들 외에도 10여 개의 신경전달물질이 더 있다. 울트라마인드 솔루션은 이들 신경전달물질 모두의 불균형을 바로 잡는다. 그래서 울트라웰니스에 한발 더 다가설 수 있다. 이 사실이 믿기지 않는다면 다음 이야기를 들어보라.

서른여섯 살의 사라는 오랫동안 우울증을 앓아온 의사였다. 늘 불안하고 쉽게 잠들지 못했다. 평생을 완벽주의자로 산 그녀는 아이들과 남편 그리고 자신에게 쉽게 조바심을 냈다. 최근 몇 년간 PMS가 더 심해져 손발이 붓고 단 것을 찾고 유방통증과 기분 변덕도 심했다. 사는 게 재미가 없었고 언제나 사물의 부정적인 면만 보였다. 신선한 자연식품을 먹고 규칙적으로 운동했다. 그러나 마음에 드리워진 검은 그림자는 쉽게 걷히지 않았다. 외적으로는 아무 문제가 없었다. 직장도 훌륭했고 좋은 친구들과 가족이 있었으며, 특별한 스트레스나 상실이 있는 것도 아니었다. 다만 '기쁨'이 없었을 뿐이었다.

검사 결과 우리는 사라가 아미노산이 무척 결핍되어 있으며, 세로토닌을 만드는 데 필요한 비타민 B_6 수치도 매우 낮다는 것을 발견했다. 그녀는 만성 수은 중독이었는데 독소 배출을 돕는 아미노산이 바닥나 있었다. 우리는 장기적으로 사라의 체내 수은을 제거했고 단기적으로는 세로토닌 수치를 자연적으로 증가시키기 위한 비타민 B_6(엽산, 비타민 B_{12}와 함께)와 5-HTP를 섭취하도록 했다. 그러자 우울의 구름은 걷혔고 수면의 질도 개선되었으며 월경전 증후군도 호전되었다. 삶의 기쁨도 되찾았다.

신경전달물질은 단백질의 재료인 아미노산으로 이뤄져 있다는 사실을 기억하라. 식사 때마다 단백질을 섭취하면 아미노산으로 모든 신경전달물질을 만들 수 있다. 따라서 신경전달물질 부족으로 인한 기분장애, 뇌의 기능 이상에서 회복될 수 있다. 한 번에 하나씩의 신경전달물질을 보충해야 한다. 체크리스트에서 가장 높은 점수를 기록한 신경전달물질부터 시작하라. 그다음 다른 신경전달물질에 대해서 천천히 보충을 시작한다. 다만 일주일에 하나씩의 신경전달물질만 보충하기를 권한다.

탄수화물:
완전한 뇌를 위한 자연식품

탄수화물은 장기적인 건강과 뇌 기능에 가장 중요한 영양소다. 최근 불고 있는 저탄수화물 운동이나 '탄수화물 공포증' 같은 것을 생각하면 잘 이해가 안 될지 모르지만, 어쨌든 이것은 진실이다.

물론 여기서 말하는 탄수화물은 우리가 흔히 떠올리는 도넛, 빵, 베이글, 머핀, 콜라, 주스, 인스턴트식품 같은 가공 처리된, 정제된, 당이 들어 있는 백색 식품을 말하는 게 아니다. 또한 정부 보조금을 받아 값싸게 가격이 매겨진 고과당 옥수수시럽을 말하는 것도 아니다. 여기서 말하는 탄수화물은 오랜 옛날부터 인류가 먹어온 자연식품을 말하는 것이다.

우리가 먹는 채소, 과일, 콩, 통곡물, 견과류, 씨앗, 허브, 향신료도 대부분 탄수화물로 되어 있다. 이 식품들은 느린 속도로 당을 내보내 혈당과 인슐린 수치가 급격하게 상승하는 것을 막아준다(7장 참조). 비가공 자연식품으로부터 천천히 나오는 탄수화물은 세로토닌 수치를 일정하게 유지하는 데도 도움을 준다. 탄수화물은 우리 몸이 필요로 하는 모든 비타민(비타민 B_{12}를 제외하고)과 미네랄을 함유하고 있다. 또한 탄수화물에는 소화 기능을 돕고 당과 지방의 체내 흡수 속도를 조절해주는 섬유질이 있다.

이들 자연식품에 포함된 식물성 영양소phytonutrient는 식물이 스스로를 보호하기 위한 천연색 치유 물질인데, 우리가 그것을 섭취하면 노화와 비만, 뇌 손상을 예방하는 역할도 한다. 예를 들어 브로콜리와 십자화과의 채소는 환경 독소로부터 우리를 보호해주는 강력한 해독 물질을 함유하고 있다. 녹차에는 염증을 예방하는 항산화·해독 물질이 들어 있으며, 적포도에 들어 있는 레스베라트롤resveratrol은 에너지 생성을 돕고 세포를 보호해준다. 이것은 우리가 음식을 통해 섭취하는 수천 가지 식물성 영양소 중 몇 가지 예에 불과하다.

《잡식동물의 딜레마》라는 책을 쓴 마이클 폴란은 모든 영양 연구를 단 세 개의 원칙으로 압축했다. 바로 '음식을 먹되 너무 많이 먹지 말고 주로 채식을 하라'는 것이다. 건강 유지를 위해 이것 외에 더 알아야 할 사항은 많지 않다. 땅에서 나는 온전한 자연식품을 먹으라는 얘기다. 채소와 과일, 콩, 통곡물, 견과류, 씨앗, 허브, 향료 그리고 생선이나 닭, 달걀 같은 기름기 없는 동물성 단백질을 섭취하라. 당신의 증조모가 어떤 음식을 식탁에 올렸을지 생각해보라. 그것이 당신의 유전자에게도 가장 적합한 음식이다.

비타민과 미네랄:
체내 생화학 반응을 촉진하는 필수 영양소

나는 사람들이 비타민을 따로 먹어야 한다고 생각하지 않는다. 그것은 돈 낭비일 뿐이다. 그런데 여기에는 몇 가지 조건이 있다. 바로, 천연의 미네랄과 영양소가 풍부한 토양에서 자란 신선하고 온전한, 유전적으로 변형되지 않은 야생 유기농 음식을 먹는다는 조건이다. 장거리를 운송했거나 먹기 전에 한 달 이상 보관한 것도 안 된다. 이 조건이 충족된다면 비타민을 먹지 않아도 좋다. 그런데 사실상 우리 모두에겐 비타민이 필요한 상황이다.

사람들은 비타민과 미네랄이 우리 몸속에서 어떤 일을 하는지 알지 못한다. 나 역시 의대를 졸업할 때까지 그랬다. 괴혈병(비타민 C 결핍으로 생기는)같은 심각한 상태에 이를 정도가 아니라면 비타민 부족에 대해 걱정하지 않아도 좋다고 생각했다. 백색 밀가루 같은 강화식품 enriched food(인공적으로 영양가를 높인)을 먹는다 해도 비타민 몇 알을 함께 먹는다면, 그리고 우유에 비타민 D를 보충한다면 비타민이 더는 필요 없으리라고 생각했다.

그런데 여기 우리가 미처 깨닫지 못했던 사실이 있다. '강화' 식품이 애당초 등장한 이유가 바로 식품의 영양소가 부족해졌기 때문이라는 점이다. 그렇다면 왜 우리는 '영양가가 풍부한' 음식을 먹지 못하고 '영양가가 부족한' 음식을 먹어야 하는 걸까? 예컨대 오늘날 대다수 미국인이 '강화 식품'을 먹고 있음에도 왜 92퍼센트나 되는 사람이 하나 이상의 비타민 결핍 증상을 겪는 걸까? 이것은 우리가 '건강 유지'에 필요한 만큼의 비타민을 섭취하지 못하고 있다는 뜻이 아니다. 질환을 예방하는 데 필요한 '최소한'의 비타민도 섭취하지 못하고 있다는 뜻이다.

〈미국 공중보건 저널〉의 연구에서 연구자들은 실험 대상자 중 6퍼센트가 심각한 비타민 C 결핍을 겪고 있으며 30퍼센트가 적정 비타민 섭취량에 미치지 못한다는 사실을 발견했다. 〈소아과〉지에서는 비만과 영양 결핍이 함께 존재한다고 밝혔다. 과식에 비만이면서도 영양 결핍을 겪는 아동들이 인지장애뿐 아니라 괴혈병이나 심각한 비타민 D 부족 혹은 구루병을 앓고 있다는 사실이 발견되었다. 이런 영양 결핍이 아동들의 뇌에 손상을 주었다. 과체중과 영양 결핍이 함께 올 수 있따는 사실을 이해하기 어려울지 모른다. 그러나 실제로 그러하다.

미국 농무부의 조사에 따르면 전체 미국인의 37퍼센트가 비타민 C를, 70퍼센트가 비타민 E를, 75퍼센트가 아연을 그리고 40퍼센트가 철분을 충분히 섭취하지 못하는 것으로 나타났다(Ames, 2004). 장담컨대 지구상 인구 대부분이 건강 유지와 기초 신진 대사에 필요한 기본 영양소가 부족하다. 우리가 먹는 음식에서 건강 유지에 필요한 영양소가 부족하게 된 이유에는 여러 가지가 있다. 영양분이 고갈된 토양에서 작물을 재배하며, 살충제와 각종 화학약품 때문에 식물의 자생력이 감소했다. 그 결과 식물성 영양소의 수치가 떨어졌다. 자유롭게 뛰놀며 영양소가 풍부한 풀과 곡물을 먹던 가축도 이제는 대규모 축사에 갇힌 채 대량으로 사육된다. 소에게 풀이 아니라 옥수수를 먹이기 때문에 위장이 터지는 것을 막으려면 약물을 써야 하고 항생제도 주입해야 한다.

더 심각한 것은 우리 모두가 위험한 독소와 화학물질에 노출되어 있다는 사실이다. 게다가 우리가 받는 스트레스는 날이 갈수록 증가하며 충분한 수면을 취하지도 못한다. 운동량도 점점 적어지고 염증도 쉽게 생긴다. 이런 상황이므로 우리 몸은 더 많은 영양소를 필요로 한다. 오늘날 기본 종합비타민과 미네랄 보충제가 필요 없는 사람은 단 한 명도 없다. 이 점을 분명하게 보여주는 연구도 있다(Kaplan, 2007). 중요한 것은 우리가 '아프지 않기 위해' 얼마만큼의 영양소와 비타민을 섭취해야 하느냐가 아니라 '최상의 건강을 유지하기 위해' 얼마만큼의 영양소와 비타민을 섭취해야 하느냐다. 세계적인 비타민 D 연구가인 로버트 히니 박사는 〈미국 임상영양 저널〉에서 질병 예방을 목적으로 하는 현재의 비타민 권장량은 적합하지 않다고 말했다. 그는 농경 이전 인류의 식단을 토대로 비타민 권장량을 다시 만들어야 하며, 지금의 영양 섭취가 안전하다고 주장하는 사람들이 그 점을 입증해야 한다고 했다. 히니 박사의 말에 전적으로 동의한다. 정부의 권장량만으로는 충분하지 않다.

대부분의 사람이 고품질의 종합비타민, 칼슘-마그네슘 영양제, 비타민 D, 생선기름, 특수 비타민 B 복합체(엽산, 비타민 B_6와 B_{12}) 정도는 기본적으로 섭취해야 한다(기본 영양보충제 프로그램에 관한 상세한 가이드라인은 '부록 C' 참조).

나는 수천 명의 환자에게서 비타민 부족과 영양 결핍을 해소함으로써 그들의 기분과 기억력이 향상되고 집중력과 에너지가 증가하며 심지어 체중까지 줄어드는 것을 관찰했다. 영양 결핍을 해결하면 질병을 예방하는데도 도움이 된다. 우울증, 불안, 양극성 질환, 자폐증,

ADHD, 급격한 기분 변화, 파킨슨병, 치매 등 여러 질환을 현저히 개선할 수 있다. 기본 비타민은 뇌 기능, 기분, 기억, 행동, 주의력 문제를 해결하는 데 중요하다.

값싸고 안전하며 효과적인 치료제, 비타민과 미네랄

영양소는 건강과 질병 문제 모두에 매우 중요하다. 값싸고 부작용 없는 물질을 섭취하는 것만으로 생명을 위협할 정도로 심각한 질병 수백 가지가 며칠 내에 치료된다고 한다면 믿을 수 있겠는가? 실제로 그러하며, 이것이 바로 비타민과 미네랄이 가진 힘이다. 그런데도 이처럼 값싸고 안전하며 효과적인 치료법을 활용하는 사람은 극소수에 불과하다.

병원의 모습을 떠올려보자. 복도를 걸어가는 동안 당신은 이빨 빠진 환자, 잇몸에서 피를 흘리는 환자 그리고 정신 이상, 치매, 각종 피부질환, 설사, 심각한 우울증, 당뇨, 심장병 등 다양한 증상으로 고생하는 환자들과 마주칠 것이다. 또 신체 균형감을 잃어 제대로 걷지 못하는 환자, 자폐아동, 체중 때문에 뼈가 휜 환자, 신경 기능을 상실한 환자, 항생제로도 치료하지 못하는 심각한 염증 환자, 창백한 피부, 탈모 또는 손톱이 심하게 일그러진 환자도 보게 될 것이다.

이것들 모두 비타민과 미네랄의 결핍으로 나타나는 증상이다. 오늘날 우리는 이런 영양 결핍의 시대에 살고 있다. 어떤 사람에게는 영양 결핍 증상이 겉으로 뚜렷하게 나타나지 않을 수도 있다. 그러나 그들 역시 영양 결핍으로 엄청난 고통을 겪는다. 우리가 노화의 자연스러운 결과라고 받아드리는 증상들도 실은 영양 결핍이 원인인 경우가 많다. 영양 결핍이 초래하는 결과는 뇌 고장이라는 유행병에서부터 위-식도 역류, 알레르기, 천식 그리고 심장병, 당뇨 같은 만성병과 암에 이르기까지 무척 광범위하다. 만약 당신이 기분 저하, 집중력 부족을 겪고 있거나 우울증과 알츠하이머병 같은 심각한 질환으로 고생하고 있다면 영양 결핍이 주요 원인일 가능성이 많다.

이 책이 영양학 교과서는 아니지만 최상의 뇌 기능에 꼭 필요한 영양소 몇 가지는 언급하고자 한다. 이 영양소들이 우리 몸과 마음에 어떤 영향을 미치는지, 이들 영양소가 부족하면 어떤 일이 일어나는지 알 필요가 있다. '필수'란 말 그대로 꼭 필요하다는 뜻이다. 필수영양소가 없으면 우리는 생존할 수 없다. 이것이 내가 '모든' 사람이 '매일' 필수영양소를 보충해야 한다고 주장하는 이유다.

필요한 영양소의 양은 사람마다 다를 수 있다. 그리고 약간 특수한 형태의 영양소가 필요한 사람도 있다. 그러나 '모든' 사람이 이들 필수

매일 섭취해야 하는 필수 비타민과 미네랄

비타민	비타민 A, 카로티노이드, 비타민 D, 비타민 E, 비타민 K, 비타민 C, 비타민 B_1(티아민), 비타민 B_2(리보플라빈), 비타민 B_3(니아신), 비타민 B_5(판토텐산), 비타민 B_6(엽산), 비타민 B_{12}, 비오틴, 콜린, 이노시톨
미네랄	• **대량의 미네랄**: 칼슘 염화물, 마그네슘, 인, 칼륨, 나트륨, 황 • **미량 미네랄**: 구리, 요오드, 철, 망간, 몰리브덴, 셀레늄, 바나듐, 아연, 붕소, 크롬, 실리콘
필수 아미노산	트립토판, 메티오닌, 페닐알라닌, 트레오닌, 발린, 류신, 이소류신, 라이신
필수지방산	• **오메가-6 지방**: 리놀레산, 감마리놀레산(GLA) • **오메가-3 지방**: 알파리놀레산(ALA), EPA, DHA

영양소를 '하나도 빼놓지 않고' 섭취해야 한다는 사실은 바뀌지 않는다. 우리 몸의 생화학적 작동에 꼭 필요한 필수영양소가 부족하면 몸과 마음의 기능이 원활하지 못하거나 심지어는 작동이 완전히 멈춰버릴 수도 있다. 우리가 물을 마시고 숨을 쉬고 매일 잠을 자야 한다는 사실을 증명하기 위해 보고서를 제시해야 할 필요가 있을까? 필수영양소도 마찬가지다(물론 이를 증명하는 연구가 수백 개도 넘는다).

조건부 필수 영양소

인간의 몸은 매우 적은 기초 원료로 우리 몸이 필요로 하는 것을 대부분 만들어낼 수 있다. 그러나 스트레스나 중독, 약물 사용, 감염, 유전적 변이, 노화 등 특수한 상황에서는 '조건부 필수 영양소'라는 것이 필요할 수 있다. 몇몇 특수한 상황에서 필요하다는 의미에서 이렇게 이름 붙였다. 티로신 같은 아미노산, 포스파티딜세린PS 같은 특수지방 그리고 코엔자임큐텐, 아세틸-L-카르니틴, 알파 리포산 같은 정상적인 생화학물질들이 조건부 필수영양소에 해당한다.

모든 사람에게 필요한 것은 아니지만 꽤 많은 이들에게 이 조건부 필수영양소가 필요하다. 오늘날에는 이런 사람이 미국에만 1억 6,200만 명이나 있다. 조건부 필수영양소는 이들의 체내에서 생화학적 교통 정체를 해소해 정신적, 신체적으로 모든 것이 최상의 기능을 회복하도록 돕는다.

균형이 가장 중요하다

인간은 대략 3만 개의 유전자를 갖고 있다. 이 점만 놓고 보면 인간은 지렁이와 크게 다르지 않다. 그러나 인간이 지렁이와 다른 점은 SNP(단일염기 다형성)라는 유전자의 미세한 차이가 150만 개에서 300만 개에 이른다는 사실에 있다. 이는 사람마다 서로 다른 이유이기도 하다. 유전자 구조의 이 미세한 차이가 우리의 모든 개인적 특성과 생화학적 필요를 결정짓는다.

앞서도 말했듯이 DNA의 기능은 단백질을 만드는 것밖에 없다. 효소는 DNA로부터 만들어진 수천 개 단백질의 하나다. 그런데 이 특수한 단백질은 분자를 다른 분자로 변화시키는 아주 중요한 촉매 역할을 한다. 즉, 효소는 우리 몸에서 매 순간 일어나는 수조 가지 화학 반응의 속도를 조절하는 역할을 한다. 그리고 이 효소의 기능을 조절하는 것이 바로 영양소다. 영양소는 효소가 해야 할 일을 지시하며, 체내 화학 반응의 스위치를 켜고 끄는 역할을 한다.

이 과정에서 세로토닌을 예로 들어 살펴보자. 기분을 향상시키는 신경전달물질로 알려진 세로토닌은 펩타이드, 즉 작은 단백질이다. 세로토닌을 음식으로 직접 섭취할 수는 없으며, 우리 몸이 만든다. 예컨대 칠면조 샌드위치에 들어 있는 단백질에서 나오는 아미노산 트립토판으로 만들어진다. 이 과정에서 효소가 트립토판을 세로토닌으로 변환시키는 데에는 비타민 B_6(피리독신)가 필요하다. 비타민 B_6가 없으면 효소 반응도 없고 행복한 기분도 느낄 수 없다. 그 결과 우울증이 생긴다.

그런데 이 공식에서 가장 중요한 요소는 개인의 유전적 차이다. 효소

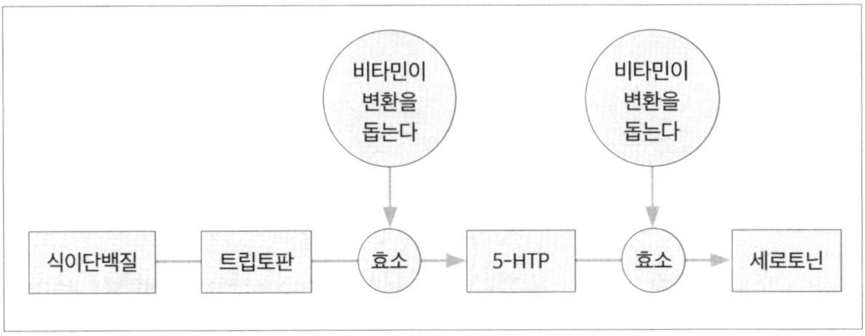

그림 8 | 식이 단백질이 세로토닌으로 변환하는 과정

가 트립토판을 세로토닌으로 변환시키는 데 필요한 비타민 B_6의 양이 사람마다 다르다는 뜻이다. 당신의 유전자가 만들어낸 효소는 다른 사람의 효소보다 비타민 B_6에 반응하는 정도가 약하거나 반응 속도가 느릴 수 있다. 그럴 경우 당신은 다른 사람보다 더 많은 비타민 B_6를 필요로 한다.

왜 이런 차이가 생기는 걸까? 사람마다 유전자가 다 다르기 때문이다. 그 결과 당신의 효소가 영양소에 반응하는 방식도 다른 사람과 달라진다. 유전자의 개인적 변이인 SNP 중 3분의 1인 약 100만 개가 우리가 섭취한 영양소가 효소 기능을 얼마나 잘 조절하는가를 결정한다. 효소 기능이 원활하게 작동되려면 먼저 제대로 된 원료를 갖춰야 한다. 효소 기능을 돕는 올바른 영양소를 섭취하지 못하면 어떤 일이 일어날까? 간단하다. 몸이 아파진다. 당신의 효소가 너무 느리게 혹은 너무 빨리 작용하면 신체의 핵심 시스템이 균형을 잃는다. 그 결과 각종 정신장애, 질병, 체중 증가로 이어진다. 효소 기능을 조절한다는 것은 곧 건강을 조절한다는 뜻이다.

이것이 영양소가 그토록 중요한 이유다. 영양소가 결핍되면 우리의 생화학적 수레바퀴는 작동을 멈춘다. 효소가 제대로 기능하는 데 필요한 메시지를 받을 수도 없다. 물론 '전부 아니면 전무' 식의 상황은 아니다. 당신이 필요한 영양소를 갖고 '있다' 혹은 '없다'라고 단정적으로 말할 수 없다는 뜻이다. 다만 사람마다 영양 수치가 다르고 영양소에 대한 효소 반응도 다르다고 말할 수 있을 뿐이다. 이 때문에 자신에게 '맞는' 영양소를 섭취하는 것이 매우 중요하다. 그 가장 쉬운 방법이 비타민과 미네랄을 섭취하는 것이다. 비타민과 미네랄은 효소가 제대로 작동하도록 돕는다. 모든 사람의 영양적 필요를 일률적으로 규정하는 영양섭취기준의 문제점도 여기에 있다.

영양 결핍 질환을 예방하는 데 필요한 양보다 많은 영양소를 공급해야 병을 치유할 수 있다는 증거들이 속속 등장하고 있다. UC버클리의 생화학 및 분자생물학 교수인 브루스 에임스는 영양소의 영향을 받는 50개 효소를 연구하고 이렇게 말했다. "우리는 '비타민 혹은 영양소-효소'의 공동 인자에 영향을 주는 대사성 질환을 분석하여 고용량 비타민 요법의 이론적 근거를 마련했다. 기존의 영양섭취기준보다 백 배나 많은 비타민을 공급해야 하는 경우도 있었다."

이것은 어떤 사람은 효소와 세포가 정상적으로 작동하는 데 필요한 특정 비타민의 양이 다른 사람보다 훨씬 많을 수 있음을 뜻한다. 사람에 따라 비타민 필요량이 적게는 두 배에서 많게는 백 배의 차이를 보이기도 한다. 기존의 영양 권장량이 갖는 또 하나의 문제는 하나의 비타민 혹은 미네랄이라도 그 기능이 수백 가지에 이를 수 있다는 사실을 고려하지 않는다는 점이다. 하나의 영양소라도 수백 가지 생화학 반응을 촉진시키며, 적정량을 섭취하지 못할 경우 영양 결핍 질환이 아니더라도 세포 및 분자의 기능 부전을 일으킬 수 있다(Fairfield, 2002).

예를 들어 약간의 비타민 D는 구루병을 예방하지만 충분한 양의 비타민 D는 심장병, 골다공증, 결핵, 다발성 경화증, 다낭성 난소 증후군, 우울증, 간질, 1형 당뇨병, 암 등을 치료하고 예방하는 데 도움을 줄 수 있다. 엽산도 마찬가지다. 충분한 경우 치매뿐 아니라 우울증, 대장암, 유방암, 선천적 기형, 다운 증후군 등을 예방할 수 있다. 마그네슘은 300개 이상의 효소 반응을 촉진시키는 역할을 한다. 이 세 가지 비타민과 미네랄 외에도 앞에서 말한 수십 개 영양소가 충분하지 않으면, 우리 몸에 심각한 결과가 나타날 수 있다.

크레이턴대학교의 로버트 히니 박사는 기존 영양 모델이 두 가지 중요한 사실을 간과하고 있다고 지적한다. 하나는 오랫동안 불충분한 영양 상태가 지속되면 영양 결핍 질환과 유사하면서도 더 미묘한 영향을 미칠 수 있다는 사실이다. 예를 들어 경미한 비타민 D 결핍으로 뼈가 약해지는 증상이 생길 수 있는데, 이것은 구루병과 비슷하지만 다른 증상이다. 둘째로는 경미한 영양 결핍이라도 오랜 기간 지속될 때 여러 가지 질병이 생길 수 있다는 사실이다. 영양소는 수많은 신체 기능과 연관되어 있다. 엽산이 충분하지 못하면 암, 심장병, 우울증, 치매로 이어질 수 있다. 무엇보다 잊지 말아야 할 사실은 건강에 필수적인 영양소가 부족할 때 우리 몸과 뇌가 제대로 기능을 할 수 없다는 것이다.

메틸화와 황화

만약 당신이 뉴욕 지하철 노선표를 보았다면 그 복잡함에 혀를 내둘렀을 것이다. 한곳이라도 지하철 선로에 문제가 생기면 지하철 운행에 차질이 생길 것이다. 그런데 당신이 인간의 생화학적 작용이 일어나는 경로를 보았다면 어떨까? 그것은 뉴욕 지하철 노선표보다 수천 배는 더 복잡하다. 벽 한 면을 다 채워도 모자랄 것이며, 거기 적혀 있는 글자는 너무나 깨알 같아 제대로 읽을 수도 없을 것이다.

우리 몸의 가장 중요한 생화학적 경로 두 가지는 바로 메틸화methylation와 황화sulfation다. 몸 전체의 작동을 책임지는 중앙 스위치라 할 수 있다. 우리 몸이 원활히 작동하기 위해서는 이 두 열차가 제대로 움직여줘야 한다. 그렇지 못하면 여러 질병이 생길 수 있다. 많은 정신병과 신경 기능 부전이 올 수 있으며 특히 우울증, 자폐, 주의력결핍장애, 알츠하이머병, 파킨슨병 등의 위험이 높다. 또한 심장병과 암도 유발할 수 있다. 이 두 가지는 우리 몸과 건강에 너무나도 중요하며 뇌의 문제나 질병 발생의 원인을 많은 부분 설명해준다. 마치 자연을 지배하는 물리법칙처럼 우리 몸을 지배하는 생화학적 기본 법칙이라고 할 수 있으며, 실제로 메틸화와 황화에 생기는 이상이 거의 모든 질병의 근본 원인이다.

우리 몸의 모든 중요한 기능은 이 단순한 과정에 의해 작동한다. 우리의 유전자나 영양 상태가 메틸화와 황화라는 열차의 속도를 통제하고 탈선 여부를 결정한다. 유전자와 영양에 문제가 없으면 이 두 열차는 정상적으로 운행될 것이다. 하지만 유전자와 영양에 문제가 있거나 체내에 독소가 있다면 열차는 탈선하고 말 것이다. 그러나 좋은 소식은, 당신이 '나쁜' 유전자를 갖고 있다 하더라도 음식과 해독 작용, 특수 영양보충제를 통해 이 과정을 정상화시킬 수 있다는 것이다.

메틸화가 정상으로 작동하기 위해서는 비타민 B_{12}와 B_6 그리고 엽산을 매일 섭취해야 한다. 그리고 황화가 원활하게 이뤄지려면 황이 지속적으로 필요하다. 이것들은 필수아미노산의 하나인 메티오닌의 함량이 높은 브로콜리, 마늘, 생선, 달걀, 해바라기씨, 가금류 등에 풍부하다. 그리고 n-아세틸시스테인NAC이나 알파 리포산 같은 특수 영양소 또는 엉겅퀴 같은 약초를 통해 보충할 수도 있다.

이들 중요한 영양소가 부족하면 메틸화와 황화에 문제가 생기거나 과정이 아예 멈춘다. 그러면 뇌 기능이 원활하지 못해 우울증, 자폐증, ADHD, 치매, 기타 뇌 고장 질환으로 이어질 수 있다. 황화는 해독 과정의 중요한 부분이며, 그에 대해서는 10장에서 자세히 다루기로 한다. 여기서는 메틸화에 대해 자세히 알아보자.

메틸화 체크리스트

- 나는 동물성 단백질(모든 종류의 육류, 닭고기, 유제품, 치즈, 달걀 등)을 일주일에 5회 이상 먹는다. ☐
- 경화유(액상기름을 수소와 함께 가열해서 고형으로 만든 마가린, 쇼트닝 등)가 들어간 음식을 일주일에 1~2회 이상 먹는다. ☐
- 한 끼 식사에 동물성 단백질을 110~170g이상 섭취한다. ☐
- 하루에 먹는 진녹색 활엽채소의 양이 한 컵이 되지 않는다. ☐

- 채소 및 채소 섭취량이 하루 2.5~5컵이 안된다. ☐
- 일주일에 3회 이상 술을 마신다. ☐
- 우울증이나 우울한 기분, 기타 기분 및 행동장애가 있다. ☐
- 심장발작이나 기타 심장 질환의 병력이 있다. ☐
- 뇌졸중 병력이 있다. ☐
- 암 병력이 있다(특히 대장암, 자궁경부암, 유방암). ☐
- 자궁암 조기 검사에서 비정상(자궁경관 형성장애)으로 나온 적이 있다. ☐
- 자손 중 선천적 기형이 있다(이분척추, 신경관 결손, 다운 증후군 등). ☐
- 치매 병력이 있다. ☐
- 균형감을 잃거나 발의 감각이 없어지는 때가 있다. ☐
- 다발성 경화증이나 기타 신경 손상 질병의 병력이 있다. ☐
- 손목굴 증후군의 병력이 있다. ☐
- 종합비타민제를 먹지 않는다. ☐
- 65세 이상이다. ☐

| 점수표 |

점수	정도	관리 계획	실천 사항
0~8점	경미한 메틸화 이상	울트라마인드 솔루션	부록의 6주 프로그램
9점 이상	심각한 메틸화 이상	의료관리	부록의 6주 프로그램 + 전문의의 도움

※ 이 점수표에는 점수 구분이 두 가지밖에 없다. 경미할 경우에는 6주 프로그램을 실행하고, 심각할 경우에는 기능의학 전문의의 도움을 받는다.

메틸화가 생화학과 뇌 기능의 중심인 이유는 다음과 같다.

- DNA의 기능을 원활하게 한다.
  - DNA를 보호하고 손상된 DNA를 회복시킨다.
  - 적절한 때에 DNA 스위치를 켜고 끈다.
- 신경전달물질의 기능을 원활하게 한다.
  - 도파민, 세로토닌, 노르에피네프린 등 신경전달물질의 생성과 제거가 필요하다.
  - 신경전달물질의 메시지를 세포 수용체가 받아들일 수 있도록 준비시킨다.
  - 세포막을 부드럽게 만들어 뇌의 메신저 화학물질을 더 잘 받아들일 수 있게 한다.
  - 세포막의 주요 지방 유체성분인 PC의 생성을 돕는다.
- 주요 항산화계antioxidant system다.
  - 산화 작용을 통해 혈액세포와 뇌세포를 손상시키는 해로운 복합물인 호모시스테인의 수치를 떨어뜨린다.
  - 글루타치온을 생성하여 모든 질병에서 관찰되는 산화 부담을 조절한다.
- 해독의 열쇠다.
  - 해독에 필요한 분자, 즉 체내 주요 해독제인 글루타치온을 재생시킨다.
- 염증을 가라앉힌다.
  - 염증을 유발하는 산화 부담을 감소시켜 염증을 가라앉힌다.
- 모든 만성병 치료의 단서를 제공한다.
  - 치매, 암, 심장병 그리고 거의 모든 노화 관련 질병을 예방한다.

사람들이 일상적으로 겪는 신체와 정신 건강상의 많은 문제가 메틸화에 문제가 있을 때 일어날 수 있음을 알았을 것이다. 이제 이 과정이 각각의 정신 질환 및 뇌의 장애와 어떻게 관련되는지에 관한 몇몇 연구를 살펴보자. 빙산의 일각에 불과하기는 하지만 문제의 심각성을 확인하기에는 충분할 것이다.

우울증과 기분장애

엽산, 비타민 B_{12}와 B_6 수치가 낮으면 우울증과 기분장애로 이어진다는 증거는 수도 없이 많다. 메틸화라는 열차가 느리게 운행되는 것이 바로 이들 영양소의 결핍 때문이라는 것을 기억하라. 이 영양소는 메틸화 열차를 운행하는 효소의 지속적인 활동을 돕는다.

1962년 빅터 허버트가 이 결핍증의 결과를 처음으로 발견했다. 그는 자신을 연구 대상으로 삼아 4개월 반 동안 엽산이 부족한 식사를 했다. 그러자 불면증, 건망증, 초조함이 점점 심해졌다. 그런데 이 증상들은 엽산을 섭취한 지 이틀 만에 모두 사라졌다. 핀란드에서 2,682명의 중년 남성을 대상으로 한 연구에서 음식을 통해 엽산을 가장 적게 섭취한 사람들의 우울증 발병 확률이 더 컸다(Tolmunen, 2007).

〈미국 정신의학 저널〉의 한 연구에서는 65세 이상의 심각한 여성 우울증 환자 27퍼센트가 비타민 B_{12} 결핍이라는 사실을 발견했다. 이 사실은 혈중 비타민 B_{12}의 수치가 아니라 비타민 B_{12}의 기능적 표지인 메틸말론산을 측정하여 발견되었다. 이는 심각한 우울증의 4분의 1 이상을 비타민 B_{12}로 치료할 수 있다는 뜻이다.

의사들은 이제 우울증을 치료하고 항우울제의 효과를 높이는 데 데플린이라는 '처방' 엽산을 이용하고 있다. 실제로 엽산이 부족하면 항우울제의 효과도 떨어진다. 지금까지 우울증에 대한 생각들이 얼마나 뒤처져있었는지 안다면 당신은 분명히 놀랄 것이다. 의사들은 항우울제가 효과가 없을 때 비타민을 처방하곤 했다. 하지만 제대로라면 처음부터 비타민을 처방해야 하며, 비타민이나 생활습관의 변화로도 우울증이 호전되지 않을 경우 항우울제를 처방해야 한다.

엽산 수치가 낮은 사람은 항우울제 반응률이 7퍼센트밖에 되지 않는다. 반면 엽산 수치가 높은 사람은 44퍼센트의 반응률을 보인다. 6배나 효과가 있다는 이야기다. 의학에서는 항우울제 반응률이 15~30퍼센트 정도만 향상되어도 환자의 기분이 현저히 좋아진 것으로 본다. 그런데 무려 600퍼센트의 반응률 향상이라면 신문의 헤드라인을 장식할 정도다.

나의 환자였던 존 역시 메틸화 비타민으로 평생의 우울증을 치료했다.

> 존은 우울증의 검은 구름으로부터 쉽게 빠져나오지 못했다. 그가 나를 찾았을 때는 쉰한 살 때로 갖은 항우울제와 기분 안정제를 사용한 후였다. 심지어 항정신제나 항경련제, 파킨슨병 약까지 복용했다. 그럼에도 우울증에서 헤어 나오지 못했다. 그는 우울증 때문에 자신의 삶이 완전히 망가졌다며 절망했다. 침대에서 일어나지 못해 직장에 가지 못하거나, 출근을 했다 해도 일에 집중할 수 없는 날이 하루이틀이 아니었다. 항상 활기가 없었고 낮에도 늘 졸았다. 결혼생활에도 좋지 않은 영향을 미쳤다.

존의 증상은 오랫동안 지속되었다. 5년 동안 몸무게가 약 23kg이나 늘었고(이는 약물 부작용인 경우가 많다) 고혈압에 콜레스테롤 수치까지 높았다. 밤에 빵이나 파스타, 기타 단것을 먹고 싶은 욕구를 통제할 수 없었으며 잠도 몇 시간 자지 못했다. 피부 건선에 식후 복부 팽만도 심했다.

신체 검사 결과 우리는 그가 많은 부분에서 균형이 깨져 있다는 것을 발견했다. 혈당이 비정상이었고 테스토스테론과 세로토닌, 도파민 수치가 낮았으며 유제품 알레르기도 있었다. 생선을 싫어해 오메가-3 지방 수치도 매우 낮았다. 그러나 가장 심각한 것은 비타민 B_{12}, 엽산, 비타민 B_6의 심각한 결핍이었다. 존의 메틸화 열차는 완전히 멈춰 있었다.

먼저 식단을 개선하고 혈당과 테스토스테론을 정상치로 바로잡고, 생선기름을 주고 소화력을 개선시켰다. 그리고 엽산, 비타민 B_6와 B_{12} 주사를 놓았다. 곧이어 존의 수면이 개선되었고 트레이너와 바깥에서 운동도 하면서 수십 년 만에 처음으로 우울증이 사라지는 것을 느꼈다. 마침내 우울증을 완전히 떨쳐냈으며 다시 재발하지 않았다.

1년 후 존은 자신의 삶을 되찾아줘 고맙다는 전화를 걸어왔다. 복용하던 약을 모두 끊을 수는 없었지만 삶의 기쁨을 되찾았고 더는 낮에 꾸벅꾸벅 졸지 않았으며 몸무게도 14kg이나 줄었다.

치매

볼티모어 노화종적관찰연구에서 밝힌 바에 따르면 조사 대상 중 35퍼센트의 사람이 엽산이 부족했으며 이들이 알츠하이머병에 걸릴 확률은 그렇지 않은 사람에 비해 60퍼센트 높았다. 기억력 감퇴를 호소하는 노인들에 대해 이중맹검법을 시행한 한 연구에서는 노인들에게 15mg의 엽산을 투여하자 기억력의 현저한 개선이 확인되었다. 〈미국 임상영양 저널〉의 10여 년에 걸친 연구에서 의사들은 65세 이상 노인들의 비타민 B_{12} 부족이 인지력 퇴화와 급속한 진행과 관련 있다는 것을 확인했다.

나는 이런 사례를 임상 현장에서 수없이 목격한다. 메틸화 열차가 원활하게 움직이도록 하면 기억력은 금세 개선된다. 엘리노어의 경우도 마찬가지였다.

> 엘리노어는 기억력과 기분의 저하가 점점 심해지는 일흔두 살의 환자였다. 그녀는 사람들의 이름을 잘 기억하지 못했고, 방에 들어가서는 왜 들어갔는지 금세 잊어버리곤 했다. 엘리노어는 위-식도 역류 때문에 위산 억제제를 복용하고 있었고 이것이 비타민 B_{12}의 흡수를 방해했다. 적정량의 비타민 B_{12}를 음식을 통해 섭취한다 하더라도 나이가 들면 흡수량이 적어지는데다 위산 억제제까지 복용해 문제가 더 커졌다. 이 때문에 엘리노어는 심각한 비타민 B_{12} 결핍 상태가 되어 기억력 감퇴뿐 아니라 피로 우울 증상도 악화되었다. 엘리노어의 메틸화는 궤도에서 많이 벗어나 있었다. 그녀에게 특수 비타민 B_{12} 주사(메틸 B_{12})와 특수 엽산(5MTHF)을 투여하자 기분과 기억력 그리고 활력을 되찾았다.

ADHD와 자폐증

메틸화, 황화의 문제에 관한 가장 흥미로운 연구는 자폐증, ADHD와 관련된 것이다. 노스이스턴대학교의 리처드 데스 박사는 도파민의 뇌 수용체가 제대로 가능하기 위해서는 메틸화가 적절히 작동해야 한다는 사실을 발견했다. 실제로 ADHD 아동이나 자폐아들을 보면 메틸화를 방해하는 물질들 때문에 도파민 수용체가 쉽게 교란된다. 도파민 수용체가 제대로 가능하기 위해서는 특정 효소(메티오닌 합성효소)의 작용을 돕는 비타민 B_{12}가 필요하다. 그런데 독소, 특히 수은 같은 독성 물질이 그 효소를 오염시키며, 이는 생화학적 교통 정체로 이어질 수 있다.

메틸 B_{12}로 교통 정체를 해소하면 이 아동들에게 놀라운 효과가 나타난다. 비타민 B_{12}의 이 특수한 형태는 신경 및 뇌 활동을 활성화시킨다. 내가 담당하던 자폐증 아동 중 한 명에 대해서는 그가 어느 날 주사를 맞았는지 학교에서 모두 안다. 주사를 맞은 날이면 그 아이가 집중력이 높아지고 수업에 즐겁게 참여하기 때문이다.

메틸화와 황화를 방해하는 요인들

안타깝게도 정상적인 메틸화와 황화를 방해하는 요인은 무척 많다. 그렇지만 크게 두 가지 요인으로 압축할 수 있다. 바로 유전자와 환경이다. 유전자와 환경이 함께 작용하여 여러 문제를 일으킨다. 유전자가 총이라면 환경은 총의 방아쇠라고 할 수 있다. 알츠하이머병 혹은 자폐증을 일으키는 단 하나의 유전자란 존재하지 않는다. 여러 유전자가 복잡한 환경과 상호작용하여 일어난 결과라고 보아야 한다. 그러나 총의 방아쇠를 당길 것인가 아닌가는 여전히 우리의 몫이다. 특정 질병에 대한 유전자를 갖고 있더라도 방아쇠를 당기지 않는다면 그 질병에 걸리지 않을 수 있다.

독성, 즉 영양이 부족한 '음식'이라는 환경은 적절한 생화학적 작용과 신진 대사 기능에 필요한 원료를 충분히 공급해주지 못하고 있다. 반면 화학물질, 식품첨가물, 오염물질, 알레르겐은 과도하게 공급하고 있다. 그 결과 열차가 탈선하고 만다.

환경적 영향 중 우리가 통제할 수 있는 가장 중요한 것은 바로 우리가 먹는 음식이다. 기억하라. 음식은 단지 칼로리가 아니라 '정보'도 담고 있다는 것을. 음식은 우리의 유전자에게 할 일을 지시한다. 우리 식단의 영양을 보충해야 하는 가장 큰 이유는 우리가 먹는 음식의 영양소가 '애초부터' 부족하기 때문이다. 영양소가 고갈된 땅에서 재배하는 음식, 석유화학 비료로 재배한 음식, 살충제와 제초제로 키운 음식, 모양을 좋게 하기 위해 유전자를 변형시킨 먹거리, 장거리 운송을 해야 하기에 오랜 시간 신선도를 유지하기 위해 무언가를 하는 음식이 우리 먹거리의 실상이다. 이 음식은 우리 몸에 있는 올바른 유전자의 스위치를 끄고 잘못된 유전자의 스위치를 켠다. 그 결과 우리 몸은 혼란에 빠진다. 총의 방아쇠가 당겨지는 것이다.

잘못된 식단 외에도 메틸화를 방해하는 요인들이 많다. 동물성 지방, 설탕, 포화지방, 커피, 알코올의 과다 섭취뿐 아니라 우유 알레르기, 아연 결핍, 방사선을 쪼인 식품, 홍역, 흡연, 소화불량, 약물(위산 억제제, 피임약, 이뇨제), 환경 독소, 특히 수은과 유기인산 화합물, 살충제 등 이 모든 것이 정상적인 메틸화를 방해하고 비타민의 정상적인 상태를 파괴한다.

휴! 복잡한 의학 이야기는 이 정도만 하자. 이제 기분과 행동, 기억, 주의력 향상 그리고 거의 모든 만성병이 메틸화와 황화라는 이 두 개의 쌍둥이 열차와 관련 있다는 것을 알았을 것이다. 또한 유전자가 문제의 시작이 될 수 있고, 잘못된 식단과 환경 독소의 영향으로 우리의 생화학적 열차가 탈선할 수 있다는 것, 그 결과 ADHD, 우울증, 양극성 질환, 자폐, 치매, 기타 만성병이 생긴다는 것을 알았을 것이다.

다행인 것은 이 열차 고장을 수리하는 법을 이제 알게 되었다는 사실이다. 음식을 바꾸고 독소를 제거하며 약간의 영양제를 먹어줘라. 그것으로 충분하다.

비타민 D: 우울증과 치매 치료

비타민 D 체크리스트

- 계절성 우울증이 있다. ☐
- 기억력 감퇴를 경험한다. ☐
- 근육이 쑤시고 힘이 없다. ☐
- 뼈가 약하다(정강이뼈를 손으로 누르면 아프다). ☐
- 주로 실내에서 일한다. ☐
- 햇볕 쪼이기를 싫어한다. ☐
- 거의 항상 자외선 방지 크림을 바른다. ☐
- 플로리다보다 북쪽 지역에 산다 ☐
  (위도 30도 이상, 한국인은 모두 해당한다-옮긴이)

- 고등어, 청어, 정어리 같은 작고 지방이 풍부한 생선을 먹지 않는다. ☐
- 골다공증이 있다. ☐
- 뼈가 부러진 곳이 두 군데 이상이거나 대퇴골 골절이 있다. ☐
- 자가면역 질환(예: 다발성 경화증)이 있다. ☐
- 골관절염이 있다. ☐
- 각종 감염이 잦은 편이다. ☐
- 전립선암이 있다. ☐
- 피부가 검은 편이다. ☐
- 60세 이상이다. ☐

| 점수표 |

점수	정도	관리 계획	실천 사항
0~8점	경미한 비타민 D 부족	울트라마인드 솔루션	부록의 6주 프로그램
9점 이상	심각한 비타민 D 부족	의료관리	부록의 6주 프로그램 + 전문의의 도움

※ 이 점수표에는 점수 구분이 두 가지밖에 없다. 경미할 경우에는 6주 프로그램을 실행하고, 심각할 경우에는 기능의학 전문의의 도움을 받는다.

전체 인구의 절반 이상이 영향을 미치는 비타민 결핍이 있는데, 어떤 비타민일까? 이 비타민 결핍증은 제대로 진단도 내려지지 않은 채 우울증, 치매, 암, 다발성 경화증, 섬유근육통 같은 자가면역 질환, 고혈압, 심장병, 당뇨병, 만성 근육통, 뼈 손실의 원인이 된다. 우리가 먹는 음식에 완전히 빠져 있는 이 비타민은 무엇일까? 건강을 유지하려면 정부기준량보다 최대 25배까지 더 섭취해야 하는 이 비타민은? 우리가 겪고 있는 온갖 질환의 숨은 원인인 이 비타민은 뭘까?

만약 당신이 비타민 D라고 생각했다면 정답이다. 지난 15년 동안 내 관심사는 인간의 몸이 정상적으로 기능하는 데 필요한 것을 발견하는 것이었다. 그리고 시간이 갈수록 나는 특정 영양소의 역할에 더 관심을 갖게 됐다. 지난 5년 동안 내 환자들 대부분의 비타민 D 수치를 체크했는데, 그 결과에 나는 무척 놀랐다. 거의 모두가 비타민 D 부족이었다. 실제로 이들의 비타민 D 수치를 정상으로 회복시키자 증상이 몰라보게 호전되었다.

모든 영양소가 나름의 역할이 있지만 비타민 D 결핍은 많은 의사와 공중보건 전문가들이 우려하는 주요 증상으로 우울증, 치매, 높은 사망률, 자폐증 등과 관련이 있다. 다음 사실을 생각해보라.

- 노인 환자들의 평균 비타민 D 수치를 조사한 한 연구에서 비타민 D 수치가 18ng/mL로 나왔다(정상 수치는 50~80ng/mL다. ng는 10^{-9}g). 전체의 60퍼센트가 20ng/mL 이하였다. 비타민 D 수치가 가장 낮은 환자들에게 우울증이 더 많았고 치매와 인지 기능의 객관적 테스트에서도 점수가 가장 낮게 나왔다(Wilkins, 2006).
- 겨울철에 비타민 D 수치가 급격히 떨어지며 이것이 계절성 우울증의 원인이 된다. 이럴 때 비타민 D 영양제를 투여하면 우울증을 막을 수 있다(Gloth & Holis, 1999).
- 태아의 자궁 내 뇌 발달을 연구한 결과 비타민 D 결핍이 신생아의 자폐증과 관련 있는 것으로 나타났다. 비타민 D는 정상적인 뇌 발달에 반드시 필요하며 자폐증에 흔히 보이는 뇌의 염증을 줄여준다(Cannell, 2008).

- 내과학학회의 〈내과학 논문집〉에서는 비타민 D 영양제에 대한 무작위 실험 결과 비타민 D를 원인으로 하는 사망률을 7퍼센트까지 줄였다고 밝혔다(Autier & Gandini, 2007). 만약 이것이 약에 관한 뉴스였다면 대번에 헤드라인을 장식했을 것이다.

대부분의 의사는 만약 구루병이 없다면 비타민 D 결핍이 아니라고 생각한다. 천만의 말씀이다. 건강하게 살기 위해 우리에게 필요한 비타민 D의 양은 구루병에 걸리지 않기 위한 최소한의 양, 즉 하루 400IU(비타민 효과를 측정하는 국제단위-옮긴이)가 아니라 하루 5,000~10,000IU다.

우리가 살고 있는 환경도 문제다. 사람들은 이제 고등어, 청어 같은 기름진 생선과 몇 안 되는 천연 비타민 D의 보고인 대구 간유를 먹지 않는다. 그 밖에 햇볕도 중요하다. 사실 비타민 D 필요량의 80~100퍼센트는 햇볕으로부터 오는데 우리는 대게 실내에서 거주하고 일한다. 그나마 외출할 때도 자외선 차단 크림을 바르기 때문에 피부가 만들어내는 비타민 D 양이 97퍼센트까지 떨어진다. 그 밖에 검은 피부의 증가, 계절별로 일정하지 않은 햇볕 노출, 노화, 몸을 완전히 가리는 의복 착용 등도 비타민 D 결핍의 요인으로 작용한다.

보스턴 의과대학의 마이클 홀릭 박사는 최신 연구에서 하루 최대 2,000IU의 비타민 D를 섭취할 것을 권한다. 이것은 40~60ng/mL의 양으로 25-수산기의 혈중 비타민 D를 유지할 수 있는 수준이다. 해양 인명 구조원들의 비타민 D 수치는 무려 100ng/mL을 넘는다. 만약 당신이 온종일 해변에서 지내지 않는다면, 또는 야생 연어를 매일 850g

씩 먹거나 대구 간유를 10테이블스푼씩 들이키지 않는다면 비타민 D 보충제가 필수다. 혈중 비타민 D 수치를 정상 수준인 50~80ng/mL으로 유지하는 정확한 비타민 D의 양은 나이, 유전자, 거주 지역, 햇볕 노출 정도 그리고 계절에 따라 다르다. 한편 비타민 D도 과도하면 독성이 있지 않을까 염려할지 모른다. 그러나 20주 동안 매일 10,000IU의 비타민 D를 먹은 건강한 젊은이를 연구한 결과 어떤 독성도 관찰되지 않았다. 그렇다 해도 의사의 지시없이는 시도하지 말기 바란다.

비타민 D의 강력한 효과를 보여주는 내 환자의 사례가 있다.

보스턴에 거주하는 쉰두 살의 노라라는 여성은 낡은 건물의 지하에서 소프트웨어 프로그래머로 일했다. 매년 겨울이 되면 그녀는 심각한 슬럼프에 빠졌다. 날마다 해가 짧아지는 것도 무서웠다. 여느 여성들과 마찬가지로 그녀도 피부암이나 주름이 걱정돼 햇볕에 노출되기를 피했고 외출할 때면 언제나 자외선 차단제를 바르고 모자를 썼다. 겨울이면 근육 통증도 더 커졌다. 의사는 골다공증이라고 했다. 그리고 계절성 우울증이라는 말도 들었다.

우리는 노라의 비타민 D 수치가 심각하게 낮다는 사실을 발견했다. 수개월에 걸쳐 충분한 양의 비타민 D를 투여하자 정상 수치로 회복되었다. 그러자 그녀의 우울증은 금세 사라졌고, 근육 통증도 사라졌다.

마그네슘: 이완 미네랄

인간의 영양에 필수적인 미네랄은 18개가 넘는다. 이 미네랄들은 비타민과 비슷한 방식으로 작용하며 신체 효소의 작용을 돕는다. 미네랄은 뼈를 만드는 데(칼슘), 혈액세포를 만드는 데(철분) 그리고 신경계에 필요하다. 모두 중요하지만 정상적인 뇌 기능에 가장 중요한 몇 가지가 있다. 바로 마그네슘과 아연, 셀레늄이다.

마그네슘 체크리스트	
우울증이 있다.	☐
예민한 편이다.	☐
주의력결핍장애ADHD가 있다.	☐
불안하다.	☐
걱정을 자주 한다.	☐
불면증이 있다.	☐
근육이 무의식적으로 떨린다.	☐
월경전 증후군이 있다.	☐
손이나 다리에 경련이 있다.	☐
하지불안 증후군이 있다.	☐
가슴 두근거림이 있다.	☐
두통과 편두통이 잦다.	☐
음식을 삼키는 데 어려움이 있다.	☐
위-식도 역류가 있다.	☐
시끄러운 소리에 민감하다.	☐

- 늘 피곤하다. ☐
- 천식이 있다. ☐
- 변비가 있다. ☐
- 과도한 스트레스에 시달린다. ☐
- 신장결석이 있다. ☐
- 심장병이나 심장발작을 경험한 적이 있다. ☐
- 승모판탈출증Mitral Valve Prolapse이 있다. ☐
- 당뇨가 있다. ☐
- 켈프(다시마 등), 통밀, 아몬드, 캐슈너트, 메밀, 진녹색 활엽채소의 섭취량이 적다. ☐

| 점수표 |

점수	정도	관리 계획	실천 사항
0~12점	경미한 마그네슘 부족	울트라마인드 솔루션	부록의 6주 프로그램
13점 이상	심각한 마그네슘 부족	의료관리	부록의 6주 프로그램 + 전문의의 도움

※ 이 점수표에는 점수 구분이 두 가지밖에 없다. 경미할 경우에는 6주 프로그램을 실행하고, 심각할 경우에는 기능의학 전문의의 도움을 받는다.

마그네슘이 부족하면 사망률이 두 배로 높아진다는 사실은 〈집중관리의학 저널〉에서 입원 환자를 대상으로 행한 연구에서 보고되었다. 미국인의 절반가량이 마그네슘 부족이라는 보고가 있는 만큼, 많은 이들이 마그네슘 부족을 겪고 있다. 그런데도 본인들은 그 사실조차 모르고 있다. 이는 일반 혈액 검사로는 확인되지 않는다. 마그네슘 결핍으로 인한 질병의 종류는 무척 많은데 마그네슘 보충제를 통해 쉽게 치료할 수 있다. 나 역시 임상에서 마그네슘이라는 이 '비밀병기'로 많은 질병, 특히 불안, 불면증, ADHD, 자폐증을 치료하고 있다. 마그네슘은 스트레스를 해소하는 강력한 '이완 미네랄'이다.

내가 응급실에 근무할 때 마그네슘을 이용했던 기억이 난다. 마그네슘은 응급카트의 필수 '약품'으로, 생명에 위협을 받는 부정맥 환자에게 마그네슘 정맥주사를 놓아주었다. 변비가 있거나 대장 내시경을 해야 하는 환자에게 우리 의사들은 마그네슘 우유나 액체 마그네슘 구연산염이 든 녹색 병을 줘서 장을 깨끗이 청소하게 했다. 그러나 마그네슘 결핍을 치료하기 위해 당신이 병원에 있어야만 하는 것은 아니다. 지금 당장 당신 스스로 마그네슘 결핍을 치료할 수 있다. 아마 당신 역시 마그네슘 결핍일 것이다. 방금 말했듯이 미국인 절반가량이 마그네슘 부족이기 때문이다.

마그네슘이 이완 미네랄이라는 사실을 기억하라. 딱딱하고 굳은 부분이 있다면(그것이 신체 어느 부위든, 심지어 기분이든) 마그네슘이 결핍됐다는 신호다. 이 주요 미네랄은 체내 300개 이상의 효소 작용을 책임지고 있으며 거의 모든 신체 조직에서 발견된다. 그중에서도 뇌, 뼈, 근육에 가장 많다. 마그네슘은 세포가 에너지를 만들게 하고, 체내의 수많은 화학 펌프를 작동시키고, 세포막을 안정시키고, 근육을 이완시키는 데 필요하다.

마그네슘 결핍으로 인한 증상은 3,500가지가 넘는다. 그러나 마그네슘이 약이 아니라는 이유로 증상들 대부분이 무시되고 있다. 사실 마그네슘은 약보다 강한 효과를 발휘하는 경우도 많다. 병원 응급실에서 발작이나 심장발작 같은 응급 상황이 발생하면 마그네슘을 사용하는 것만 봐도 알 수 있다.

우리는 실제로 마그네슘이 전혀 없는 음식, 그러니까 백색 밀가루, 육류, 유제품 등으로 만들어진 가공식품을 먹고 있다. 더욱이 만성 스트레스에 시달리고 있어서 이것이 마그네슘 수치를 떨어뜨린다. 실제로 코소보에서 시행한 한 연구에서 만성적인 전쟁 스트레스에 시달리는 사람들의 소변을 검사했더니 마그네슘 수치가 크게 떨어져 있었다.

마그네슘 수치를 떨어뜨리는 또 다른 요인으로는 과도한 알코올, 소금, 커피, 설탕, 인산, 땀, 만성 설사, 심한 월경, 이뇨제, 항생제, 기타 약물 그리고 장내 기생충 등이 있다. 우리 생활습관 자체가 마그네슘 결핍을 부르는데도 우리는 잘못된 생활습관을 바꿀 생각을 하지 않는다. 해조류, 견과류, 채소, 콩 등을 충분히 먹은 때가 언제인지 기억해 보라. 대부분이 이런 것을 충분히 섭취하지 않는다. 그렇다면 마그네슘 결핍을 어떻게 바로잡을 것인가? 답은 간단하다. 방금 말한 콩, 채소류, 해조류를 많이 먹으면 된다. 그리고 스트레스, 커피, 알코올, 설탕을 줄이면 된다. 그런 다음 마그네슘 영양제를 따로 먹어준다. 마그네슘 보충제로 큰 효과를 본 메리 이야기를 들려주겠다.

내 환자들 중에는 의사들이 많다. 그들은 대개 자기 질병에 대해 수많은 전문가를 거친 뒤 나를 찾는다. 서른여섯 살의 내과 의사인 메리도 그런 경우였다. 수년 동안 그녀는 잘 낫지 않는 편두통으로 고생하고 있었다. 당시는 강력한 마약성 진통제나 항구토제 정도로 겨우 통증을 다스리는 상황이었다. 수많은 두통 클리닉에도 다녀보고 온갖 약도 써보았지만 전혀 효과가 없었다. 그녀의 이야기를 들은 나는 분명한 해결책이 보였다. 편두통 외에도 메리는 공황발작, 불안, 불면증, 가슴 두근거림, 근육 경련, 심한 변비가 있었다. 화장실은 일주일에 한 번밖에 안 간다고 했다. 이 모든 증상은 그녀의 몸 곳곳이 긴장하고 있다는 뜻이었다. 매우 심각한 마그네슘 결핍이어서 나는 그녀에게 보통 환자들보다 열 배나 많은 마그네슘을 처방해주었다. 마그네슘 수치가 정상으로 회복한 다음에는 투여량을 줄였다. 며칠 만에 그녀의 불안, 불면증, 가슴 두근거림, 근육 경련, 변비 그리고 가장 문제가 되었던 편두통까지 말끔히 사라졌다.

아연: DNA의 작동을 돕는 미네랄

아연 체크리스트

- 맛을 잘 느끼지 못한다. ☐
- 냄새를 잘 맡지 못한다. ☐
- 손발톱이 잘 갈라지고 벗겨진다. ☐
- 손톱에 흰색 반점이 있다. ☐
- 감기나 호흡기 감염에 자주 걸린다. ☐
- 설사를 한다. ☐
- 습진이나 다른 피부발진이 있다. ☐
- 여드름이 있다. ☐
- 상처가 잘 아물지 않는다. ☐
- 알레르기가 있다. ☐
- 머리카락이 빠진다. ☐

비듬이 있다. ☐
발기 부전이 있다(남성의 경우). ☐
전립선 비대증 혹은 전립선 염증이 있다(남성의 경우). ☐
염증성 대장 질환(궤양성 대장염, 크론병)이 있다. ☐
류머티스 관절염이 있다. ☐
연수가 아니라 경수를 사용한다. ☐
일주일에 3회 이상 술을 마신다. ☐
땀을 많이 흘린다. ☐
신장이나 간 질환이 있다. ☐
65세가 넘었다. ☐
이뇨제를 사용한다. ☐
덜스(식용 홍조류), 신선한 생강 뿌리, 달걀노른자, 생선, 켈프, 양고기, 콩류, 호박씨 등의 섭취량이 낮다. ☐

| 점수표 |

점수	정도	관리 계획	실천 사항
0~12점	경미한 아연 부족	울트라마인드 솔루션	부록의 6주 프로그램
13점 이상	심각한 아연 부족	의료관리	부록의 6주 프로그램 + 전문의의 도움

※ 이 점수표에는 점수 구분이 두 가지밖에 없다. 경미할 경우에는 6주 프로그램을 실행하고, 심각할 경우에는 기능의학 전문의의 도움을 받는다.

아연 결핍은 많은 사람이 보편적으로 겪는 증상이다. 세계 인구의 3분의 1 이상이 아연 결핍이며, 그 수치가 73퍼센트에 이르는 인구 집단도 있다. 이것은 심각한 문제다. 왜냐하면 아연은 DNA의 단백질을 수리하고 복제, 합성을 돕는 300개 이상의 효소에게 필요하기 때문이다.

DNA가 작동을 멈추면 신체 시스템은 그 근본에서부터 망가지고 만다.

아연은 면역, 뇌 기능 부전의 주범인 염증을 통제하는 데 중요하다. 또한 소화효소를 활성화시키는 데도 매우 중요하다. 소화효소가 활성화되면 소화력이 좋아지고 음식 알레르기도 예방할 수 있다. 음식 알레르기는 염증의 주요 원인이며 뇌 질환으로 이어지는 예가 많다(뇌 건강 중 염증의 문제에 대해서는 8장에서 설명한다).

아연은 또한 메탈로티오네인MT: metallothionein이라는 핵심 효소를 도와 수은 등의 중금속을 체내에서 내보내는 역할을 한다. MT에 문제가 생기면 ADHD, 자폐증 등 많은 신경행동적 문제가 생길 수 있다. MT가 가장 집중되어 있는 신체 부위가 뇌, 그중에서도 기억 중추라고 하는 해마이기 때문이다.

아연 수치가 낮으면 우울증이나 기타 행동, 학습, 정신 기능의 변화가 올 수 있고 경련에도 취약해진다(Nowak & Pilc, 2005). 아연은 도파민으로부터 노르아드레날린을 만들어내는 도파민 수산화효소에 필요하다. 아연 결핍이 우울증의 원인이라고 보는 주요한 이유 중 하나가 바로 이것이다.

아연 결핍과 정신분열병의 관련성도 확인되었다. 정신분열병 환자 중 절반가량에서 '모브 팩터mauve factor(지방과 단백질에 산화 상처가 날 때 생기는 화학적 부산물)'라고 하는 소변 속 자줏빛 대사물질이 발견되었다. 이 이상한 화합물은 아연, 비타민 B_6와 결합하여 기능적 아연 결핍을 일으킨다.

내 환자 중 한 사람은 아연과 비타민 B_6, 니아신을 다량 섭취한 것만으로 정신분열병이 치료된 자신의 오빠 이야기를 들려주었다. 정신분열병을 비타민, 미네랄 같은 영양물질로 치료하는 분자교정 정신의학이 있는데, 그 시조인 아브람 호퍼 박사도 이 방법으로 수천 명의 정신분열병 환자를 치료했다(Hoffer, 1961). 또 우디 맥기니스와 그의 그룹이 모브 팩터에 대한 광범위한 조사를 시행한 결과 신경 독소가 기분과 뇌, 행동에 영향을 미친다는 사실이 확인되었다(McGinnis, 2008).

아연 결핍은 또한 미각과 식욕에도 영향을 미쳐 섭식장애로 이어지기도 한다. 음식 맛을 느끼지 못할 경우 신경성 무식욕증에 걸리거나 아니면 과식을 하게 된다. 적정량의 아연은 건강한 뇌와 신체에 꼭 필요하다. 많은 이들이 아연 결핍인데도 그 사실을 모르고 있다. 호박씨를 먹어 아연을 섭취하라.

또 한가지 빼놓을 수 없는 미네랄로 셀레늄이 있다. 셀레늄은 갑상선 호르몬의 생성을 도우며 적절한 기분과 뇌 기능을 유지하는 데도 필요하다. 또한 글루타치온 생성을 촉진해 신체의 주요 해독 및 항산화 시스템의 작동을 돕는다(10장 참조). 셀레늄은 또 우리의 기분과 자폐증, ADHD, 치매 등에 크게 영향을 미치는 필수지방산의 생성도 돕는다. 셀레늄 보충제가 기분을 향상시킨다는 연구 결과도 많은데 바로 이러한 이유 때문이다.

7장

두 번째: 호르몬의 균형이 중요하다

누군가에게는 약인 것이 다른 누군가에게는 독이 될 수 있다.

_ 루크레티우스

많은 사람이 균형을 잃은 생활을 하면서도 그 사실을 인식하지 못하고 있다. 다음 사항들에 답해보라.

- 자신의 삶에 뭔가 문제가 있다고 느껴지는가?
- 기분과 에너지의 기복이 심한가?
- 월경전 증후군이 있거나 생리통이 심한가?(여성의 경우)
- 우울한가?
- 잠을 잘 못자는가?
- 성욕이 예전보다 떨어졌는가?
- 머리카락이 가늘어지고 피부가 건조한가? 아침에 일어나기가 힘든가?
- 피곤하고 신경이 예민해졌는가?

- 매일 축 처져 있는가?
- 설탕이나 소금을 많이 섭취하는 편인가?
- 아침에 항상 커피를 마시는가? 저녁에 와인을 마시는가?

만약 당신이 이렇게 느낀다면 당신 혼자만 그런 것이 아니라고 얘길 해주고 싶다. 사실 오늘날 대부분의 사람이 이렇게 느끼고 있다. 우리는 자연스러운 생체 리듬의 조화가 깨진 삶을 살고 있다. 생체 리듬의 균형을 유지하는 우리 몸속의 작은 분자들이 고장 난 것이다. 거의 모든 신체 기능과 관련되어 있는 이 메신저 분자들은 우리의 건강에 매우 중요하다.

내분비계의 메신저, 호르몬

인체에는 세 개의 주요 커뮤니케이션 시스템이 있다. 이 시스템은 신경계, 내분비계 혹은 호르몬계 그리고 면역계로부터 오는 신호와 메시지의 교통 통제를 담당한다. 신경계, 내분비계, 면역계는 '정신-신경-내분비-면역계PNEI'라고 하는 전체 시스템의 일부를 구성한다. 이 세 개의 주요 커뮤니케이션 시스템은 다음과 같다.

- **신경전달물질:** 신경계의 메신저, 가장 중요한 것으로 도파민, 에피네프린, 노르에피네프린, 세로토닌, GABA, 아세틸콜린 등이 있다(6장에서 다뤘다).
- **호르몬:** 내분비계의 메신저(이번 7장에서 다룰 것이다).

- **사이토카인**: 면역계의 메신저(8장에서 다룰 것이다).

건강이란 곧 신체 부위가 원활하게 의사소통하는 것을 말한다. 당신의 모든 세포는 서로 이야기를 나눈다. 그러기 위해 의사소통을 매개하는 다양한 메신저와 '언어'들이 있다. 내분비 언어(즉, 호르몬)도 있고, 면역 언어(즉, 사이토카인)도 있으며, 신경계 언어(즉, 신경전달물질)도 있다.

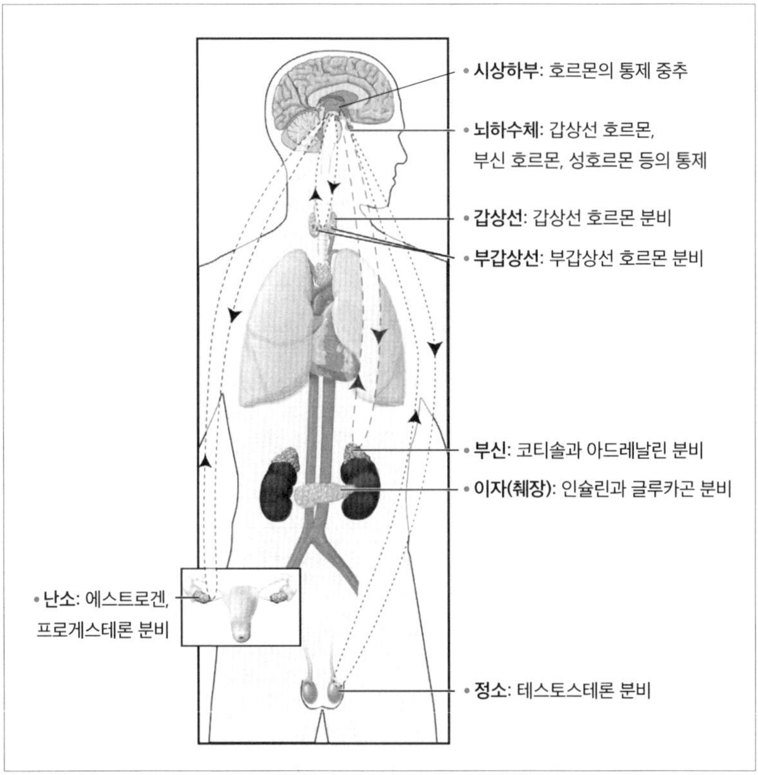

그림 9 | 호르몬계: 뇌와 내분비선 사이의 쌍방향 커뮤니케이션 담당

호르몬은 내분비선에서 만들어지고 통제된다. 그리고 내분비선의 명령 및 통제센터는 뇌에 있는데, 바로 시상하부와 뇌하수체라고 하는 것이다. 이들은 신체 각 부위에 신호를 보내 다음 기능을 수행한다.

- 부신을 통해 스트레스 반응을 통제한다.
- 이자(췌장)를 통해 혈당의 균형을 통제한다.
- 갑상선을 통해 갑상선 호르몬을 통제한다.
- 생식기관을 통해 성적 행동을 통제한다.
- 성장, 수면, 기분 등을 통제한다.

이 선腺들(시상하부, 뇌하수체, 송과선, 부신, 갑상선, 부갑상선, 이자, 정소)의 네트워크는 매우 정교하고 조화로운 교향악처럼 메시지를 보내고 받으며 우리 몸 전체에 효과를 나타낸다.

오늘날 우리는 세 개의 커다란 호르몬 문제를 안고 살아간다. 바로 너무 많은 인슐린(설탕으로 인한), 너무 많은 코티솔과 아드레날린(스트레스로 인한) 그리고 충분하지 못한 갑상선 호르몬이 그것이다. 이들은 모두 서로 관련을 맺고 있으며 우리의 주요 호르몬인 성호르몬에 영향을 미친다. 이들 시스템의 어느 한 곳에라도 문제가 생기면 뇌 기능에 영향을 미치며 이는 우울증, 치매, 불안, ADHD로 이어질 수 있다. 그리고 21세기의 대유행병인 과체중, 비만 위험도 높아진다.

인슐린: 대표적인 저장 호르몬

인슐린 체크리스트

- 단것을 무척 좋아한다. 먹은 직후 에너지와 기분이 고양되지만 그다음에는 완전히 힘이 빠지고 만다. ☐
- 당뇨, 저혈당증, 알코올 중독의 가족력이 있다. ☐
- 종종 짜증, 불안, 피로, 신경과민, 두통을 느끼며 식사 후에는 일시적으로 좋아진다. ☐
- 식사 후 두세 시간은 기분이 좋지 않다. ☐
- 식사 후 몇 시간 동안 피곤하다. ☐
- 대부분의 시간 동안 피곤하다. ☐
- 저지방 식사를 해도 체중이 줄지 않는다. ☐
- 끼니를 거르면 신경이 예민해지고 힘이 빠진다. ☐
- 탄수화물 아침(머핀, 베이글, 시리얼, 팬케이크 등)을 먹으면 그날 식사량을 조절하지 못한다. ☐
- 단것과 탄수화물을 일단 먹기 시작하면 멈추기 어렵다. ☐
- 생선, 육류, 채소를 먹은 다음에는 기분이 좋고 파스타, 빵, 감자 또는 디저트를 먹은 다음에는 졸립거나 기분이 몽롱하다. ☐
- 식당에서 식사를 한다. ☐
- 단것을 먹은 다음에는 심장이 뛴다. ☐
- 소금에 민감하다(수액 정체). ☐
- 아침을 거르면 오후에 공황장애가 온다. ☐
- 종종 기분이 울적하고 참을성이 없어지며 불안해진다. ☐
- 기억력과 집중력이 안 좋은 편이다. ☐
- 먹으면 기분이 좋아진다. ☐

밤에 식은땀을 자주 흘린다.	☐
허리 부위가 살이 쪄서 허리-힙 비율이 0.8 이상이다.	☐
체모 혹은 머리카락이 가늘어졌다.	☐
다낭성 난소 증후군이 있거나 불임이다.	☐
고혈압이 있다.	☐
심장병이 있다.	☐
제2형 당뇨병(성인이 되어서 생긴 당뇨병)이 있다.	☐
만성 진균감염이 있다(음부·샅 습진, 질 속 이스트 감염, 피부 각질).	☐

| 점수표 |

점수	정도	관리 계획	실천 사항
0~7점	경미한 인슐린 불균형	울트라마인드 솔루션	부록의 6주 프로그램
8~12점	중간 정도의 인슐린 불균형	자가관리	부록의 6주 프로그램 + 자가관리
13점 이상	심각한 인슐린 불균형	의료관리	위 두 가지를 실천하고, 추가적인 도움을 위해 의사를 찾는다.

| 자가관리 |

- 크롬 500mg을 하루 2회 섭취한다.
- 글루코만난 섬유질, 폴리글리코플렉스PGX 또는 곤약 뿌리 4캡슐을 물 한 잔과 함께 식사 5~10분 전에 먹는다(이것은 인슐린 문제와 체중에 대한 가장 강력한 치료다).
- 호프, 아카시아나무 껍질, 인삼, 녹차, 호로파(콩과 식물), 계피, 당살초, 여주(비터 멜론), 마늘도 도움이 된다.

나를 찾아왔던 한 남성 환자의 이야기를 해보겠다. 아마도 많은 독자가 남 일 같지 않다고 느낄 것이다.

마흔여섯 살의 금융인인 제임스는 심장 스트레스 검사를 받기 위해 나를 찾아왔다. 그는 자신이 심장병으로 죽어가고 있다고 생각했다. 매일 늦은 오후가 되면 갑자기 식은땀이 흐르고 심장이 뛰며 호흡이 짧아지곤 했기 때문이다. 그는 자신이 곧 죽을 거라고 생각했다. 공황발작을 경험한 것이다. 공황발작 시 환자에게는 자신이 심장발작으로 곧 죽을 거라는 불안이 엄습한다. 뱃살이 나온 제임스의 이야기를 다 들은 나는 이렇게 말했다. "아침을 안 드시죠? 식사를 하고 나면 몸이 나른해지니까 일에 집중하기 위해 식사를 잘 안 하시죠? 식사할 생각이 들 때면 자판기에서 커피나 탄산음료를 뽑아 마시죠? 그러면 금세 기분이 좋아지죠?"

놀란 제임스가 말했다. "어떻게 아셨어요?"

나는 그가 자신의 유전자와 싸우고 있으며 현재 인슐린 저항 상태라고 설명해주었다. 이런 식습관이 그의 인슐린 수치를 치솟게 하고 혈당 수치를 떨어뜨렸으며 혈당이 일정치 않아 결국 저혈당증으로 이어졌다. 그것이 바로 공황발작의 원인이었다.

바꿔 말해 제임스의 호르몬은 심각한 불균형 상태에 있었고 그것 때문에 공황발작이 일어난 것이다. 제임스는 혈중 인슐린 수치가 너무 높아 탄수화물 대사를 제대로 조절할 수 없었다. 그 결과 혈당이 균형을 잃고 불안 등 온갖 증상이 나타난 것이다. 더 심해지면 뇌의 노화, 치매, 고혈압, 심장병, 비만, 암 등으로 이어질 수 있는 상황이었다.

제임스뿐만이 아니다. 미국에서만 1억 명이 넘는 사람이 인슐린 저항이라는 증상으로 고통받고 있다. 모든 사람에게서 똑같은 증상으로 나타나지는 않지만, 궁극적인 결과는 똑같다. 우울, 치매, 피로, 체중 증가, 심장병, 암이 기다리고 있다.

인슐린 저항에 걸린 사람들은 대개 허리둘레가 크다. 자신의 허리-힙 비율을 체크해보라. 배꼽 둘레를 힙 둘레로 나눠 0.8 이상이면 인슐린 저항일 확률이 높다. 키가 크건 작건, 살이 쪘건 안 쪘건 그것과는 무관하며 누구나 인슐린 저항 상태일 수 있다.

더욱 확실하게 체크하는 방법은 인슐린 반응 검사를 받는 것이다. 이 검사는 아무것도 먹지 않은 상태에서 혈당과 인슐린 수치를 측정한 다음, 75g의 설탕음료를 마시고 한두 시간 후에 혈당과 인슐린 수치를 다시 측정해 비교하는 것이다. 의사의 도움을 받아 이 검사를 시행할 수 있다.

너무 많은 설탕과 정제 탄수화물을 먹고, 운동을 하지 않으며, 스트레스를 받으면 우리 몸도 변화한다. 우선 혈당량을 일정하게 유지하기 위해 우리 몸은 더 많은 인슐린을 쏟아낸다. 그러면 우리 세포는 혈당량을 일정하게 유지하기 위해 훨씬 많은 인슐린을 가져야 한다. 이것이 인슐린 저항이라고 불리는 증상이다.

인슐린 저항은 유전자의 결함이나 발달상 오류, 혹은 신의 실수가 아니다. 단지 우리의 유전자에 맞게 음식을 먹지 않은 데서 생긴 결과일 뿐이다. 설탕을 지속적으로 먹으면 복부 비만, 혈압 상승(90 이상), 중성지방 수치 상승(100 이상), HDL 수치 하락(60 이하), 고혈압(115/75 이상), 혈액 염증 등의 증상을 불러온다. 이런 증상을 통틀어 '대사 증후군'이라고 한다.

내사 증후군은 '전당뇨병'이라고도 알려져 있는데, 당뇨병의 기준(혈당량 126 이상)을 정확하게 충족시키지 않기 때문이다. '전당뇨병'이라는 용어 때문에 혹시 문제가 그리 심각하지 않다는 인상을 받을지도 모른다. 그러나 그것은 엄청난 착각이다. 당뇨병에 걸리기 전이라도 뇌와 혈액세포에 문제가 발생할 수 있다.

이 모든 증상 혹은 '질병'들은 오직 하나의 문제에서 생긴 것들이다. 바로 과다한 당의 섭취다. 가공식품이나 밀가루 음식처럼 재빨리 당으로 변하는 음식도 마찬가지다. 역사적으로 볼 때 수렵채집 시대의 인류는 1년에 고작 20티스푼 정도의 설탕을 소비했다. 그러나 지금은 1년에 72kg, 즉 '하루에' 50티스푼(약 200g)을 소비한다. 취학 아동들의 하루 설탕 소비량도 평균 34티스푼에 이른다.

인류는 대형 마트나 편의점, 패스트푸드점이 없는 세계에서 진화했다. 먹을거리를 마련하기 위해 힘들여 노동해야 했고, 정제된 음식이나 과도한 칼로리에 접근할 기회는 적었다. 그런데 지금은 어느 때고 편의점에서 가공식품과 인스턴트식품을 손쉽게 사 먹을 수 있게 되었다. 오늘날 사람들은 새 차, 새 컴퓨터, 대학 교육에 들어가는 돈을 모두 합친 것보다 더 많은 돈을 패스트푸드에 쓰고 있다는 사실이다.

우리의 유전자는 여전히 농경 시대 이전의 상태에 머물러 있다. 인류는 1만 년 전에 농경을 시작했고, 밀가루를 정제하기 시작한 것은 고작 200년 전부터다. 증기기관으로 움직이는 제분기가 등장한 덕분이다. 식품산업이 비약적으로 '발전'한 것도 고작 지난 100년간의 일이다. 그런데 우리의 유전자는 이런 기술적 혁신과 보조를 맞추지 못했다. 우리 유전자로서는 적절히 대사 과정을 거칠 수도 없는 1만 5,000여 개의 저지방 식품, 달리 말하면 '고당·고칼로리 식품'이 지난 15~20년 동안 시장에 쏟아져 나왔다. 결과는? 비만, 당뇨, 심장병, 뇌 질환의 폭발적인 증가다.

저지방 열풍은 애초부터 과학적 근거가 미약했다. 그럼에도 광고회사들의 엄청난 자금력 앞에 의학적 진실이 파묻히고 말았다. 우리 신체는 위장 속 음식(특히 설탕)에 반응하여 적정량의 인슐린을 만들어낸다. 우리의 유전자 코드는 우리가 1년에 설탕 20티스푼을 먹던 시절에서 진화한 것이다. 우리의 인슐린 반응은 현재 우리가 소비하고 있는 설탕량보다 훨씬 적은 양의 설탕만을 처리할 수 있도록 만들어져 있다는 뜻이다. 새롭게 나타난 저지방, 고가공, 정제식품에 대해 우리 몸이 보일 수 있는 반응은 과다한 설탕량에 대응하여 인슐린을 계속 쏟아내는 것뿐이다. 결과적으로 우리는 혈액 속 인슐린에 대해서도 저항력이 생기게 된다. 마치 마약에 저항력이 생기는 것처럼. 즉, 훨씬 적은 양의 인슐린으로 해낼 수 있던 일을 이제는 점점 더 많은 인슐린으로 하게 된다는 얘기다. 그 결과 우리의 인슐린 생산 시스템은 통제 불가능한 상황에 처해 점점 더 많은 인슐린을 쏟아낸다.

인슐린이 많아지면 우리 몸은 우리가 굶고 있다는 메시지를 보낸다. 그래서 더 많은 설탕 함유 음식을 찾게 된다. 애초에 문제를 일으킨 그 음식을 또 찾게 되는 것이다.

만약 인슐린이 오직 설탕만을 대사할 수 있다면 이것이 그렇게까지 나쁜 상황은 아닐 것이다. 우리는 지금까지 설탕을 대사하는 것이 인슐린의 유일한 역할이라고 생각한다. 그러나 사실 인슐린의 역할은 이것

말고도 많다. 인슐린은 우리 뇌와 몸, 건강에 다음과 같은 영향을 미친다.

- 인슐린은 신체의 많은 과정에 대해 주요 개폐소 혹은 통제 호르몬 역할을 한다. 인슐린은 인체의 주요 저장 호르몬(지방 저장)이다.
- 인슐린은 우울증, 공황발작, 불안, 불면증, ADHD 같은 기분 및 행동장애를 일으키기도 한다.
- 인슐린 수치가 높은 한 아무리 체중을 줄이려 해도 실패하고 만다. 인슐린은 뇌에 작용해 식욕(특히 설탕에 대한 식욕)을 높이는 역할을 하기 때문이다.
- 인슐린은 '나쁜' 콜레스테롤인 LDL 수치를 높이고, '좋은' 콜레스테롤인 HDL 수치를 낮춘다. 중성지방 수치를 높이고 혈압을 높인다. 모든 보고된 고혈압 사례의 50퍼센트 이상이 인슐린 저항 때문에 생긴다.
- 인슐린은 피를 끈적끈적하게 하고 혈전을 만들기 쉽다. 이것은 심장발작과 뇌졸중으로 이어진다.
- 암세포의 성장을 자극한다.
- 염증과 산화 스트레스를 증가시키고 뇌의 노화를 촉진한다. 이것이 알츠하이머병으로 알려진 제3형 당뇨병을 일으킨다.
- 설탕 소비는 비타민 B_6와 엽산의 수치를 떨어뜨려 호모시스테인 수치를 증가시킨다. 이것은 메틸화 열차의 작동을 방해해 뇌가 기능하는 것을 어렵게 만들고 더 많은 뇌 손상을 일으킨다.
- 인슐린은 성호르몬에도 문제를 일으켜 불임으로 이어질 수 있다. 여성이라면 엉뚱한 곳에 털이 자라거나(수염 등) 탈모가 생기거나 여드름이 심해지는 경우가 그러하다. 남성이라면 테스토스테론 수치가 떨어지거나 가슴과 다리, 팔의 털이 줄어들거나 탈모가 생기거나 가슴이 커지는 증상이 나타난다.

인슐린 저항으로 생기는 문제들

하버드대학교의 데니스 셀코에 박사와 브라운대학교의 수잔 드 라몬트 박사의 선구적인 연구 결과 인슐린 저항(전당뇨병)이 80세 이상 노인 절반 이상에서 기억을 빼앗아가는 뇌 손상의 최초 원인이라는 사실이 증명되었다. 즉, 결국 알츠하이머병으로 진단이 내려진다는 얘기다. 그 이유는 인슐린 저항이 뇌 질환(특히 치매)에 특징적인 염증을 일으키는 다양한 손상으로 이어지기 때문이다(염증이 뇌에 이런 식으로 영향을 미치는 이유에 대해서는 8장에서 설명한다.)

많은 사람이 소위 '치매 전단계' 증상을 보이고 있다. 사실 누구라도 사람 이름과 숫자를 기억하는 데 어려움을 느낄 때가 종종 있을 것이다. 이것이 치매 전단계의 신호일지 모른다. 이 기억 상실 현상은 스트레스의 영향 때문일 수 있지만(스트레스 호르몬인 코티솔은 기억을 담당하는 해마 속 뇌세포를 파괴한다), 허리 둘레의 과다한 지방 때문일 수도 있다.

2,632명의 남녀를 대상으로 5년에 걸쳐 시행한 연구가 〈미국 의학협회 저널〉에 발표되었다(Yaffe, 2004). 이 연구에서 대사 증후군(인슐린 저항)과 염증이 있는 사람들에게 현저한 인지 기능 저하가 있다는 사실이 확인되었다. 이것은 단지 열쇠를 어디에 두었는지 잊어버리는 것보다 훨씬 심각한 수준이다. 이를 경미한 인지 손상MC: Mild Cognitive Impairment이라 부르는데, 치매의 전단계다.

알츠하이머병에 관한 〈뉴욕타임스〉의 2003년 1월 14일 자 기사는 우리의 고정관념에 정면으로 도전장을 던지고 있다.

> 오랫동안 알츠하이머병은 뇌세포의 사망으로 인한 질병이라는 생각이 보편적이었다.(…) 그러나 이제 많은 연구자가 이 낡은 가정이 과연 정확한 것인지 의문을 제기하고 있다. 만약 그들이 옳다면 알츠하이머병을 완전히 멈추고 기억력 상실을 되돌리는 것이 가능할 것이다. 뇌세포가 죽기 전에 치료를 시작한다면 말이다.

실제로 PET 스캔이라는 새로운 뇌영상 촬영기술(이것은 CT나 MRI처럼 뇌구조를 보는 것이 아니라 뇌의 대사, 즉 세포의 기능과 활동을 본다)을 이용한 결과, 환자들은 치매 진단이 내려지기 훨씬 전부터 이미 뇌 기능이 변성 혹은 손상되었다는 사실이 관찰되었다(Silvernam, 2001). 어떤 전문가들은 치매 진단이 내려지기 수십 년 전부터 이런 변성 상태를 확인할 수 있다고 말한다.

특히 인슐린 저항과 관계가 있는 이 쇠퇴 과정은 아동기나 청소년기에 시작될 수도 있다. 아동의 비만과 20대의 심장병이 늘고 있는 현실을 고려할 때 이들이 40대가 되면 알츠하이머병이 유행병처럼 번지지 않을 것이라고 장담할 수 있을까?

인슐린 저항이 일으키는 문제는 인지 기능의 쇠퇴, 기억력 감퇴, 치매, 알츠하이머병만이 아니다. 당뇨병 환자에게 우울증이 더 흔하다는 사실은 잘 알려져 있다. 핀란드에서 젊은 남성들을 대상으로 한 연구에서, 최악의 인슐린 저항 상태인 사람들 대부분이 심각한 우울증에 걸릴 확률이 일반인들보다 거의 세 배나 높다는 사실이 확인되었다(Timonen, 2007).

내 환자 중 한 명인 어느 의사는 끔찍한 비만으로 유동식으로부터 위장절제술에 이르기까지 온갖 다이어트 방법을 동원했으나 모두 실패했다. 그런데 인슐린 수치를 통제하고 난 뒤 45kg 감량에 성공했다. 더 놀라운 것은 인슐린 수치를 조절할 수 있게 되자 그의 기분과 식욕에도 변화가 있었다는 사실이다.

우리가 과식을 하면서도 칼로리가 없고 영양소가 충분하지 않은 음식을 먹는다면 우리 뇌는 더 많은 영양소를 원하게 된다. 이와 같은 음식 탐닉은 몸이 균형을 찾으면 즉각 사라진다. 우리를 허기지게 만드는 것은 바로 호르몬과 영양 결핍이다. 방금 소개한 환자는 몸의 균형(특히 인슐린 수치)을 회복하고 난 이후 24시간 동안 난생처음 배고픔을 느끼지 않았다고 말했다.

우울증에서 치매에 이르는 온갖 문제가 마찬가지다. 적절한 시기에 조치를 취한다면 충분히 치료될 수 있다. 혈당의 균형을 되찾고 인슐린 저항을 바로잡는 일은 우리가 충분히 할 수 있는 일들이며 그 결과는 무척 놀라울 정도다. 주요 연구 결과를 보면, 단지 규칙적으로 걷는 것만으로도 인지적 퇴화와 치매를 예방할 수 있다고 한다(Abbott, 2004).

지난 수십 년의 과학적 성과를 통해 우리는 혈당, 인슐린 문제와 함께 오는 인지 기능의 쇠퇴와 다양한 기분장애를 예방하고 치료하고 다스릴 수 있게 되었다. 글루코파지나 액토스 같은 새로운 당뇨병 약이 출시되기는 했지만, 이것들은 부작용이 있을 수 있고 광범위한 영양과 운동, 스트레스 관리가 동반되지 않으면 미봉책에 그치고 만다. 이 책의 목적은 우리 몸의 신진 대사를 더 원활하게 하고, 세포를 더 똑똑하고 협력적이게 만드는 것이다. 그렇게 하면 지금보다 훨씬 적은 양의 인슐린으로 혈당의 균형을 유지할 수 있을 것이다. 또 인슐린과 당의 해로운 영향으로부터 당신의 기분과 기억력을 보호할 수 있을 것이다.

갑상선: 환경 독소의 경고등

갑상선 체크리스트

- 피부와 손톱이 두껍다. ☐
- 피부가 건조하다. ☐
- 머리카락이 가늘어지고 빠지며 머릿결이 거칠어진다. ☐
- 추위에 민감하다. ☐
- 손발이 차다. ☐
- 근육의 피로, 통증이 느껴진다. ☐
- 생리혈이 많고, 월경전 증후군이 더 심해진다. ☐
- 기타 월경 문제나 불임이 있다.
- 성욕이 감퇴했다. ☐
- 손발이 잘 붓는다. ☐
- 저혈압 및 저심박이 있다. ☐
- 기억과 집중에 어려움을 느낀다. ☐
- 눈썹의 바깥쪽 3분의 1이 얇아진다. ☐
- 체중을 줄이기가 어렵고, 최근에 체중이 늘었다. ☐
- 변비가 있다. ☐
- 우울하고 냉담하다. ☐
- 자가면역 질환(류머티스 관절염, 다발성 경화증, 낭창 등)이 있다. ☐

- 셀리악병이 있고 글루텐에 민감하다. ☐
- 방사선 치료를 받은 적이 있다. ☐
- 환경 독소에 노출되어 있다. ☐
- 참치, 생선회를 많이 먹고 은 치아 충전재를 사용하고 있다. ☐
- 갑상선 이상의 가족력이 있다. ☐
- 염소나 불소가 들어간 물을 마신다. ☐

| 점수표 |

점수	정도	관리 계획	실천 사항
0~7점	경미한 갑상선 기능 저하	울트라마인드 솔루션	부록의 6주 프로그램
8~11점	중간 정도의 갑상선 기능 저하	자가관리	부록의 6주 프로그램 + 자가관리
12 이상	심각한 갑상선 기능 저하	의료관리	위 두 가지를 실천하고, 추가적인 도움을 위해 의사를 찾는다.

| 자가관리 |

갑상선 호르몬을 생성하는 데는 요오드와 오메가-3 지방산이 필요하고, 비활성 갑상선 호르몬 T4를 활성 T3로 변환하는 데는 셀레늄이 필요하다. 그리고 T3를 세포핵의 수용체에 결합시켜 스위치를 켜는 데는 비타민 A와 D, 아연이 필요하다. 이 영양소들은 자연식품과 기본 영양 보충제에 들어 있다. 그 외에 보충해야 할 음식으로는 다음을 참고하라.

- 요오드 성분이 풍부한 해조류
- 요오드, 오메가-3 지방, 비타민 D가 함유된 생선(특히 정어리, 자연산 연어)

- 비타민 A가 함유된 민들레 뿌리
- 셀레늄이 풍부한 빙어, 청어, 가리비, 브라질넛

이와 함께 갑상선 문제를 일으키는 다음 요인들에 주의한다.

- 콩 음식과 브로콜리, 케일, 싹눈양배추, 콜라드그린 등이 갑상선 기능 부전을 유발한다는 주장이 있다. 그러나 이 음식들은 건강상 이점도 많으므로, 나는 금할 것을 권하지 않는다. 인간에 대한 실험 결과 두부, 템페(인도네시아의 전통 발효식품-옮긴이), 미소(일본식 된장-옮긴이), 에다마메(풋콩을 꼬투리째 삶은 것-옮긴이) 등을 적정량 섭취하는 것은 아무런 부작용을 보이지 않는 것으로 나타났다. 다만 건강에 해로운 영향을 줄 수 있는 가공 콩 식품, 예컨대 콩치즈, 콩단백질이 함유된 초코바, 고기 대신 콩 패티를 넣은 콩버거 등은 피할 것을 권한다.
- 밀, 보리, 호밀, 귀리, 스펠트밀, 카무트, 라이밀에 대한 알레르기도 흔히 갑상선에 이상을 일으킨다. 이들이 함유된 글루텐이 갑상선에 문제를 일으키는 주요한 요인이다.
- 불소도 갑상선 문제를 일으킬 수 있다. 불소 함유 치약을 피하고 수돗물을 정수해서 사용할 것을 권한다.

20년 동안 의사로 일하면서 나는 갑상선 질환이 점점 증가하는 것을 목격했다. 그리고 나 자신의 임상 경험과 연구 결과가 갑상선이 우리 몸의 경고등이라는 사실을 알게 되었다. 갑상선은 우리가 먹는 음식, 생활습관, 환경 등에 매우 민감하다. 그래서 이들 요인에 기능이 쉽게 영향을 받는다. 우리의 음식 환경이 점점 독소를 띠어가고 공해물질, 석유화학 및 산업폐기물, 중금속 독소에 대한 노출 정도가 커지면서 갑상선 이상도 증가했다. 그러므로 갑상선 이상을 해결하려면 환경과 음식의 문제를 반드시 고려해야 한다.

여성의 20퍼센트 이상과 남성의 10퍼센트 이상이 갑상선 기능 저하를 겪고 있다. 그리고 그들 중 절반은 제대로 진단도 받지 못했다. 갑상선이 이상이 있는 사람들 대부분이 레이더에 잘 포착되지 않기 때문에 많은 만성 증후군이 치료되지 못하고 있다.

일흔세 살의 어느 여성 환자를 치료한 일이 있다. 그녀는 피로, 기억력 감퇴, 약간의 우울증, 피부 건조, 변비, 약간의 수액 정체 증상 때문에 의사를 찾았다. 그런데 의사가 '73세 연령에 당연히 올 수 있는 증상입니다'라고 하자 나를 찾아왔다. 나는 그 의사의 말이 진실이라고 생각하지 않는다. 우리가 당연한 노화 증상이라고 간주하는 것들이 실은 비정상적 노화 혹은 신체 핵심 시스템의 불균형에 따른 기능 저하로 나타나는 것이라고 생각한다. 나는 몇 가지 검사를 한 다음 그녀의 갑상선이 제 기능을 다하지 못하고 있다는 것을 발견했다. '갑상선 기능 저하증'의 기존 진단 기준을 충족하지는 않았지만, 갑상선에 대한 자가면역 반응이 있었고 이것이 갑상선 기능 저하로 이어진 것이다.

그녀에게 부족한 갑상선 호르몬을 주입하고 영양을 보충시키며 생활습관을 바로잡게 하자 새로운 활기와 에너지, 젊음을 느끼게 되었으며 예전의 증상들이 깨끗이 사라졌다.

갑상선이 기분과 인지 기능에 영향을 미친다는 사실은 여러 연구에서 분명하게 밝혀졌다. 노인들에 관한 한 연구에서 '잠재성' 갑상선 기능 저하증이 우울증 발병 위험을 네 배나 높이는 것으로 밝혀졌다(Chueire & Romaldini, 2007). 그런데도 많은 의사가 갑상선을 먼저 살펴보고 갑상선 기능 저하증을 조기에 치료하는 것이 아니라 프로작부터 처방한다.

갑상선 호르몬은 뇌가 새로운 세포, 특히 기분과 기억을 담당하는 해마를 만들어내는 데 아주 중요한 역할을 한다(Montero-Pedrazuela, 2006). 실제로 갑상선 기능에 이상이 있으면 양극성장애를 비롯한 기분장애도 증가한다(Thomsen, 2005). 연구에 의하면 갑상선 호르몬 수치가 낮으면 세로토닌 수용체의 기능이 둔화되어 우울증으로 이어진다고 한다(Bauer & Why-brow, 2002). 또한 갑상선에 문제가 생기면 인지 기능, 기억, 기타 정신 기능의 저하도 초래된다(Van Boxtel, 2004). 갑상선을 치료하면 기분, 정신 기능, 기억, 전반적인 인지 기능이 개선된다(Miller, 2006).

그런데 불행하게도 갑상선 질환을 치료하는 의사들조차 대개 비활성 갑상선 호르몬 혹은 T4(신지로이드, 레복실)만을 사용한다. 환자의 몸이 알아서 비활성 호르몬을 활성 호르몬인 T3 형태로 전환시킬 거라고 생각하는 것이다. 그러나 활성 호르몬 T3를 직접 공급해야 하는 때도 종종 있다.

환경 독소가 갑상선 이상을 유발한다

환경 화학물질이 갑상선에 직접적인 영향을 미친다는 사실이 여러 연구를 통해 밝혀졌다(Porterfield, 1994). 갑상선은 우리 몸의 대사를 돕는 호르몬을 생성해 신체의 모든 기능에 영향을 미친다(Galletti & Joyet, 1958). 따라서 환경 화학물질이 갑상선에 미치는 영향은 우리 몸 전체 시스템에 큰 영향을 줄 수밖에 없다. 예를 들어 PCB와 기타 산업 석유화학 독소는 갑상선 기능을 저하시킨다(Otake, 2007). 염소, 불소, 브롬 등의 오염물질도 갑상선 기능에 부정적인 영향을 미친다. 이 독소들은 갑상선 호르몬을 제거해 신체 대사와 뇌 기능을 둔화시킨다.

갑상선 기능에 영향을 미치는 또 하나의 요인은 음식 알레르기다. 글루텐 알레르기 등 음식 알레르기 또한 갑상선 기능에 부정적인 영향을 미친다. 하지만 이에 대해서는 제대로 진단이 내려지지 않는다. 음식 알레르기와 염증의 관계에 대해서는 8장에서 살펴볼 것이다.

유행병처럼 번진 갑상선 이상을 바로잡기 위해서는 환경, 영양 상태, 음식 알레르겐, 영양 결핍(셀레늄, 아연, 생선기름, 요오드, 티로신 등)이 어떤 영향을 미치는지 알아야 하지만 안타깝게도 갑상선 이상을 진단하는 많은 검사에 문제가 있다. 치료를 받아야 하는 사람임에도 정상으로 진단되는 경우가 있다. 왜냐하면 현재 사용하고 있는 진단 기준이 오래된 것이어서 갑상선에 생긴 미묘한 문제들을 짚어주지 못하기 때문이다. 신지로이드 같은 현재의 갑상선 치료는 많은 사람에게 적합하지 못하다. 신지로이드에서 발견되는 비활성 T4 호르몬과 함께 다른 약물에서 발견되는 활성 T3 호르몬을 함께 사용하는 것이 더 적절할 수 있다.

성호르몬: 젊음과 활력을 관장하는 호르몬

여성들은 3P(사춘기Puberty, 월경전 증후군Premenstrual syndrome, 폐경 이행기 Peri-menopause)의 결과인 기분과 행동의 급격한 변화로 가임 기간 내내 고생한다. 대부분의 여성은 이것을 어쩔 수 없는 '유전적 결함'으로 받아들인다. 또 남성들은 나이가 들면서 다시 남자다워지기 위해서는 비아그라가 필요하다고 믿는다. 그런데 이것이 과연 남성과 여성이 경험하는 '정상적인' 증상일까? 유전자에 뭔가 문제가 있어서 생기는 어쩔 수 없는 증상일까? 인간은 나이가 들면 기분이 저하되고 근력이 떨어지며 잠을 제대로 못 자고 기억력이 떨어지며 성생활에 문제가 생기도록 '되어 있는' 걸까? 나는 단연코 '그렇지 않다'고 생각한다.

생식 주기와 관련된 이런 문제들은 어쩌면 우리 스스로 초래한, 불필요한 문제일 수 있다. 단지 운이 나빠서가 아니라 음주나 흡연, 고당·정제 탄수화물 식사, 환경 독소, 만성 스트레스 같은 잘못된 생활습관 때문에 생긴 문제다. 이것들이 부신에 부담을 주기 때문이다.

부신은 평생 성호르몬의 대부분을 생산하는 기관이다. 그러므로 부신이 만성 스트레스와 잘못된 음식, 생활습관으로 혹사당할 경우 성호르몬에도 문제가 생긴다. 지금부터 이 잘못된 습관의 결과를 살펴보려 한다.

성호르몬 체크리스트(여성)

- 월경전 증후군이 있다. ☐
- 매달 체중 변화가 심하다. ☐
- 부종과 수액 정체가 있다. ☐
- 부기가 있다. ☐
- 두통이 있다. ☐
- 기분 변화가 심하다. ☐
- 가슴을 만지면 아프다. ☐
- 우울하다. ☐
- 일상적인 일도 잘 처리하지 못한다. ☐
- 요통, 관절통, 근육통이 있다. ☐
- 월경 전 음식 탐욕이 있다(특히 설탕이나 소금). ☐
- 월경 주기가 불규칙적이고 생리혈이 너무 많거나 너무 적다. ☐
- 불임이다. ☐
- 피임약 혹은 기타 호르몬제를 사용한다. ☐
- 월경 전 편두통이 있다. ☐
- 유방낭 혹은 섬유낭종성 유방 질환이 있다. ☐
- 유방암, 난소암, 자궁암의 가족력이 있다. ☐
- 자궁근종이 있다. ☐
- 전신 열감 증상이 있다. ☐
- 불안하다. ☐
- 밤에 식은땀을 흘린다. ☐
- 불면증이 있다. ☐
- 성욕이 줄었다. ☐
- 피부, 머릿결, 질이 건조하다. ☐
- 심장이 마구 뛴다. ☐

- 기억력과 집중력이 떨어졌다. ☐
- 복부 팽만감이 있고 허리에 살이 쪘다. ☐
- 수염이 난다. ☐
- 살충제와 중금속(음식, 물, 공기를 통해)에 노출되었다. ☐

| 점수표 |

점수	정도	관리 계획	실천 사항
0~9점	경미한 성호르몬 불균형	울트라마인드 솔루션	부록의 6주 프로그램
10~14점	중간 정도의 성호르몬 불균형	자가관리	부록의 6주 프로그램 + 자가관리
15점 이상	심각한 성호르몬 불균형	의료관리	위 두 가지를 실천하고, 추가적인 도움을 위해 의사를 찾는다.

성호르몬 체크리스트(남성)

- 성욕이 감퇴했다. ☐
- 발기를 지속하는 데 어려움이 있다. ☐
- 불임(무정자증)이거나 정자 수가 적다. ☐
- 근육이 줄었다. ☐
- 복부지방이 늘었다. ☐
- 피곤하고 활기가 없다. ☐
- 삶의 방향과 목적을 상실한 듯이 느껴진다. 모든 일에 흥미를 잃었다. ☐
- 뼈 손실이나 골절이 있다. ☐
- 콜레스테롤 수치가 높다. ☐

인슐린과 혈당 수치가 높다. □
몸이 허약하다고 느낀다. □
우울하다. □
살충제나 중금속(음식, 물, 공기를 통해)에 노출되었다. □

| 점수표 |

점수	정도	관리 계획	실천 사항
0~4점	경미한 성호르몬 불균형	울트라마인드 솔루션	부록의 6주 프로그램
5~6점	중간 정도의 성호르몬 불균형	자가관리	부록의 6주 프로그램 + 자가관리
7점 이상	심각한 성호르몬 불균형	의료관리	위 두 가지를 실천하고, 추가적인 도움을 위해 의사를 찾는다.

| 자가관리 |

성호르몬 불균형을 바로잡는 두 가지 음식을 식단에 포함시킨다.

- 전통 콩 음식(두부, 템페, 미소, 낫토(청국장), 에다마메)을 자주 먹는다.
- 아마씨를 하루 2테이블 스푼씩 섭취한다.
- 달맞이꽃 종자유를 하루 2회 1,000mg씩 섭취한다. 필수 항염증 오메가-6 지방(GLA, 감마리놀레산)이 성호르몬 불균형을 바로잡는 데 도움을 준다.

여성의 경우 월경전 증후군에는 다음 허브와 식물 영양소가 특히 도움이 된다.

- 체이스트베리(순결나무 열매) 추출물은 뇌하수체에서 분비되는 호르몬의 균형을 회복하는 데 도움을 준다. 5,000명 이상의 여성에 대한 실험에서 그 효과가 입증되었다. 10:1 추출물을 하루 2회 100mg씩 복용한다.
- 십자화과 채소(브로콜리, 케일, 싹눈양배추) 100mg을 하루 2회 식사와 함께 복용한다. 여기에 들어 있는 인돌-3-카비놀I3C의 대사로 디인돌리메탈DIM이 생성되면 이는 성호르몬의 해독 작용을 돕는다.
- 승마 추출물(뿌리와 뿌리줄기) 20mg을 하루 2회 아침과 저녁에 복용한다. 승마는 안면홍조, 수면 중 식은땀, 급격한 기분 변화, 초조, 불면 등의 증상을 줄여주어 폐경 여성에게 유익하다.

월경전 증후군PMS은 기분 변화, 초조, 우울, 불안, 수액 정체, 복부 팽만감, 유방통, 당 탐닉, 두통, 수면장애를 일으키는 증상으로 전체 성인 여성의 75퍼센트가 경험한다. 성인 여성의 20퍼센트는 PMS가 심해 의료적 처치를 받아야 하며, 8퍼센트는 매우 극심한 증상을 겪기에 '월경전 불쾌장애PMDD' 라는 이름이 따로 붙는다. 사라펨 같은 새로운 치료약이 개발되었지만, 이것은 사실 이름만 다른 프로작에 불과하다.

폐경기는 어떤가? 폐경기에 흔히 나타나는 인지장애, 기억력 상실, 기분 변화, 불면증, 질 건조, 성욕 감퇴, 가슴 두근거림, 불안 등의 증세도 모두 호르몬(에스트로겐과 프로게스테론, 테스토스테론) 불균형의 신호다. 그런데 당신은 정말로 이것들을 꼭 겪어야만 할까?

남성 폐경기는 또 어떤가? 여성에 비해 성호르몬이 훨씬 완만하게 감소하기는 하지만 남성 역시 폐경기를 겪는다. 남성 호르몬(테스토스테론)과 에너지(DHEA) 호르몬이 서서히 감소하고 이것은 성욕과 성 기능의 감소는 물론 우울증, 피로 그리고 정신 기능의 상실로 이어진다.

자, 여기에 무엇이 잘못되었을까? 바로, 위의 설명은 이들 증상이 모두 노화의 '불가피한' 일부이며 '의학적 개입'이 필요하다는 가정 위에 성립하고 있다는 점이다. 그러나 이것은 사실과 다르다. 무려 75퍼센트의 여성이 PMS를 겪어야 할 정도로 원래부터 결함이 있다고 하는 것 그리고 정상적인 삶을 살기 위해 의학적 처치를 받아야 한다고 하는 것은 아무리 생각해도 말이 되지 않는다. 우리 모두가 '어쩔 수 없이' 정신적, 신체적, 성적 활력을 잃을 수밖에 없다고 생각하는 것은 썩 내키지 않는 자기실현적 예언이다. 나이를 불문하고 균형과 건강을 유지하는 사례는 셀 수 없이 많다. 여든한 살인 내 여성 환자 중 한 명은 생기 있는 눈빛으로 최근에 사귄 남자 친구 이야기를 들려주었다.

PMS, 폐경 증후군, 남성 폐경기 등은 당신의 성호르몬이 균형을 잃었다는 신호다. 노화에 따라 우리의 성 활력을 감소시키는 돌연변이 유전자의 결과가 결코 아니다. 이것들은 신체 핵심 시스템의 불균형으로 나타나는, 치료 가능한 증상이다. 성호르몬을 정상적으로 회복하면 이 문제들은 대개 사라진다.

이들 증상에 동반되는 심리적 긴장은 성호르몬이 우리 마음과 몸, 생식 주기와 관련성이 높음을 설득력 있게 보여준다. 이것은 우리 몸이 뇌에 영향을 미치는 또 하나의 사례다.

월경전 불쾌장애가 있는 어느 환자의 사례를 소개한다. 그녀는 몸이 거의 제대로 기능하지 못했다. 한 달에 3주 이상을 심각한 신체적 증상과 우울증으로 고생했다.

모린은 서른일곱 살의 여성이다. 많은 여성이 후기 생식기에 들어서면서 호르몬 주기의 변화로 PMS 증상이 더 심해지는 것을 느낀다. 모린 역시 심각한 우울증과 피로, 불안을 겪었고 음식과 당 탐닉으로 체중이 불었다. 관절과 유방의 통증, 과다 생리혈, 안면홍조, 피부 건조, 여드름, 탈모, 기억력 감퇴, 불면, 성욕 감퇴 증상도 있었다.

모린은 술을 마시지 않았지만 커피를 많이 마셨다. 아침은 베이글과 치즈로 시작한 다음 카페테리아에서 점심을 먹고 오후에는 초콜릿과 아이스크림, 감자칩, 탄산음료를 마구 먹었다. 그리고 저녁 역시 풍성한 식사를 했다. 그래서 늘 가스 때문에 복부 팽만감을 겪었다. 모린은 유제품에 예민했는데 이것도 많이 먹었다.

설탕, 카페인, 알코올, 스트레스, 운동 부족은 모두 PMS와 호르몬 불균형(여성 폐경과 남성 폐경)을 강화한다. 또 유제품을 먹으면 우유 속 호르몬으로 인해 체내 호르몬의 균형이 악화된다. 신선한 유기농 우유라 하더라도 임신한 암소에서 짠 것은 호르몬 수치를 크게 높일 수 있다.

나는 모린이 식단을 바꾸고 설탕과 카페인의 섭취를 중단하며, 음식 알레르겐을 제거하고 약간의 영양보충제와 허브를 먹도록 했다. 그리고 운동을 할 것을 권했다. 그러자 한 번의 월경 주기만에 그녀의 삶이 완전히 달라졌다. 그녀의 모든 증상이 사라졌고 체중이 줄었으며 삶의 활력이 몰라보게 증가되었다. 기분이 안정되었으며(우울증도 사라졌다), 여드름과 건조한 피부도 없어졌다. 이 모든 것이 약을 하나도 쓰지 않고 생긴 변화다.

내가 모린에게 사용한 방법이 바로 기능의학에서 하는 전체적 접근의 일부다. 불균형을 찾아내고(모린의 경우 심각한 호르몬 불균형), 원인을 규명한 다음(모린의 경우 음식과 생활습관 등) 신체가 잃어버린 균형을 되찾아 회복하도록 돕는 것이다. 나머지는 우리 몸의 타고난 지혜가 알아서 한다.

호르몬 불균형을 바로잡는 이 방식을 통해 PMS, 여성 폐경, 남성 폐경의 신체적 증상뿐 아니라 정신적 증상까지 대개 사라진다. 성호르몬이 기분과 행동에 영향을 미치는 뇌의 여러 부위에 작동하기 때문이다.

나이가 들면 호르몬 분비가 줄어든다

많은 사람이 모르고 있는 사실 중 하나가 성호르몬이 뇌에 작용해 기분과 인식에 직접 영향을 미친다는 사실이다. 예를 들어 에스트로겐은 신경전달물질, 특히 세로토닌의 생성을 촉진해 훌륭한 항우울제 작용을 한다. 더욱이 훌륭한 수면제임은 말할 것도 없다.

사실 뇌에는 에스트로겐을 포함한 모든 호르몬의 수용체가 있다. 뇌 속 에스트로겐은 신경을 보호해 치매의 위험을 낮춘다(Osterlund & Gustafsson, 2005). 그러나 에스트로겐의 양이 너무 많아지면 유방암, 자궁암, 자궁경부암을 일으킬 수 있다. 균형을 이루는 것이 가장 중요하다.

프로게스테론도 또 하나의 중요한 성호르몬이다. PMS와 폐경 이행기에는 프로게스테론 수치가 떨어져 불안과 불면증이 생긴다. 프로게스테론이 GABA(이완 신경전달물질) 수용체를 활성화시켜 불안과 스트레스를 줄여준다는 연구 결과가 있다(Pluchino, 2001). 프로게스테론은 신체가 생산하는 천연 발륨(우울증 치료제)이라고 할 수 있다.

테스토스테론 역시 기분과 기억, 동기, 전반적인 인지 기능을 향상시켜 주는 뛰어난 뇌 활성 호르몬이다. 남성이든 여성이든 나이가 들면 테스토스테론 수치가 급격하게 떨어지는데, 이는 삶의 질에 큰 영향을 미친다. 그러나 테스토스테론 수치가 떨어지는 것은 노화에 따른 자연스러운 결과가 아니라 체중 증가, 운동 부족, 스트레스, 고당 식단 등에 의한 경우가 대부분이다.

대부분의 여성이 경험하는 월경전 증후군과 폐경 이행기 증상은 호르몬이 균형을 잃기 때문이다. 여성들은 30~50세부터 에스트로겐 수치가 실제로 증가하고 프로게스테론은 감소한다(상대적으로 혹은 절대적으로). 테스토스테론 수치는 남성과 여성 모두에게 감소해 활력 상실, 우울증, 성욕 감퇴로 이어진다.

남성의 테스토스테론 수치 저하의 가장 큰 이유는 인슐린 저항이다. 복부지방이 증가하면 인슐린 수치가 올라가고 테스토스테론 수치가 떨어진다. 알코올은 간을 상하게 하고 여분의 에스트로겐을 방출하지 못하게 한다. 이것이 호르몬 불균형을 일으키는 또 하나의 요인이 될 수 있다. 술을 너무 많이 마시는 남성은 뱃살이 늘 뿐 아니라 가슴도 커진다. 나이가 들면 남성이 여성화한다고 하는데 이 때문이다. 또한 변비와 장 박테리아의 불균형도 장에서 혈액으로 에스트로겐이 재흡수되게 한다. 당신의 간이 에스트로겐을 제거하려고 열심히 노력했음에도 말이다.

자연식품을 먹고 설탕과 흰색 밀가루의 섭취를 금하고 근력 향상을 위해 운동을 함으로써 인슐린 이상을 바로잡는다면 테스토스테론 수치는 자연스럽게 증가한다. 만약 당신이 남성이라면 스포츠 경기를 관람할 때 반드시 이기는 팀을 응원하기 바란다. 응원하는 팀이 패하면 당신의 테스토스테론 수치도 떨어질 것이다.

나는 남성 노인들에게 인체친화형 테스토스테론을 약간만 공급해도 근육과 뼈의 생성이 원활해지고 체중도 줄어든다는 사실을 발견했다. 또한 우울증이 완화되고 극심한 기분 변화도 개선되었다. 여성 역시 인체친화형 테스토스테론 사용으로 도움을 받은 사례가 있었다.

호르몬 대체요법은 적절한 검사를 한 후 의사의 감독하에 신중하게 이뤄져야 한다. 나는 신체의 정상적 기능을 돕는 '자연산' 호르몬의 사용을 적극 권한다. 인공 호르몬은 예기치 못한 부작용을 일으킬 위험이 있기 때문이다. 이것은 비타민과 영양소 등 우리 몸이 이미 사용하고 있는 화학물질로 우리 몸의 시스템을 보충해주는 것이 약물을 사용하는 것보다 더 우수한 치료법이라는 뜻이다. 그래서 나는 '인체친화형' 호르몬만 권한다. 적절한 환자에게 적절한 시기에 적정량을 사용한다면, 이로써 환자의 생명을 구할 수도 있다. 그러나 호르몬에 문제가 있더라도 80퍼센트의 경우는 단지 음식과 생활습관을 바꾸고 해독을 해주며 스트레스를 관리하고 균형을 이루게 하는 것만으로도 충분하다.

멜라토닌과 성장 호르몬

호르몬과 기타 많은 생명 과정에 영향을 미치는 요인이 한 가지 더 있다. 바로 잠이다. 신체 기능의 균형을 유지하려면 잠이 필요하다.

사람들은 수면 부족이 우울증, 만성 통증, 심장병, 당뇨병, 비만으로 이어진다는 사실을 잘 인식하지 못한다. 사실 자연식품을 먹고 몸을 움직이는 것 외에 당신의 건강을 위해 할 수 있는 가장 중요한 일은 잠을 충분히 사는 것이다. 그럼에도 대부분의 사람이 수면 부족 상태로 살아간다. 현대인들은 이제 커피를 넘어 덱사드린, 리탈린 같은 처방용 각성제를 사용하고 있다. 오늘날에는 한 번에 열 가지 일을 하지 못한다면 뭔가 문제가 있는 것으로 비치기 때문이다.

하지만 그렇게 해선 오래 못 간다. 우리 몸은 건강 유지를 위해 수면 중 멜라토닌, 성장 호르몬 그리고 치유 호르몬을 주기적으로 만들어낸다. 수면 부족으로 생체 리듬이 방해받으면 신체의 질병과 고장이 생길 수 있다. 잠은 또한 우울증과 비만을 부르는 코티솔 수치를 낮게 유지하도록 해준다(12장 참조).

사람은 보통 하루에 최소한 7~8시간을 자야 하는데, 그 정도의 수면 시간을 확보하기란 갈수록 어려워지고 있다. 우리는 일정한 낮과 밤의 리듬을 갖도록 진화되어왔다. 우리 신체는 이 리듬을 활용하여 온갖 호르몬 반응, 신경화학적 반응에 대한 신호를 보낸다. 이로써 손상된 DNA를 수리하고 조직과 근육을 키우며 체중과 기분을 조절하는 화학물질을 일정하게 하여 건강을 유지한다. 그런데 밤에 활동하는 시간이 길어지면서 이 모든 것에 이상이 생겼다. 정상적인 낮과 밤의 리듬을 따르지 않으면 치명적인 결과가 초래될 수 있다. 실제로 나 역시 응급실에서 교대근무를 한 경험이 있는데, 그것이 수명 단축에 일조한다는 사실을 알고는 즉시 그만뒀다.

잠을 억지로 줄이면 스트레스 호르몬인 코티솔 수치가 올라가 뇌 손상과 치매, 체중 증가, 당뇨, 심장발작, 고혈압, 우울, 골다공증, 면역 기능저하 등 우리 몸에 온갖 해로운 영향을 미친다. 또한 인지 기능을 더디게 하고 자극에 대한 반응 시간을 길게 한다.

숙면은 우리에게 그냥 찾아오는 자연스러운 현상이 아니다(아기이거나 십대가 아닌 이상). 건강한 수면에 도움이 되는 혹은 방해하는 요인들이 분명히 존재한다. 자연스러운 수면 리듬을 회복하는 방법은 부록을 참조하기 바란다. 부록에 제시한 도구들을 적절히 사용한다면 잃어버린 생체 리듬을 머지않아 회복할 수 있을 것이다. 잠을 가장 우선시하도록 하라.

우리 삶은 온갖 자극으로 가득하다. 그리고 그 자극은 잠들기 직전까지 이어진다. 이렇게 해서는 편안한 잠을 잘 수 없다. 늦은 저녁을 먹고 잠자기 직전까지 컴퓨터 작업을 하고 세상의 온갖 재난과 불행을 보도하는 마감뉴스까지 다 보고 잠자리에 든다면, 과연 제대로 잠을 잘 수 있을까? 적어도 잠자기 두 시간 전에는 자기만의 휴식 시간을 가

수면 무호흡증

코를 고는가? 온종일 피곤한가? 집중력이 떨어지고 우울한가? TV를 보거나 책을 읽으려고 할 때, 심지어 운전 중에도 졸음이 오는가? 그렇다면 당신은 수면 무호흡증을 겪고 있을 가능성이 높다(이들 중 80퍼센트는 제대로 진단을 받지 못한다). 수면 무호흡증은 수면 도중 기도가 자꾸 막혀 수면을 방해받음은 물론 고혈압, 체중 증가, 심지어 심장발작으로 이어지기도 하는 증상이다. 만약 이런 증상이 있다고 생각되면 즉시 의사를 찾아 검사와 치료를 받을 것을 권한다. 당신의 생명이 걸려 있을 수도 있는 문제다.

져야 한다. 신체적으로, 정신적으로 잠에 대한 준비를 하는 것이다.

이것만은 반드시 기억하라. 잠에 인색해서는 절대로 안 된다는 것이다. 잠은 우리가 매일 이용할 수 있는 가장 강력한 치유 도구다.

8장

세 번째: 몸속 염증을 제거하라

칼에 의해 죽은 사람보다 과식과 과음에 의해 죽은 사람이 훨씬 많다.

_ 윌리엄 오슬러

스트레스란 자신의 신체 혹은 자아에 대한 실제적이거나 인지된 위협이다.

뇌에 염증이 생길 수 있을까? 관절염에 걸려 퉁퉁 부은 무릎처럼 뇌도 '퉁퉁 부을' 수 있을까? 인후염에 걸린 목처럼 뇌도 그렇게 아플 수 있을까? 수막염이나 뇌염 같은 뇌 감염 사례를 제외하고 최근까지도 뇌 염증은 드문 현상으로 간주되었다. 그런데 이제까지 잘 드러나지 않은 뇌 염증이 우울증, 치매, 자폐, 불안, 정신분열병, 반사회적 행동 같은 거의 모든 '뇌 질환'과 관련 있다는 증거가 나타났다.

21세기 사람들의 뇌는 '불타고' 있다. 미국을 예로 들면 세 명 중 한 명이 정신 질환으로 고생하고 있고, 1,400만 명이 곧 알츠하이머병에 걸릴 것으로 예측되고 있다. 그런데 거의 모든 기분장애나 노화 관련 뇌 질환이 염증에 걸려 '퉁퉁 부은' 뇌의 증상이라고 본다면 이것은 누구도 피해 갈 수 없는 문제가 되었다.

물론 염증이 뇌에만 영향을 미치는 것은 아니다. 자가면역 질환, 알레르기, 천식, 심장혈관 질환, 암, 당뇨 같은 모든 질병에서 염증을 확인할 수 있다. 이 모든 질환이 염증성 질환이라는 것이 최근에야 밝혀졌다. 문자 그대로 우리 모두가 '불타고' 있다고 할 정도다. 이 모든 증상에 영향을 주는 것이 전신 염증systemic inflammation인데, 말 그대로 온몸에서 일어나는 것이기에 그 진원지를 파악하기가 쉽지 않다. 그런데 우리 몸이 왜 이렇게 염증으로 활활 타게 되었을까?

이 질문에 대한 답을 찾는 것이 곧 모든 만성 질환, 특히 정신 질환과 뇌 질환 치유의 열쇠다. 일단 불이 난 것을 알았다면 끄는 방법을 찾아야 한다. 이 불은 종종 예상치 못한 장소에서 일어난다. 우리가 먹는 음식, 주변 환경에 녹아 있는 독소, 감춰진 감염, 미확인 알레르겐 그리고 스트레스 등에서 일어난다. 염증으로 부은 뇌를 치료하고 싶다면 일단 불이 일어난 원인을 찾은 다음, 불을 꺼야 한다.

염증 체크리스트

- 계절적, 환경적 알레르기가 있다. ☐
- 음식 알레르기가 있거나 식사 후 기분이 좋지 않다 (몸이 둔감해짐, 두통, 정신혼미 등). ☐
- 조명이 좋지 않거나 화학물질이 있거나 통풍이 좋지 않은 곳에서 일한다. ☐
- 살충제, 독성 화학물질, 소음, 중금속에 노출되어 있다. ☐

- 상사나 동료와 마찰이 있다. ☐
- 감기나 감염에 자주 걸린다. ☐
- 간염, 피부감염, 구내염(혓바늘), 입 주위 발진 같은 만성 감염을 갖고 있다. ☐
- 부비동염(축농증)과 알레르기가 있다. 기관지염이나 천식이 있다. ☐
- 피부염(습진, 여드름, 발진 등)이 있다. ☐
- 퇴행성 관절염으로 고생한다. ☐
- 자가면역 질환(류머티스 관절염, 낭창(피부결핵), 갑상선 기능 저하증 등)이 있다. ☐
- 대장염이나 염증성 대장 질환이 있다. ☐
- 과민성 대장 증상(장 경련)이 있다. ☐
- 신경염(ADHD, 자폐, 기분 및 행동 이상)이 있다. ☐
- 심장 질환이 있거나 심장발작을 경험한 적이 있다. ☐
- 당뇨 혹은 과체중이다(신체질량지수 BMI가 25 이상). ☐
- 내가 혹은 가족 중에 파킨슨병이나 알츠하이머병이 있다. ☐
- 평소 스트레스를 받고 있다. ☐
- 일주일에 3회 이상 술을 마신다. ☐
- 일주일에 3회, 매회 30분 이상 운동하지 않는다. ☐

| 점수표 |

점수	정도	관리 계획	실천 사항
0~6점	경미한 염증 수준	울트라마인드 솔루션	부록의 6주 프로그램
7~9점	중간 정도의 염증 수준	자가관리	부록의 6주 프로그램 + 자가관리
10점 이상	심각한 염증 수준	의료관리	위 두 가지를 실천하고, 추가적인 도움을 위해 의사를 찾는다.

- 심황: 가레의 노란색 향료는 최고의 항염증제다. 하루 2회 200mg을 음식과 함께 섭취한다.
- 항염증 약재(심황, 생강, 로즈메리 등)로 만든 복합 제제를 섭취한다.
- 브로멜라인과 기타 단백질 분해효소 4캡슐을 6주 동안 하루 2회(매 식사 사이)복용한다.

전신 염증: 우리 몸속의 불길

우리는 통증과 부기, 발적, 열을 동반하는 염증에 익숙하다. 심한 인후통이나 퉁퉁 부은 무릎, 손톱감염 등을 생각해보라. 이럴 때 그 신체 부위(목, 무릎, 손톱 등)에 염증이 생겼다고 본다.

염증은 감염, 독소, 외부 물질에 대한 우리 몸의 자연스러운 방어 시스템이다. 외부 위협을 감지하면 우리 몸은 백혈구와 사이토카인이라는 화학 물질을 동원해 침입자에 맞서 싸운다. 이런 점에서 염증이란 좋은 것이다.

그러나 면역계의 자연스러운 균형(감염, 알레르겐, 독소, 기타 스트레스원을 통제하는 데 필요한 만큼의 염증만 일으키는)이 파괴되면 면역계는 만성 경보 상태에 돌입해 우리 몸 전체에 염증의 불을 피운다. 이렇게 되면 원래 자기 몸을 외부 침입자로부터 보호하는 면역계가 자기 신체 조직과 세포를 공격하는 일이 발생한다. 이것은 매우 심각한 문제를 일으킬 수 있다.

이런 문제가 심장에서 발생하면 심장병을, 지방세포에서 일어나면 비만을 그리고 몸 전체에서 일어나면 암을 일으킨다. 또 눈에서 일어나면 시력 상실을 일으키고 뇌로 번지면 우울, 치매, 자폐, ADHD, 건망증, 기타 무수히 많은 문제를 일으킨다.

이 염증 과정은 염증 질환이 있는 사람뿐만 아니라 건강한 사람이라도 생활습관이나 환경에 문제가 있다면 일어날 수 있다. 건강한 사람

사이토카인: 면역계의 메신저 물질

신경전달물질이 신경계의 의사소통 도구이고 호르몬이 내분비계(호르몬 분비선)의 의사소통 도구라면 사이토카인이라는 단백질은 면역계의 의사소통 도구라고 할 수 있다. 염증을 키우기도 하고 줄이기도 하는 사이토카인은 염증을 통제하는 주요 커뮤니케이션 시스템으로 우리의 면역계가 치유되도록 유도한다.

그런데 독소, 감염, 알레르겐, 스트레스, 잘못된 식단, 운동 부족 등으로 사이토카인이 코티솔을 더는 분비하지 못하면 우리 몸 전체와 뇌에 불이 붙기 시작한다. 거의 모든 질병에서 사이토카인이라는 이 면역 메신저가 관여한다는 연구 결과만 해도 40만 건이 넘는다. 염증은 현대 의학의 인위적인 구분(정신과, 신경과 등)을 자유롭게 넘나든다.

사실 만성 질환(정신이든 신체든)에서 사이토카인의 이상과 관련이 없는 경우는 거의 없다. 치매, 우울증, ADHD, 자폐, 만성 피로, 비만, 심장병, 암, 알레르기, 자가면역 질환 등 거의 모든 질환이 사이토카인 수치 상승, 전신 감염과 관련 있다.

이라도 잇몸 질환, 음식 알레르겐, 독소, 설탕이나 동물성 지방 같은 염증을 일으키는 음식에의 노출 등에 따라 감염을 일으킬 수 있다는 것이다. 염증은 상처 입은 부위가 붓고 발적과 열이 나는 등 눈으로 확인할 수 있는 경우도 있지만 어떠한 증상도 보이지 않은 채 조용히 진행되기도 한다.

심각한 염증이 뇌 건강에 얼마나 해로운지 이해하기 위해 염증 때문에 일어나는 세 가지 질환을 살펴보자. 바로 자폐증과 우울증, 알츠하이머병이다. 이 질환에서 염증의 역할을 이해하면 뇌 기능의 모든 문제를 지금까지와는 다른 새로운 방식으로 치료하는 기회를 갖게 될 것이다. 대부분의 정신과적, 신경과적 문제는 어떤 면에서 보면 단지 뇌에 염증이 생긴 문제라고 볼 수 있다.

자폐 유전자는 없다

우리는 종종 우울한 기분과 비정상적인 행동, 과잉행동, 집중력 부족을 심리적인 문제라고 생각한다. 자폐증과 정신분열병을 아동기 성장과정의 문제로 보던 것처럼 말이다. 그러나 새로운 과학적 발견은 이러한 우리의 생각을 뒤흔들고 있다.

가장 놀랍고 설득력 있는 이야기는 자폐증에서 확인할 수 있다. 이미 말했듯이 자폐증은 뇌 고장의 극단적인 사례다. 이런 뇌 고장은 우울증에서도, 알츠하이머병에서도 그리고 거의 모든 정신과 혹은 신경과 질환에서도 확인할 수 있다. 이들 질환의 본질이 밝혀지면서 모든 질환의 공통된 근본 원인이 분명해졌다. 자폐증과 알츠하이머병은 연령 스펙트럼의 양극단에서 관찰되는 거의 동일한 질환의 다른 이름일 뿐이라는 것이다. 두 질환의 대사, 생화학, 원인은 거의 일치한다.

하버드 의대 신경과의 마사 허버트 박사는 '자폐증: 뇌의 장애인가, 뇌에 영향을 미치는 신체의 장애인가?'라는 제목의 혁명적인 논문을 발표했다. 그녀는 자폐증 아동들의 뇌 MRI를 유심히 분석한 결과 자폐아들의 뇌가 정상 아동들의 뇌보다 크다는 사실을 발견했다. 그리고 이후 존스홉킨스대학교의 다이애너 바르가스 박사팀이 그 이유를 알아냈다. 그들은 사망한 자폐아 11명의 뇌를 부검하여 조사했다. 그리고 살아 있는 자폐아들의 척수액도 살폈다. 검사 결과 이들 자폐아들의 뇌가 마치 부은 발목처럼 실제로 염증 때문에 부어 있다는 사실을 발견했다.

이 검사 결과는 또 다른 질문으로 이어졌다. 그들의 뇌에는 애초에 왜 염증이 생긴 걸까? 간단하게 답하자면 알레르기 물질, 독소, 감염, 영양결핍 때문이라고 할 수 있다. 그런데 어디서 이런 문제들이 생겼으며 이것이 뇌에 어떤 영향을 미친 걸까? 혹시 자폐아들의 뇌는 날 때부터 문제가 있었던 걸까? 많은 경우 그렇지 않았다.

자폐아들에게선 뇌의 이상뿐 아니라 위장 이상과 복부 팽만도 있는 것으로 확인되었다. 이는 95퍼센트의 자폐아들에서 발견되었다. 또한 자폐아들은 잦은 감염과 알레르기로 여러 차례 항생제를 투여받은 적이 있는 것으로 밝혀졌다. 캘리포니아대학교의 MIND 연구소에 따르면 자폐 스펙트럼 아동의 70퍼센트 이상이 면역 기능에 문제가 있는 것으로 나타났다.

대부분의 의사가 자폐아들의 이런 증상이 그들의 뇌 기능 이상이나 뇌 염증과는 무관하다고 생각하고 있다. 그러나 허버트 박사에 의하면 그렇지 않다. 자폐아들의 위장, 면역, 독소 이상은 확실하게 뇌에도 영향을 미친다. 실제로 허버트 박사는 자폐증이 뇌 기능을 변화시키는 대사 질환이라고 주장한다. 뇌와 신체는 하나의 전체 시스템으로 작동한다. 만성의 잠행성 촉발 요인들이 뇌에 이상을 일으킬 수 있다.

위장을 다루는 9장에서 알게 되겠지만 면역계의 60퍼센트 이상이 소화관 속에 있고, 신체 면역계가 균형을 잃으면 전신 감염이 생길 수 있다. 그럼에도 우리는 매일같이 소화관을 혹사시킨다. 섬유질이 적고 설탕이 많이 든 음식, 항생제와 살충제와 호르몬이 가득한 음식을 먹는다. 알코올과 카페인도 섭취한다. 항생제, 위산 억제제, 항염증 제제, 호르몬, 스테로이드를 복용한다. 그리고 만성적인 스트레스에 시달리며 수천 가지 환경 독소에도 노출되어 있다. 이 모든 것이 위장에 해를 입힌다.

위장 면역계는 음식 속의 외래 단백질과 수많은 세균에 반응해 염증을 일으킨다. 배에서 시작된 염증(수많은 자폐아에게 복부 팽만이 있다)은 뇌로 번지고 그것은 문자 그대로 뇌의 팽창으로 이어진다. 그 영향은 실로 심각하다.

뇌는 매우 정교한 기관이다. 감각 입력을 조절하는 필터는 오직 필요한 정보만 받아들인다. 우리가 행복하고 깨어 있기 위해서는 뇌의 활동이 매우 정교하게 움직여야 한다. 그런데 만약 독소, 감염, 알레르기 물질, 영양 결핍으로 인한 비효율적인 효소와 뇌 기능 같은 다중 대사 장애 때문에 뇌의 협력과 조정 기능에 문제가 생긴다면 어떻게 될까?

모든 정신 기능이 둔화되고 신경전달물질과 세포막이 제 기능을 발휘하지 못한다. 효소도 문제를 일으키고 세포도 '아포토시스apoptosis'라고 하는 세포 자살에 이르게 된다. 세포 간 연결과 의사소통의 정교한 네트워크도 방해를 받는다. 이것이 바로 염증의 영향이다.

이것들은 겉으로 어떻게 나타날까? 바로 자폐증, 알츠하이머병, 우울증으로 나타난다. 어떤 질병으로 나타나는가는 개인의 유전자 구성이나 환경에 따라 다르다. 앞에서 논의한 아동들의 경우 이 염증의 결과는 자폐증이었다. 혹시 당신에게는 그냥 우울한 기분이나 치매, 과잉행동 혹은 집중력 부족으로 나타날 수도 있다.

뇌의 염증은 기존의 의학적 진단으로는 잘 포착되지 않는다. 그렇지만 뇌와 몸에 큰 해를 입힌다. 행동과 기분, 기억의 변화에서 이런 해를 확인할 수 있다. 우리는 바로 이 대사장애에 대한 해답을 찾아야 한다.

자폐증과 기타 대부분의 뇌의 장애 치료에서 염증을 치료하는 것은 매우 중요하다. 뇌 고장은 '치료 가능한' 대사상 문제 때문일 수 있다. 예컨대 소화 불균형이나 독소, 음식 알레르기 물질, 감춰진 감염 그리고 영양 결핍에 의해 악화되는 경우 등이다.

이제 과학자들은 '왜'를 묻고 있다. 왜 자폐아들에게서 더 많은 수은이 발견되는가? 수은이 뇌에 미치는 영향은 무엇인가? 왜 자폐아들의 면역 기능에 이상이 생기는가? 왜 자폐아들은 바이러스에 더 잘 감염되는가? 왜 자폐아들의 장내벽과 척수액에서 홍역 바이러스가 발견되는가? 처음 병원을 찾은 신생아에게 아홉 가지 예방주사를 놓고, 두 살이 되면 스물일곱 가지 예방주사를 놓는 일의 결과는 무엇일까? 이 모든 것이 어떻게 염증을 일으키고 이것은 또 어떻게 자폐증을 일으키는가?

이들 질문에 답하기 위해서는 신체와 뇌, 행동의 관계를 살펴볼 필요가 있다.

연구자들은 자폐증을 일으키는 단 하나의 자폐증 유전자, 또 이로 인해 손상을 입은 특정 뇌 부위를 찾아내려고 했다. 그러나 이런 식으로 해답을 찾는 것은 자폐증(혹은 기타 뇌 질환)을 일으키는 변화가 유전적으로 결정되어 있으며 따라서 치료가 불가능하다고 가정하는 것이다. 이 연구자들은 문제의 원인을 엉뚱한 곳에서 찾고 있다.

발달장애아 6명 중 1명이, ADHD 아동 10명 중 1명이 그리고 자폐아 150명 중 1명이 동일한 대사 및 환경상 문제를 보이고 있다. 이 문제는 대사 질환이 근본 원인이며 유전적으로 결정된 질환 혹은 뇌 손상의 결과가 아니다. 동일한 근본 원인에 겉모습만 조금씩 다르게 나타나는 것뿐이다.

허버트 박사에 따르면 원인이 '달라도' 증상은 '동일할' 수 있다. 자폐아들이 보이는 언어 및 사회성의 문제, 행동 경직, ADHD 아동의 다양한 행동 이상이 그것이다. 서로 다른 자극이라도 비슷한 경로를 거쳐 동일한 증상으로 나타나는 것이다. 따라서 서로 '조금씩 다른' 원인으로 생기는 '여러 자폐증'이 존재한다고 보아야 한다.

뇌에 영향을 미치는 약물을 연구하기보다 염증, 독소, 알레르기 유발물질, 감염 치료를 연구하고 생화학적 열차 탈선(메틸화나 황화의 이상)과 장의 문제를 바로잡는 것이 더 나은 자폐증 치료법이다.

장을 치료하고 비타민 B_{12}, B_6, 엽산, 오메가-3 지방, 비타민 A와 D, 마그네슘과 아연을 공급하고, 글루텐과 카세인(유제품에 들어 있는 단백질로 많은 사람이 민감성을 보인다)을 식단에서 제거하고, 수은과 납을 해독하는 것이 자폐아들의 뇌 연결을 되살리는 가장 좋은 방법이다.

몸을 치료하라. 그러면 뇌는 치유될 것이다. 자폐증 치료를 위한 아동, 부모, 연구자, 의사들의 모임인 'DAN Defeat Autism Now!(지금 자폐증을 물리치자!)'이라는 단체도 이런 식의 접근이 자폐증 치료에 도움이 된다는 것을 확인해주고 있다. 정신과 및 신경과 질환의 치료에서 우리는 환자의 몸을 살펴야 한다. 자폐증 등 명확한 병명이 있다 하더라도 우리는 환자가 보이는 증상 호전의 패턴이나 치료 요인들 사이의 관계성, 공통적 경로 등을 살필 필요가 있다. 이렇게 자폐증 증상이 호전된다면 기타 알츠하이머병, 만성 우울증, 양극성장애, 정신병, 섭식장애, 반사회적 폭력행동 등에도 적용할 수 있을 것이다.

이들 문제는 우리가 흔히 생각하듯이 뇌 속의 특정 부위에 문제가 있어서 생긴 질환이 아니다. 이것들은 뇌의 섬세한 협응 작용을 망가뜨린 몇 가지 시스템적 문제(대사적으로 그리고 시스템적으로 치료할 수 있는)의 결과다.

하버드대학교에서 TRANSCEND라는 신경발달장애연구 프로그램을 진행하고 있는 허버트 박사는 뇌를 신체의 일부로 보는 데 지금까지와는 다른 완전히 새로운 시각을 제공하고 있다. 나는 그녀의 연구가 자폐증뿐 아니라 '모든' 질병에 대한 우리의 인식을 바꿔주고 있다고 본다. 우리가 어떤 질문을 던져야 하며 그 질문에 대한 답을 어떻게 찾아야 하는지를 생각하도록 말이다.

지금 의학계에는 과거 콜럼버스의 신대륙 발견이나 갈릴레오의 지동설에 비견될 만한 거대한 사고의 전환이 일어나고 있다.

염증을 치료해야 우울증이 사라진다

종종 항우울제보다 운동이나 생선기름이 우울증 치료에 더 효과적인 까닭은 왜일까? 혹시 이 두 가지가 강력한 항염증 작용을 하기 때문은 아닐까? 그리고 우울증이 뇌의 경미한 염증 질환이기 때문은 아닐까? 그 증거를 살펴보자.

- 염증을 촉발하는 사이토카인 IL-1, IL-6, TNF 알파(염증 반응을 촉발하는 분자 메신저)와 장에서 생성되는 박테리아 독소가 우울과 불안 증상을 일으킨다.
- 사이토카인은 시상하부-뇌하수체-부신축HPA axis을 과활성화시킨다(우울증 환자에서 볼 수 있는 것처럼).
- 사이토카인은 트립토판을 파괴하는 효소IDO의 기능을 활성화시켜 뇌 속 세로토닌의 양을 떨어뜨린다.
- 심각한 우울증 환자는 면역계의 과민 반응으로 뇌 염증을 일으킨다.
- C형 간염이나 다발성 경화증 치료를 위해 인터페론(사이토카인) 같은 면역치료를 시행하면 우울증이 생길 수 있다.
- 우울증은 자가면역 질환이나 심장병 같은 염증성 질환에서 더 흔히 보인다.

이 밖에도 뇌 염증 때문에 우울증이 생긴다는 것을 보여주는 자료는 많다. 베를린자유대학교 연구자들은 전체 인구의 30퍼센트가 대뇌변연계(감정 중추)에서 보르나 바이러스Bornavirus라고 하는 신종 바이러스를 가지고 있음을 발견했다. 이 보르나 바이러스를 가진 사람 여섯 명 중 한 명이 우울증을 겪으며 단기 항바이러스 약물로 치료될 수 있다.

바이러스가 우울증을 일으키고 바이러스를 치료하면 우울증 증상을 감소시킬 뿐 아니라 치료할 수도 있다. 아무리 좋은 항우울제라도 우울증을 치료하지는 못한다.

염증이 우울증을 일으킨다는 증거는 더 있다. 미주신경vagus nerve 자극술은 우울증 치료에 매우 도움이 된다. 미주신경은 안정 및 이완 신경이다. 깊은 수면이나 명상, 요가를 할 때 미주신경이 활성화되어 염증 사이토카인의 생성을 억제하는 아세틸콜린이 분비된다. 심호흡과 이완이 도움이 되는 이유는 많지만 염증이 줄어드는 것도 그중 하나다. 오메가-3 지방도 우울증 경감에 도움이 된다(Parker, 2006). 오메가-3 지방은 염증을 낮추고 세포막과 세포 간 커뮤니케이션을 활성화시켜 우울증 완화에 도움을 준다. 또한 항염증제 역할을 하는 운동도 우울증을 치료하는 데 프로작보다 효과적이다(Blumenthal, 2007).

하버드대학교에서도 연구 결과를 내놓았다. 연구자들은 다발성 경화증 같은 자가면역 질환 우울증 환자에서 백질 손상과 뇌내 백반white spot이 많다는 사실을 발견했다. 이런 증상은 엽산 수치가 낮아 호모시스테인(뇌내 염증을 일으키는 물질) 수치가 올라간 것과 관련이 있다(Papakostas, 2005). 비타민 결핍은 뇌 염증을 일으키고 우울증을 일으키는 독성 물질을 만들어낸다.

물론 우리는 '닭이 먼저냐, 달걀이 먼저냐'를 물어야 한다. 즉 우울증이 염증을 일으키는가, 아니면 염증 때문에 우울증이 생기는가 하는 것이다. 정답은 '둘 다'다. 염증이 우울증을 일으키고 우울증은 다시 염증을 악화시키는 악순환이 계속되는 것이다. 그러므로 우울증을 치료하려면 염증의 원인을 찾아 제거한 다음 신체가 면역계의 균형을 회복하도록 해 악순환의 고리를 끊어야 한다.

염증을 일으키는 것은 우울증뿐 아니라 불안, 강박장애OCD, 양극성 장애도 일으킬 수 있다. 우리는 이것들이 다만 증상에 붙인 이름일 뿐이라는 것을 잊어서는 안 된다. 같은 증상이라도 증상의 원인은 사람에 따라 다를 수 있다. 울트라마인드의 일곱 가지 핵심 열쇠에서 우리는 그 원인을 찾을 수 있으며, 완전히 낫기 위해서는 일곱 가지 모두를 치료해야 한다.

거시적이고 전체적인 시각에서 봐야 앞뒤가 들어맞는다. PANDAS(연쇄상구균에 따른 아동의 자가면역 신경정신 질환)라는 특정 강박증 형태가 있다. 아동들이 손 씻기에서부터 문 열고 닫기, 물건 세기, 신체의 불수의적 움직임 등 OCD라고 '불리는' 강박충동으로 고생하는 증상이다. PANDAS는 연쇄상구균 감염으로 생기는데, 이 연쇄상구균이 뇌 염증을 일으키는 독소를 방출하는 것이다. 따라서 항생제로 이 박테리아를 치료하면 뇌의 염증이 줄어들어 강박증이 사라진다.

그런데 왜 강박증 이외의 '뇌 질환' 치료에는 이 모델을 적용하지 않을까? 왜 뇌 질환을 신체 기능의 불균형으로 보지 않고 '정신과적인 문제'로만 보는 걸까?

PANDAS의 예와 같은 놀라운 발견이 기분장애, 특히 우울증 치료에 새로운 장을 열었다. 감염을 치료하고 알레르기를 제거하고 깊은 이완과 적절한 운동을 하고, 비타민과 생선기름을 섭취하면 염증을 줄여 우울증을 치료할 수 있다. 내 환자 수백 명은 염증을 다스리는 것만으로 기분장애가 호전되었다. 우리는 표면적인 증상이 아니라 근본 원인을 치료해야 한다. 나의 환자 엘리자베스의 사례를 소개한다.

엘리자베스는 다양한 증상으로 고생하던 스물한 살짜리 아가씨였다. 무엇보다 그녀는 어릴 적부터 앓아왔던 불안, 우울, 급격한 기분 변화에 따른 경계선 성격장애로 힘들어하고 있었다. 직장 동료들도 그녀의 반응을 예측하기 어려워 상대하기를 꺼렸고, 병원 내 환자들과도 항상 다툼이 있었다. 너무 예민해서 한 가지 일에 집중하는 데도 어려움이 있었다. 당 탐닉 때문에 퇴근 후 매일 같이 푸딩, 피자를 먹었다. 인스턴트식품이 주식이었고, 야식도 매일 먹었다. 엘리자베스는 열세 살 때부터 우울증 치료제인 졸로프트를 복용했다. 이제 성인이 된 그녀는 키 155센티미터에 몸무게가 77kg을 넘었다. 하루 열 시간을 자고도 늘 피곤했으며 알레르기, 후비루, 부비동 출혈이 있었으며 귀에서 분비액이 흘러나오고 코도 골았다.

음식 알레르기 검사 결과 엘리자베스는 달걀, 밀, 호밀, 유제품, 효모에 매우 민감하다는 사실이 밝혀졌다. 또한 오메가-3 지방도 부족했다. 나는 엘리자베스가 면역계를 자극하는 음식을 피하고 비타민 D와 오메가-3 지방을 섭취하도록 권했다. 2개월 후 엘리자베스는 몸무게가 11kg이나 줄었고 당 탐닉도 사라졌다. 그런데 정말로 놀라운 것은 그렇게 심하던 기분장애가 평생 처음으로 호전되었다는 사실이다. 에너지 수치도 몰라보게 향상되어 하루 7~8시간만 자고도 낮 동안 활기차게 활동할 수 있었다. 5개월 후에는 몸무게가 15kg이 줄었고, 처음으로 삶의 진정한 행복감을 맛보았으며 직장 동료나 가족과의 관계도 원만해졌다. 다른 신체 증상들(부비동 충혈, 후비루, 월경전 증후군 등)도 사라졌다.

불타는 뇌, 알츠하이머

알츠하이머병으로 사망한 환자의 뇌를 부검해보면 뇌가 불타고 있다는 것을 확인할 수 있다. 80세 이상 고령 인구가 급속히 증가하고 있는 이때 우리는 알츠하이머병의 원인을 더욱 적극적으로 파악해야 한다. 희망적인 소식은 우리가 과거 어느 때보다 알츠하이머병의 문제점을 잘 알고 있다는 사실이다.

염증은 모든 질환에서 관찰되는 발병 요인이지만, 특히 뇌와 노화에서 중요한 요인으로 작용한다. 설탕, 트랜스지방, 포화지방산, 스트레스, 운동 부족, 자가면역 질환, 비만, 당뇨, 비타민 결핍, 셀리악병(밀과 글루텐 섭취로 생기는 소아 지방변증), 대장염 등이 치매와 알츠하이머병 같은 신경퇴행성 질환의 위험을 높인다(Griffin, 2006). 이 모든 요인이 염증의 가능성을 높이는 것들이며, 이 때문에 애드빌 같은 항염증제가 치매 위험성을 낮추는 데 쓰인다. 그러나 치매 위험을 낮출 목적으로 항염증제를 복용해서는 안 된다. 항염증제 복용으로 인한 장내 출혈로 매년 10만 명 이상이 병원에 입원하고 그중 1만 6,000명이 사망한다. 의사들은 알츠하이머병을 일으키는 '하나의' 원인을 찾고 있다. 그러나 그런 것은 존재하지 않는다. 알츠하이머병은 생활습관이나 환경적 요인, 유전적 요인이 함께 작용하여 생기는 질환이다. 그러므로 뇌를 건강하게 회복시키기 위해서는 다양한 요인을 함께 고려해야 한다. 자폐증이나 우울증과 마찬가지로 치매와 알츠하이머병도 많은 경우 다양한 원인을 함께 고려할 때 병의 진행 속도를 늦추고 치료율을 높일 수 있다. 우리가 올바른 조건을 제공할 때 뇌는 놀라운 치유력과 회복력을 보인다. 아스피린이나 애드빌을 복용하는 것은 정답이 아니다. 우리는 염증 같은, 질환의 근본 원인을 다루어야 한다.

초기 치매에서 회복된 크리스틴이라는 할머니의 사례를 보자.

칠십대까지 크리스틴 할머니는 정신이 말짱한 노인이었다. 그런데 여든이 넘어가자 기억력이 현저히 떨어지기 시작했다. 할머니가 이제 혼자 계시기 어렵다고 판단한 가족들은 신경과 의사와 심리사를 찾아 상의했다. 신경정신과 검사 결과 초기 치매 진단이 내려졌다. 그런데 별다른 치료법을 시행하지 않았다.

딸이 할머니를 내게 데려왔고, 우리는 할머니에게서 염증(C 반응성 단백질)이 심한 것을 확인했다. 그리고 염증을 일으킨 다른 요인들도 다수 확인되었다. 비타민 D 결핍, 진단되지 않은 갑상선 질환, 비타민 B_6와 B_{12} 및 엽산 부족, 수은 및 납 수치 높음 등이었다. 이 요인들 각각에 의해서는 크게 문제가 되지 않았을 것이다. 그런데 이 모든 요인이 합쳐지면서 여든한

C 반응성 단백질

만약 자신의 염증 수치가 높은지 걱정된다면 의사에게 C 반응성 단백질 CRP 검사를 받을 것을 권한다. CRP는 혈액 속에서 발견되는 단백질로 염증의 주요 지표다. CRP가 있다면 뇌와 신체에 염증이 심각하다고 보아야 한다. 자신의 염증 상태에 대해 잘 알수록 그것으로 인한 증상에 더 잘 대처할 수 있다.

살 노인의 뇌와 신체에 문제를 일으켰다.

이후 6개월에 걸쳐 우리는 신신한 자연식품과 항염증 식단으로 치료했다. 오메가-3 지방 영양제를 공급하고, 부족한 비타민도 보충해주었다. 갑상선 질환을 치료하고 체내 수은과 납 수치도 서서히 낮추었다. 치료 후 크리스틴 할머니는 세 시간짜리 신경정신과 검사를 받았다. 모든 것이 좋아졌다. 대개 치매는 진행성이라고 생각한다. 그렇지만 크리스틴 할머니는 염증 완화와 영양 개선, 체내 독소 제거를 통해 잃어버렸다고 생각했던 삶의 일부를 되찾았다.

염증은 어떻게 발생하는가

신체 각 부위는 서로 연결되어 있으며 염증을 일으키는 요인은 다음 몇 가지로 압축된다.

- 염증을 일으키는 식단: 설탕, 정제 밀가루, 트랜스지방, 포화지방산 등의 과다한 섭취
- 알레르기 음식: 음식 및 기타 발견되지 않은 알레르기 물질의 지연반응 때문에 '뇌 알레르기'(뇌 염증을 일으키는 신체 알레르기 반응)가 발생한다.
- 소화 기능과 장 면역계의 불균형
- 면역 기능 부전과 자가면역 질환을 유발하는 수은이나 살충제 같은 독소
- HIV로 인한 치매, 매독, 라임병 같은 경미한 만성 감염이 다양한 신경정신 '질환'과 강박증의 원인인 PANDAS를 일으킨다.

- 신체적, 심리적 트라우마 등의 스트레스
- 운동 부족
- 수면 부족(하루 7시간 미만)
- 비타민 C·B·D, 아연, 오메가-3 지방 등의 영양 결핍

거의 모든 질병에서 발견되는 염증 지표(사이토카인)는 자폐증, 알츠하이머병, 우울증, 기타 많은 신경정신 질환에서도 관찰된다. 그런데 사이토카인은 불이 타고 있음을 보여주는 연기일 뿐이다. 사이토카인에 신호를 보내 뇌에 불이 붙게 하는 것이 무엇인지를 파악하는 것이 중요하다. 방금 나열한 몇 가지 원인으로 우리가 목격하는 질환의 거의 모든 현상을 설명할 수 있다.

의료계의 문제는 대부분의 연구자와 의사가 장님 코끼리 만지기 식의 연구와 진료를 하고 있다는 사실이다. 어느 의사는 다리를, 어느 의사는 귀를, 어느 의사는 상아를, 어느 의사는 코를, 어느 의사는 꼬리를 만지고 있는 형국이다. 모두가 자기가 보고 만진 것만 이야기한다. 각각이 거짓은 아니지만 전체 그림을 놓치고 있다는 점에 문제가 있다.

질병의 다양한 요인을 함께 고려하는 '기능의학'의 패러다임에서도 염증은 하나의 요인일 뿐이다(매우 중요하기는 하지만). 2부에서 이야기하고 있는 나머지 여섯 요인도 똑같이 중요하다. 그런데 이들 요인이 모두 위 목록과 관련이 있다.

현대인의 뇌 노화와 염증에서 가장 중요한 원인은 단연코 설탕이다. 우리가 섭취하는 단 음식과 정제 가공식품의 양이 엄청나게 늘면서 신체에 해로운 영향을 끼치고 있다. 7장에서 보았듯이 설탕 소비량의 폭

증으로 인한 인슐린 과다 분비는 신체에 각종 염증을 일으킨다. 이미 말했듯이 알츠하이미병은 이제 '제3형 당뇨병'으로 불리고 있으며, 제2형 당뇨병 환자(성인당뇨병)는 알츠하이머병에 걸릴 확률이 일반인에 비해 네 배나 높다고 밝혀졌다. 과다한 설탕 섭취는 뇌 질환을 일으킬 수 있다. 더욱이 설탕 과다 섭취로 생긴 염증은 뇌 질환을 넘어 심장병, 비만, 암, 당뇨, 노화 등의 문제를 일으킬 수 있다. 증거는 넘쳐난다.

설탕 그리고 감자나 파스타처럼 즉시 당으로 변환하는 '백색 식품'은 신체에 엄청난 스트레스를 가해 코티솔이나 아드레날린 같은 스트레스 호르몬 분비가 급증한다. 만약 당신의 자녀가 설탕을 많이 먹은 다음 행동이 과격해졌다면 설탕이 아드레날린을 분비시킨 것으로 볼 수 있다. 체내 인슐린 급증은 또한 염증 사이토카인을 증가시키는 세포 스위치를 건드린다. 이 스위치가 켜진 채 수십 년이 지나는 동안 인체는 서서히 해를 입는다.

여기에 과학적 논란은 없다. 증거가 분명하기 때문이다. 설탕은 염증을 일으킨다. 너무 많은 당을 섭취하면 인슐린 저항 상태의 지방세포가 TNF알파나 IL-6 같은 염증 메신저(사이토카인)를 보내 뇌에 해를 입힌다.

실제로 연구자들은 우울증을 '제2형 대사 증후군'으로 부를 것을 제안했다. 우울증은 복부 비만뿐 아니라 뇌에도 비만이 생기게 하기 때문이다. 정신과 의사들은 액토스 같은 항당뇨제로 우울증과 기타 정신질환을 치료하기 시작했다. 이 약들은 혈당과 인슐린을 낮춰 염증을 완화시킨다.

그러나 설탕이 염증을 일으키는 유일한 물질은 아니다. 뇌 기능 부전에서 또 하나의 중요한 요인을 살펴보고자 한다. 바로 숨겨진 음식 알레르기다. 이것은 많은 논란이 있는 영역이다.

가볍게 봐선 안 되는 음식 알레르기

당신에게는 혹시 인지장애나 집중력 부족이 있는가? 아니면 뇌의 피로감을 느끼거나 식후에 우울함이나 분노를 느끼는가? 단식을 하거나 끼니를 거르면 오히려 정신이 또렷해지는가? 만약 그렇다면 당신은 당신이 먹는 음식에 알레르기 반응을 일으키고 있는 것인지 모른다. 지금부터 음식 알레르기란 무엇이고 그것이 뇌에 어떻게 영향을 미치는지 살펴보자.

알레르기는 염증 반응이다. 알레르기 반응을 보이는 물질을 먹으면 몸은 외부 물질이 체내에 침입한 것으로 판단한다. 실제로는 해롭지 않은데도 외부 침입자가 해를 입힌다고 생각하도록 만든다. 그 결과 당신의 몸은 이 외부 침입자가 당신에게 해를 입히지 못하도록 수많은 염증 반응을 시작한다. 어떤 반응이 일어나는가는 당신의 독특한 유전자 구성에 따라 다를 수 있다. 경미한 피부 트러블에서부터 인지 기능의 장애, 공격적 행동, 불안, 우울 등으로 나타날 수 있다.

음식 알레르기에는 크게 두 가지 유형이 있다. 즉각적으로 반응을 보이는 급성 알레르기(IgE 알레르기)와 지연 반응 알레르기(IgG 알레르기)가 그것이다. 급성 알레르기는 우리가 일반적으로 알고 있는 알레르기다. 땅콩을 먹으면 목이 막힌다거나 두드러기가 난다거나 숨쉬기가 힘들다거나 하는 등이다. 그런 일을 겪으면 당신은 아마 다시는 땅콩을 먹지 않을 것이다. 자신에게 땅콩 알레르기가 있다는 사실을 알기 때문이다.

그러나 지연 반응 알레르기는 곧바로 반응을 보이지 않는다. 월요일 먹은 빵 한 조각 때문에 수요일에 우울해질 수도 있다. 혹은 오늘 먹은 치즈 한 조각 때문에 내일 편두통이 올 수도 있다. 당신은 이런 음식을 먹었다고 해서 우울증이나 편두통이 올 것이라고는 상상도 하지 못할 것이다. 기존 의학계는 이런 지연 반응 알레르기를 무시한다. 그러나 내가 환자의 치료를 돕기 위해 하는 가장 중요한 일 중 하나가 지연 반응 알레르기를 다루는 것이다.

두 유형의 알레르기 질환이 모두 증가하고 있는데, 거기에는 여러 이유가 있다. 우리는 주변 환경에 과도하게 민감해졌다. 지나치게 살균된 환경 때문에 신체 면역계가 취약해졌기 때문일 수도 있고 잡종 교배된 혹은 유전자 변형을 거친 식품을 먹기 때문일 수도 있다. 지금 우리 음식에는 1~2세대 전만 하더라도 없었던 항생제, 호르몬, 살충제, 첨가물이 가득하다. 그 결과 면역계가 아군과 적군을 구별할 수 없게 되었다. 즉, 정말로 침입을 막아야 하는 외부 물질과 우리가 먹는 음식, 심지어는 우리 자신의 세포를 구분하지 못하는 일도 있다. 위생 상태가 열악하고 감염이 흔한 후진국에서는 오히려 알레르기나 자가면역이 드물다.

그중에서도 지연 반응 알레르기가 생기는 이유는 무엇보다 21세기의 생활습관이 음식, 세균, 독소로부터 우리 면역계를 방어하는 정상적인 장벽에 고장을 일으키기 때문이다. 그 장벽이란 바로 우리의 내장이다. 면역계의 60퍼센트가 장에 존재한다. 그래서 내장 벽에 문제가 생기면 음식 입자를 외부 침입자로 잘못 인식해서 면역계가 활성화된다. 이렇게 되면 뇌를 포함한 전신에 염증을 일으키는 연쇄 반응이 나타난다.

왜 장에 이상이 생기며 이것이 기분, 행동, 신경 이상과 어떤 관련이 있는지는 장에 대해 이야기하는 9장에서 살펴볼 것이다. 여기서는 영양이 부실한(설탕이 많고 섬유질이 적은) 식단, 아연과 오메가-3 지방 결핍, 항생제와 호르몬 과용, 환경 독소에의 노출, 전례 없는 수준의 정신적 스트레스 등 때문에 알레르기와 전신 면역 이상이 생긴다는 정도만 기억하자. 이것을 '장 누수'라고 부른다.

사실, 기분 및 뇌 장애의 상당수가 장 누수 때문에 생긴다. 장 누수에 의해 음식이나 환경적 영향이 직간접적으로 뇌 기능에 이상을 일으킨다. 뇌를 보호하는 정상적인 장벽에 문제가 생길 때 장벽이 반응을 일으켜 뇌 염증으로 이어진다. 독소, 글루텐과 유제품에서 나오는 작은 펩타이드, 우리가 먹는 음식에 대한 항체, 감염과 세균 그리고 그것들이 촉발하는 사이토카인이 모두 우리 뇌 속으로 들어온다.

이것이 '뇌 알레르기', 즉 우리가 먹는 음식에 대해 뇌 안에서 일으키는 특정한 반응으로 나타난다. 이 알레르기는 알레르기성 비염과 유사해서 마치 뇌 속에서 콧물을 흘리는 것과 같다. 그런데 그 증상은 피로, 기억력 상실, 인지 기능 저하로 나타나며 심한 경우 우울증, 불안, 강박증, 자폐증, 알츠하이머병, 치매, 기타 '뇌의 장애'가 된다.

우리는 음식, 꽃가루, 곰팡이, 화학물질, 먼지, 비듬이 피부나 폐, 소화계에 염증을 일으켜 두드러기나 천식, 기침, 설사를 하게 된다는 사실을 알고 있다. 그런데도 뇌에 대해서만은 예외로 친다. 뇌가 이들 알레르기 물질로부터 차단되어 있다고 생각하는 것이다.

그런데 이제는 그렇지 않다는 것을 알게 되었다. 음식 알레르기는 대사질환을 일으켜 피로, 인지 기능 저하, 불안, 공격적 행동, 우울, 정신분열병, 과잉행동, 자폐, 학습장애, 치매 등 온갖 '정신적인' 증상으로 이어질 수 있다(Hunter, 1991).

불안, 우울, 집중력 저하로 고생하는 환자 30명을 상대로 한 연구에서 이들의 증상이 음식 알레르기 때문인지를 플라시보 효과를 통제한 상태에서 실험했다(King, 1981). 그 결과 그들의 우울증, 신경과민, 무력감, 인지 기능 저하, 이유 없는 분노 등이 음식 알레르기 때문인 것으로 밝혀졌다. 또 글루텐이 우울증, 불안, 정신분열병, 자폐증, 치매와 관련 있다고 주장하는 연구도 있다(Ludvigsson, 2007).

또 다른 연구에서는 과체중이며 동맥에 콜레스테롤 혈전 증상이 있는 아동들이 모두 IgG 항체 수치가 높다는 사실을 보여주었다. 이는 이들 아동의 지연 반응 음식 알레르기와 염증의 가능성이 정상 체중 아동들보다 높다는 것을 의미한다(Wilders-Truschnig, 2007). 이 놀라운 연구 결과는 음식 알레르기가 비만과 염증, 대사 증후군을 일으켜 뇌 손상으로 이어진다는 사실을 분명히 보여주고 있다.

염증을 일으키는 요인은 많지만 음식 알레르기는 분명 매우 중요한 요인이다. 글루텐이나 카세인처럼 유제품에 들어 있는 단백질 또한 기분장애와 뇌 기능 변성을 일으키는 등 부정적 영향을 미칠 수 있다. 실제로 심각한 우울증 환자와 자폐아, ADHD 아동의 소변에서 제대로 소화되지 않은 유제품과 밀 분자(카세오모르핀, 글루테오모르핀이라고 불리는)가 발견되었다. 이 단백질은 뇌 기능에 변화를 일으켜 우울증뿐 아니라 정신병과 자폐증을 일으키기도 한다. 나는 글루텐과 카세인이 없는 식단으로 바꾼 직후 자폐증 아이들이 입을 여는 것을 경험한 적이 있다. 음식 알레르기가 뇌에 영향을 주지 않는다는 오래된 고정관념에서 하루빨리 빠져 나와야 한다.

음식 알레르기는 장과 뇌 알레르기

우리 몸의 모든 부위와 세포들은 서로 커뮤니케이션한다. 모든 신체 부위와 세포가 동시에 대화를 나누는 것이다. 이 대화가 원활하게 진행될 때 우리는 건강하다고 한다. 그러므로 건강이란 곧 신체 각 부위와 세포의 원활한 커뮤니케이션을 말한다.

뇌와 면역계, 장, 호르몬 사이에서도 많은 대화가 이뤄진다. 우리는 이것을 정신-신경-내분비-면역계PNEI라고 부른다. 장을 '제2의 뇌'라고 부르는데 이것은 장이 뇌와 마찬가지로 자기 자신의 신경계와 기타 많은 신경전달물질을 갖고 있기 때문이다. 장과 면역계는 이 PNEI를 통해 뇌와 대화를 나눈다. 또한 PNEI는 음식이 신체와 뇌에서 다양한 연쇄 반응을 일으키는 방식을 결정짓는다.

면역계와 뇌는 서로 공통점이 많다. 둘 다 세계를 인식하고 그 인식을 기억하는 역할을 한다. 즉, 사건과 사물을 감지하고 기억하는 데 관여한다. 뇌의 신경계는 오감을 통해 세상을 '인식하고' 그것을 뇌의 기억세포(뉴런)에 기억한다. 면역계도 음식의 미세한 입자와 미생물, 꽃가루, 먼지 진드기를 '인식한' 다음 그것을 면역세포(림프구)에 기억한다.

이처럼 뇌와 면역계는 비슷한 일을 한다.

그런데 이런 면역계(혹은 신경계)가 음식 단백질이나 미생물 같은 무해한 물질에 과민 반응을 보일 때 문제가 생긴다. 음식에 대한 세 가지 이상 반응이 뇌 손상을 일으킨다. 첫째, 이상 반응이 염증을 일으켜 이것이 다시 뇌에 염증을 일으킨다. 둘째, 글루텐과 카세인에 들어 있는 펩타이드라고 하는 제대로 소화되지 않은 음식 단백질이 뇌 속 신경전달물질의 정상적인 기능을 방해한다. 셋째, 음식에 대한 이상 반응은 흥분 독소가 되어 글루타메이트(흥분성 신경전달물질) 수치를 증가시킴

가장 흔한 음식 알레르기

수년 동안 내가 IgG 알레르기 검사와 소거/재섭취 식이요법을 가르치면서 발견한 것이 있다. 바로 사람마다 알레르기 반응의 정도와 일으키는 음식이 다르기는 하지만, 면역계를 자극하는 몇몇 음식이 있다는 사실이다. 당신은 이들 음식을 몇 주 동안 단절한 다음 차례로 재섭취하면서 어떤 음식이 당신에게 악영향을 미치는지 살펴야 한다. 다음과 같은 음식들이다.

- 밀, 보리, 호밀, 귀리, 스펠트밀, 라이밀, 카무트 등 글루텐 함유 식품
- 우유, 치즈, 버터, 요거트 등의 유제품
- 옥수수, 달걀, 콩
- 견과류, 감귤류
- 토마토, 피망, 감자, 가지 등 가짓과 채소
- 빵 효모, 맥주 효모, 식초 같은 발효제품

으로써 뇌세포를 과다하게 흥분시키고 손상을 입히며 염증을 일으켜 결국 죽게 만든다.

이런 과정을 통해 뇌 알레르기가 생긴다. 우리의 면역 계통이 우리가 먹는 음식에 과민 반응을 보이면 그 결과로 뇌가 손상을 입는다. 숨겨진 음식 알레르기는 21세기의 주요 유행병이 될 전망이다. 면역 계통과 뇌가 서로 긴밀하게 연관되어 있고 음식이 뇌와 신체에 큰 영향을 미침에도 우리 대부분은 음식과 기분 사이의 관련성을 인식하지 못한다. 대부분의 의사들조차 음식 알레르기가 건강에 매우 중요한 역할을 한다는 사실을 인정하지 않고 있다. 그런 까닭에 수많은 사람이 경미한 지연 반응 음식 알레르기가 있으면서도 제대로 진단을 받지 못하고 있다. 자기가 먹는 음식이 알레르기 반응을 일으켜 기분이 저하되어도 그 관련성을 제대로 알지 못하는 것이다.

음식 알레르기를 체크할 수 있는 혈액 검사가 있다. 도움이 될 수도 있지만 100퍼센트 정확한 것은 아니다. 제대로 검사를 받기 위해서는 기능의학 전문의를 찾는 것이 좋다. 왜냐하면 불행히도 대부분의 의사는 음식 알레르기 검사가 시간과 돈 낭비라고 생각하기 때문이다. 의사를 찾아가는 대신 스스로 알아보는 방법도 있다. 즉, 몇 주 동안 자기가 자주 알레르기 반응을 보이던 음식을 피해 면역계가 안정되도록 한 다음 천천히 이 음식들을 다시 먹으면서 알레르기가 있는지 파악하는 방법이다. 이것을 '소거/재섭취elimination/reintroduction' 식이요법이라고 부른다. 뇌 알레르기를 일으키는 음식을 파악하는 아주 간단하면서도 효과적인 방법이며, 울트라마인드 솔루션의 핵심 요소 중 하나다.

9장

네 번째: 제대로 소화시켜라

삶의 의미 상실은 영혼의 질병,

우리 세대가 아직 그 정도와 심각성을 제대로 이해하지 못하는 질병이다.

_C. G. 융

우리 모두는 직감gut feeling을 갖고 있다. 즉, 우리 장gut에서 어떻게 느껴지는지feel를 안다. 일본에서는 장을 마음과 영혼의 자리로 본다. 어느 일본 사업가에게 특정 비즈니스를 수행할 것인지 말 것인지를 어떻게 결정하느냐고 물었더니 "통째로 삼킵니다. 장에서 느낌이 좋으면 그 사업을 합니다"라고 대답했다. 우리의 장은 그것 자체의 마음을 갖고 있다. 장의 '마음'은 매일 뇌와 대화를 나눈다. 우리가 배고픔의 신호를 즉각 알아채는 것도 그 때문이다. 그런데 장과 뇌 사이에서 이뤄지는 새로운 대화가 발견되고 있다. 즉, 뇌가 장에게 이야기하고 장이 뇌에 이야기하는 쌍방향 대화가 그것이다. 이 대화가 정신 질환과 신경퇴행성 질환을 치료하는 데 큰 의미를 갖는다는 사실을 지금부터 살펴볼 것이다. 장은 우리 건강의 중심이다. 장을 바로잡는 데서부터 시작한다면 많은 것이 곧 제자리를 잡게 될 것이다.

장 체크리스트

- 식후 헛배가 부르고 더부룩하다. ☐
- 만성 완선(샅진균증), 질 곰팡이 감염, 무좀, 발톱진균증 등이 있다. ☐
- 영양보충제를 먹은 다음 메스꺼움을 느낀다. ☐
- 식후 피곤함을 느낀다. ☐
- 속쓰림이 있다. ☐
- 제산제를 자주 사용한다. ☐
- 만성 복통이 있다. ☐
- 설사를 한다. ☐
- 변비가 있다. ☐
- 대변이 묽고 냄새가 많이 난다. ☐
- 소화되지 않은 음식이 대변에 섞여 나온다. ☐
- 음식 알레르기가 있다. ☐
- 탄수화물 과민증이 있다(빵이나 기타 단 것을 먹으면 복부 팽만감이 있다). ☐
- 구강 칸디다증이 있다. ☐
- 항문 가려움증이 있다. ☐
- 잇몸 출혈이나 치은염(풍치)이 있다. ☐
- 지도상설Geographic tongue(별다른 증세 없이 혀에 흰색 또는 약한 황색의 지도 모양 무늬가 나타나는 질환-옮긴이)이 있다. ☐
- 혀가 따끔거린다. ☐
- 구내염(혓바늘)이 있다. ☐
- 단것과 빵을 좋아한다. ☐
- 일주일에 3회 이상 술을 마신다. ☐
- 스트레스가 심하다. ☐

과거에 항생제를 자주 사용했다(3년에 1~2회 이상).	☐
항염증제(이부프로펜, 나프록센 등)를 사용한 적이 있다.	☐
피임약이나 호르몬제를 사용한 적이 있다.	☐
부신 피질 호르몬제(프레드니손, 코티손 등)을 사용한 적이 있다.	☐
다음 질환이나 증상이 있다.	
• 자폐증	☐
• ADHD	☐
• 딸기코(코·이마·볼에 생기는 만성 피지선 염증)	☐
• 청소년기 이후 여드름	☐
• 습진	☐
• 건선	☐
• 셀리악병(글루텐 알레르기)	☐
• 만성 자가면역 질환	☐
• 만성 두드러기	☐
• 염증성 대장 질환	☐
• 과민성 대장 증후군	☐
• 만성 피로 증후군	☐
• 섬유근육통	☐

| 점수표 |

점수	정도	관리 계획	실천 사항
0~8점	경미한 장 이상	울트라마인드 솔루션	부록의 6주 프로그램
9~12점	중간 정도의 장 이상	자가관리	부록의 6주 프로그램 + 자가관리
13점 이상	심각한 장 이상	의료관리	위 두 가지를 실천하고, 추가적인 도움을 위해 의사를 찾는다.

울트라마인드 솔루션 프로그램을 실천함과 동시에 6주간 모든 곡물과 콩을 식단에서 제거한다. 곡물과 콩은 쉽게 발효되어 이스트균과 박테리아를 증식시킨다. 그래서 곡물과 콩을 섭취하지 않으면 이스트균과 박테리아는 굶어죽는다. 이런 방법으로 항생제나 항진균제를 사용하지 않고도 장을 치료할 수 있다. 음식을 25~50회씩 씹는다. 적어도 시도는 해보라. 이렇게 하면 소화벽의 회복과 치료에 필요한 EGF(상피세포 성장 인자)가 증가한다. 천천히 식사하며 식사 도중 다른 일을 하지 않는다. 위장이 찼다는 신호를 뇌가 인식하는 데 20분이 걸린다는 사실을 기억하라. 서서 식사하지 않는다. 그러면서 다음을 보충한다.

- 글루타민 2,500mg을 하루 2회 3개월 동안 섭취한다.
- 비필수 아미노산으로 장의 치유를 촉진한다. 1~2개월 동안 복용한다.
- 장에 염증이 있을 때는 퀘르시틴 500mg을 하루 2회 음식이나 기타 바이오플라보노이드와 함께 섭취한다.
- 프로테아제, 리파아제, 아밀라아제가 함유된 광역 소화효소 2캡슐을 매 식사와 함께 6개월 동안 복용한다.

우리는 장이 우리가 먹는 음식을 조용히 소화시키고 흡수해주기를 바란다. 독소와 박테리아가 우리 체내에 침입하는 것을 장이 스스로 막아주고 적절한 방식으로 우리 몸의 쓰레기를 배출해줄 거라고 믿는다. 물론 대개는 그렇지만, 불행히도 장이 제대로 작동하지 않는 경우도 많다.

미국에서만 거의 7,000만 명이 소화 질환으로 고생하고 있다. 소화 문제에 대해 600만 건 이상의 진단적 처치가 이뤄지고 있으며 매년 4,500만 명이 의사를 찾는다. 일반의 진료에서 40퍼센트가 위-식도 역류나 과민성 대장 증상 같은 '기능적 장 질환'에 관한 것이다. 또한 소화 질환에 대한 치료 비용만도 연간 1,070억 달러에 이른다.

당신은 아마도 현대 의학이 과민성 대장 증상, 변비, 설사, 위-식도 역류, 염증성 대장 질환 같은 질환의 원인과 치료법을 분명히 알고 있다고 생각할지 모른다. 그러나 불행히도 우리 몸의 아주 정교하고 중요한 기관인 장에 대해 우리는 초보적인 수준으로밖에 이해하지 못하고 있다.

그간의 임상 경험으로 나는 장이 헤아릴 수 없이 많은 고통의 원천이라는 것을 알게 됐다. 그리고 흔한 '기능성' 위장 증상과 장에서 생기는 대부분의 알레르기 및 자가면역 질환뿐 아니라 우울증, 자폐, 강박증, ADHD, 치매, 파킨슨병에 대한 해결책도 발견하게 됐다.

'생명의 관'(과학 잡지 〈사이언스〉가 이렇게 불렀다)인 장이 어떤 역할을 하는지부터 살펴보자. 그런 다음 장 기능과 뇌 기능의 관련성에 관한 연구들도 살펴보자. 그리고 장이 어떻게 균형을 잃는지를 알고 그것을 회복할 방법도 찾아보자.

장은 건강과 행복의 원천

장은 우리의 건강에서 매우 많은 일을 한다. 그중 몇 가지만 살펴보자.

- 음식을 잘게 부순다. 적절한 위산, 소화효소, 담즙의 도움을 얻어 음식을 잘게 부수고 소화시킨다.
- 좋은 것을 흡수한다. 세포 하나 두께의 장벽층을 통해 아미노산, 지방, 당, 비타민과 미네랄 등 우리 몸에 필요한 물질을 흡수해 적절한 영양 상태를 유지한다.
- 나쁜 것을 차단한다. 소화관으로 흘러들어 오는 독소, 세균, 기타 화학물질을 차단하고 중화시킨다.
- 장내 박테리아는 비타민과 기타 건강에 이로운 물질을 만들어낸다.
- 장 연관 임파조직GALT이라고 불리는 장 면역계는 전체 면역계의 60퍼센트를 차지한다. 장벽층 다음에 자리 잡고 있으며 이를 통해 영양을 흡수한다. 또한 장 면역계는 질병으로부터 우리 몸을 보호하는 역할을 한다. 여기에 고장이 나면 여러 문제가 생길 수 있다.

장은 많은 일을 한다. 우리가 적절한 영양 상태와 면역계의 균형을 유지하고 독소를 적절히 제거하기 위해서는 이 모든 일이 원활하게 이루어져야 한다. 뇌가 건강하기 위해서도 장의 원활한 기능은 필수다. 뇌는 신경계 피드백, 면역 활동, 사이토카인, 기타 장에서 만들어지는 각종 해로운 물질을 통해 장에서 일어나는 일을 즉시 알아챈다. 장의 이 같은 중요성에도 장을 건강과 행복의 원천으로 보는 사람은 소수에 불과하다. 특히 '고장 난 뇌'에 장이 문제가 된다는 사실을 직시하는 경우는 거의 없다. 당신은 당신 뇌의 문제가 장에서 생겨났다고 생각할 수 있는가?

장의 문제에 관한 한 대부분의 의사와 연구자는 엉뚱한 곳에서 해답을 찾고 있다. 자폐증 치료가 어떻게 장에서 시작될 수 있단 말인가? 우울증이 장 속 박테리아 불균형 때문이라고? 또 밀을 먹이 치매에 걸렸다고? 당신이라면 이런 사실을 주저 없이 믿을 수 있는가? 당연히 많은 이들이 이렇게 생각하지 못한다. 그러나 다행히도 몇몇 선구적인 의사와 연구자들이 뇌와 장의 연관성에 주의를 기울이고 있으며, 그들의 발견은 우리를 깜짝 놀라게 한다.

장은 제2의 뇌다

컬럼비아대학교의 마이클 거션 박사는 장을 '제2의 뇌'라고 말했다. 실제로 우리의 장은 그 자신의 마음을 갖고 있다. 장은 광범위한 연결 네트워크와 커뮤니케이션 체계를 통해 뇌와 연결되어 있지만, 뇌를 제외하고 자체 신경계를 갖고 있는 유일한 '기관'이다.

우리는 이것을 중추 신경계CNS: Central Nervous System와 대비시켜 장 신경계ENS: Enteric Nervous Sytem라고 부른다. 인간의 소장 하나만도 척수만큼 많은 뉴런이 분포해 있다. 행복한 기분을 일으키는 물질인 세로토닌의 95퍼센트가 장 신경세포에서 만들어지며 뇌에서 발견되는 모든 종류의 신경전달물질이 장에서도 발견된다.

문제는 우리 몸 아래쪽의 신경계(즉, 장 신경계)가 어떻게 위쪽 신경계(즉, 중추 신경계)와 상호작용하느냐는 것이다. 장은 뇌와 동일한 배아 조직에서 생긴다. 그래서 장은 여전히 자율신경계(교감신경계와 부교감신경계)와 연결되어 있다.

장은 독립적으로 활동하면서 수많은 중요한 일을 한다. 근육세포의 수축을 지휘하면서 음식이 제대로 아래로 내려가도록 하고, 세포에서 장 호르몬과 효소가 분비되도록 해 소화를 돕는다. 또 혈액 순환을 도와 흡수한 음식이 가야 할 곳에 제대로 가도록 한다. 그리고 장 속의 면역세포와 염증세포를 통제한다. 이 모든 일이 우리가 의식하지 못하는 상태로 일어나며 자율신경계를 통해 뇌로 전송된다. 뇌와 장은 상호의 존적이면서도 각각 독립된 역할을 하는 기관이다.

뇌와 장의 이러한 상호작용은 우리에게 어떻게 영향을 미칠까? 거의 누구나 걱정으로 인한 가슴 두근거림, 극심한 스트레스로 인한 설사, 생명을 위협하는 상황에서의 소변 마려움을 경험한 적이 있을 것이다. 확실히 우리는 우리의 생각과 느낌, 외부 사건에 영향을 받는 '신경성' 위장을 갖고 있다. 그렇다면 장에서 일어난 문제 때문에 우리가 '신경성' 뇌를 갖게 될 수도 있을까? 특히 음식물 소화, 장 면역계, 장에서 뇌로 전달되는 신호에 생긴 이상 때문에 우울증이나 과잉행동장애, 자폐증, 치매가 생긴다는 것이 가능한 일일까?

의과대학에서 대부분의 의사는 '기능성' 장 질환 환자들을 다소 경멸적으로 바라본다. 왜냐하면 그들이 사용하는 도구(현미경, 엑스레이, 각종 스캔장비)로는 환자들에게서 아무런 이상도 발견할 수 없기 때문이다. 종양도, 궤양도, 뭔가 막힌 것도 찾을 수 없다. 눈에 보이는 것이 아무것도 없는 것이다. 그래서 의사들은 이런 환자를 종종 '신경증 노이로제 환자'로 취급한다.

그러나 그와 다른 증거들이 나타나고 있다. 수백만의 미국인이 겪는 장 문제는 머릿속 상상의 결과가 아니라 실제 존재하는 일이다. 우리는 이들이 신경증 때문에 우울과 불안, 소화 계통의 문제를 겪는 것인지, 아니면 여기서 우리가 뭔가를 빠드리고 있지는 않은지 살펴야 한다. 다행히도 과학이 이 주제에 새로운 빛을 던져주고 있다.

오랫동안 나는 장 문제 때문에 각종 정서적, 정신적, 행동적 증상이 생기는 것을 목격했다. 회사 중역인 서른 살의 내 환자는 과민성 장 증후군이 있을 때면 언제나 불안과 불면증을 겪어야 했다. 또 어떤 소년은 장에 가스가 조금이라도 차면 불같이 화를 내곤 했다. 또 장 속의 유해 박테리아를 제거하는 항생제(메트로니다졸)를 일정 기간 투여했더니 평생 앓아온 우울증에서 벗어난 여성 환자도 있었다.

항생제 투여로 정신과적 증상이 '우연히' 치료되자 그것이 내 주의를 끌었다. 어떻게 이런 일이 일어날 수 있을까? 내가 치료한 어느 자폐아는 글루텐과 유제품을 식단에서 제거하자 실제로 말을 하게 되었다. 그 아이의 장으로 들어가는 '정보'가 바뀐 것이다. 이런 놀라운 사례들은 모두 장과 뇌의 긴밀한 연관성을 보여준다.

앞서도 말했듯이 의사들은 종종 환자들의 장 증상에 대해 심리적인 문제가 원인이라고 말한다. 소위 '정신신체' 질환이라고 부르는 것이다. 그러나 이것은 주객이 전도된 설명이다. 뇌의 문제가 장의 문제를 일으킨 것이 아니라 장에 문제가 있어서 뇌에 이상이 생긴 것이다. 장을 치료하면 기분, 행동, 인지상의 문제는 모두 호전된다. 여기에 영향을 미치는 요인은 무수히 많은데, 다음이 그 대표적인 것들이다.

- 장내의 해로운 박테리아, 뇌 독소를 일으키는 효모균과 같은 세균
- 음식 속 녹말이 발효되면서 생기는 가스와 암모니아

- 정상적인 뇌 기능을 방해하는, 충분히 소화되지 않은 음식 단백질
- 장 방어벽에 해를 입히는 소화 불균형으로 인한 면역계의 활성화

왜 많은 이들이 이런 장 문제를 갖게 된 걸까? 정답은 우리가 장에게 친절하지 않기 때문이다. 섬유질과 영양소가 낮고 설탕, 첨가물, 화학물질 수치는 높은 우리 식단은 장의 생태계를 교란시킨다. 만성적인 스트레스도 정상적인 장의 방어벽에 해를 입혀 장 면역계에 영향을 미친다. 항생제, 항염증제, 아스피린, 스테로이드, 위산 억제제 같은 약물을 과도하게 복용하는 문화 때문에 장이 본래 기능을 상실해간다. 게다가 우리는 수은과 같은 독소에 노출되어 있으므로 정상적인 장 기능이 방해받는다.

〈미국 의학협회 저널〉에서 헨리 린 박사는 과민성 대장 증상 환자에서 나타나는 심리적 증상을 새롭게 바라봐야 한다고 강조했다. 그는 논문에서 기존의 견해를 정면으로 반박한다. 소장의 박테리아, 즉 대장에서 무균 영역으로 침입한 박테리아가 면역계와 신경계 반응을 촉발해 뇌에 메시지를 보내면 이것이 불면증, 불안, 우울증, 인지 기능 손상으로 이어진다는 것이다. 이처럼 장 면역계는 뇌에 '말을 해' 염증 메시지를 보낸다. 이것이 시상하부의 부신피질 자극 호르몬 방출 인자 CRF: Corticotropin-Releasing Factor 수치를 높이고, 이것은 다시 코티솔 같은 스트레스 호르몬 수치를 높여 신경전달물질 수치에 변화를 일으킨다.

우리의 장은 뇌와 대화한다. 그런데 여기에 박테리아가 개입되면 커뮤니케이션의 질이 떨어지고 만다. 다시 한 번 정리하자면 장 속의 조그만 박테리아가 연속적인 면역과 신경 반응을 촉발해 뇌 기능을 떨어뜨

리고 그 결과 커뮤니케이션의 질이 떨어진다. 이것이 장이 불건강(다양한 뇌 고장과 기타 질병들로 나타나는)의 신호를 뇌에 보내는 주요한 방식이다.

내 환자 중 한 사람의 사례를 소개하겠다. 장 속 세균이 뇌에 영향을 미치는 것을 가장 잘 보여주는 여성 환자다.

> 그녀의 문제는 대부분 장에서 시작되었다. 전형적인 과민성 대장 증상 진단을 받은 그녀는 식후 복부 팽만감에 위산 역류 증상을 보였고, 관절통 등 자가면역 질환에 알레르기나 발진 같은 염증성 증상도 있었다. 대사 증후군, 전당뇨병, 갑상선 이상, 만성 스트레스도 있었다. 이 밖에 심한 강박증도 있었다. 그녀는 교육 수준이 높았으며 겉으로 볼 때는 아무 문제가 없는 사람이었다. 그런데 이상한 강박증 때문에 집 안을 청소하거나 물건을 다른 장소로 옮기지 못했다. 그것도 아주 오랫동안.
>
> 나를 찾아오기 10년 전부터 그녀는 심한 피로감과 자신의 기이한 강박증 때문에 절망과 좌절에 사로잡혀 있었다. 여러 의사를 만나 우울증, 불안, 강박증, 수면장애 등의 다양한 진단을 받기도 했다. 그 결과 리탈린과 덱사드린 같은 약물을 계속 복용했다.
>
> 내가 처음 그녀를 만났을 때 그녀는 프로비질(뇌 각성제)과 데파코트, 강박증과 양극성장애 환자에게 투여하는 발작 치료제, 항우울제를 복용하고 있었다. 거기에 수면제도 복용했다. 그야말로 걸어다니는 약국이라고 할 정도였다.
>
> 우리는 이 환자가 글루텐과 유제품 알레르기가 있다는 것과 소화력 부족 때문에 매우 이상한 펩타이드(작은 단백질)를 만들어내고 있다는 것을 알게 됐다. 이 펩타이드는 유제품에서 나오는 카세인과 밀에서 나오는 글루

텐의 불완전한 소화 때문에 생기는 모르핀과 같은 단백질로 특히 자폐증이나 ADHD와 관련이 있는 것으로 여겨진다.

이 환자는 또한 비타민 D와 마그네슘 결핍증이 있었으며 이것이 우울증과 불안을 일으켰다. 대변 검사를 통해 그녀의 장을 검사해본 결과 정상적이고 건강한 박테리아는 하나도 없었다. 대신 장내벽의 염증이 확인됐고 효모균이나 비정상 박테리아 같은 외부 물질이 침입한 것으로 보였다. 장은 열대우림과 같은 거대한 생태계라고 해도 과언이 아니다. 500종 이상의 박테리아가 장에 살고 있으며 그들의 무게만도 약 1.4kg이나 나간다. 우리 몸에는 인간의 DNA보다 박테리아의 DNA 수가 더 많다. 장이 제대로 기능하기 위해서는 이것들 모두가 균형을 이루고 제자리(대부분 대장)에 있어야 한다.

세균에도 좋은 세균과 나쁜 세균이 있다. 좋은 세균은 음식의 소화를 돕고 비타민을 만들며 염증을 조절하고 면역 기능을 향상시킨다. 나쁜 세균은 독소를 만들고 녹말을 발효시켜 가스를 만들고 복부 팽만감을 느끼게 한다. 그리고 때로 위장이나 소장에까지 침입해 끔찍한 일을 저지른다. 장을 건강하게 만들기 위해서는 나쁜 세균은 제거하고 좋은 세균과 프로바이오틱스는 키워야 한다.

장 청소의 일환으로 나는 이 환자에게 UCLA 의대 마크 피멘텔 박사의 새 치료법을 소개했다. 바로 시팍신이라는 비흡수 항생제를 투여해 장내 비정상 박테리아를 제거하는 방법이다. 환자의 장을 치료해 복부 팽만감과 염증 증상을 치료할 수 있을 거라고 생각했다. 그런데 나는 환자가 그 항생제를 복용한 후 들려준 이야기를 듣고 깜짝 놀랐다.

하룻밤 새에 그녀의 강박증이 깨끗하게 사라진 것이다. 심리치료와 정신과 약물로도 오랜 세월 그대로였던 그녀가 갑자기 자기 방을 깨끗이 청소할 수 있게 되었다. 10년 만에 뇌 속의 불이 켜진 것이다. 혈액 중 암모니아 수치가 높았던 것이 강박증의 원인이었다. 암모니아는 뇌세포와 미토콘드리아(모든 세포의 에너지 생산 장소)를 흥분시키고 해를 입히는 신경독소다. 장내 박테리아는 암모니아를 만들어내고 간이 이것을 해독하지 못하거나 암모니아의 양이 너무 많으면 뇌 손상을 일으킨다.

1960년대부터 간성뇌증hepatic encephalopathy('간성혼수'라고도 하며 간 기능 부전으로 초래되는 전신 신경과적 증후군의 총칭)을 치료해온 의사들은 이런 사실을 알고 있다. 뇌의 기능 부전은 암모니아가 너무 많아서 생기며, 따라서 항생제를 사용해 암모니아를 만드는 장내 박테리아를 제거함으로써 치료할 수 있다. 이것은 대부분 의사에게 낯선 아이디어가 아니다. 그런데 뇌 기능 부전은 다만 간 기능이 안 좋은 사람에게만 있는 것이 아니다.

치료 후 이 환자의 암모니아 수치를 체크하자 정상으로 돌아와 있었다. 그런데 몇 개월 후 박테리아가 다시 생겼고 그러자 그녀의 강박증도 다시 나타났다. 다시 한 번 박테리아를 제거하자 강박증이 사라졌다. 이로써 두 변수 사이의 연결성은 분명해 보였다.

이것은 비정상적인 장 박테리아가 우리의 사고와 인지 기능에 영향을 미치는 한 가지 방식에 불과하다. 실제로 피멘텔 박사는 자신이 개발한 치료약으로 독성 바이러스를 청소하자 과민성 대장 증상 환자의 인지장애나 피로 증상이 깨끗하게 사라졌다고 말한다. 복부 팽만감은 뇌 팽만감으로 이어진다. 겉으로 나타나는 증상은 강박증에서부터 우울증, 불안, 자폐증, 심지어 중증 정신병에 이르기까지 다양하다.

장에 나쁜 세균이 많을 때 일어나는 일

장내벽(세포 하나 두께밖에 되지 않지만 표면적은 100제곱미터에 이른다)에는 암모니아 외에도 이곳에 서식하는 500종의 세균이 만들어내는 많은 독성 물질이 존재한다. 좋은 세균은 우리와 공생관계에 있다. 좋은 세균은 음식물 소화를 돕고 필요한 비타민(비타민 K와 비오틴)을 만들며 독소를 해독하고 장 세포에 에너지(부티레이트)를 공급한다. 또한 콜레스테롤 대사를 조절하고 정상 pH 수치를 유지하도록 해준다.

좋은 세균은 기생충, 효모균, 독소를 만드는 박테리아 등의 나쁜 세균과 영역다툼을 벌인다. 항생제를 너무 많이 복용하거나 섬유질이 풍부한 채소를 충분히 먹지 않고 당을 많이 섭취할 때 나쁜 세균이 득세한다. 이렇게 되면 장의 전체 생태계가 교란되어 기분과 뇌 기능에 이상을 일으킨다.

또 한 사례를 소개한다.

어느 봄날 오후 예쁘게 생긴 여섯 살 여아가 엄마, 언니와 함께 나를 찾아왔다. 겉으로는 별다른 이상이 없어 보였지만 이야기를 듣고 보니 너무나 비극적인 상황이었다. 이 1학년짜리 아이는 언니와 학교 친구들을 발로 차고 주먹으로 때리는 등 매우 공격적이었다. 자살하겠다는 위협도 여러 번 했다. 엄마와 언니를 가족사진에서 오려내기도 했다. 불안하고 부정적이며 희망이 없어 보였다. 분노발작이 있었고 기분 변화가 심했으며 어른들의 관심을 끌려고 했다. 강박증과 완벽주의 진단도 받았다. 학교에서 친구를 잘 사귀지 못했으며 수업 중 문제 행동 때문에 어머니가 매일 학교에 불려가다시피 했다.

유전적으로 문제가 있었을 수도 있다. 그 아이의 사촌 중 하나가 양극성장애가 있었고 또 한 사촌은 아스퍼거 증후군과 경미한 자폐 증상이 있었다. 이 아이에겐 질 곰팡이균 감염도 있었고 피부도 민감했다. 설탕과 정제 탄수화물을 좋아했다. 디프테리아, 백일해, 파상풍, 홍역, 볼거리, 풍진, 수두, B형 간염 등 보통 아이들이 받는 예방 접종도 다 받았다. 기분 및 행동상의 문제 아동들을 많이 경험해온 내 눈에도 이 아이의 상태는 매우 심각해 보였다.

소화 문제를 호소하지는 않았지만 소화에 문제가 있을 수 있었다. 즉, 박테리아와 효모균이 설탕이나 녹말 음식을 발효시키는 과정에서 생긴 알코올에 '자가 중독'을 일으킬 수 있다는 뜻이다. 취객들이 자주 보이는 폭력적이고 공격적인 행동도 장내 효모균에 의해 만들어진 알코올 때문이다. 나는 이 어린 여아도 뱃속에 '자가 양조장'을 갖고 있다는 생각이 들었다.

나아가 나는 이 아이가 마그네슘 결핍으로 공격적인 성향을 띠었으며, 소화효소가 음식을 잘게 부수는 것을 돕는 아연도 부족하다는 것을 알게 됐다. 이것으로 이 아이가 왜 글루텐에서 나오는 독성을 띤, 아편 같은 펩타이드를 갖게 되었는지 설명이 되었다(이에 대해서는 조금 후 자세히 설명할 것이다). 이 아이는 또 밀, 호밀, 귀리, 보리(모두 글루텐을 함유한 곡물이다)에 대한 지연된 음식 알레르기(IgG) 반응을 보였다. 그리고 DHA 수치는 낮았으며 메틸화 열차에서도 전형적인 이상을 보였다. 바로 비타민 B_6와 B_{12}, 엽산이 심각하게 결핍되었다는 증거였다. 그리고 황화 열차에도 중대한 문제가 있었고 신체의 주요 해독제인 글루타치온 수치도 낮았다(황화 열차와 글루타치온에 대해서는 10장에서 자세히 설명한다). 그리고 세포 내에서 충분한 에너지를 만들어내는 데도 많은 문제가 있었다(에너지에 대해서는 11장 참조). 이 문제들은 서로 연결되어 있기 때문에 일정한 패턴을 보인다. 원인이 한 가지인 경우는 드물다. 모든 것이 서로 연관되어 있다. 그러나 문제의 중심에 있는 것은 종종 장이다. 심지어 소화 문제가 없는 경우에도 그럴 수 있다.

이 아이의 사례에서 가장 믿기 어려운 부분은 장내 박테리아와 효모균 증식이 엄청나다는 사실이었다. 나는 그때까지 장내 박테리아와 효모균 수치가 그렇게 높은 사람을 본 적이 없었다. 아이에게 글루텐과 유제품이 함유되지 않은 자연식품, 유기농 식단, 대구 간유, 마그네슘, 비타민 B_6와 B_{12}, 엽산 같은 메틸화 촉진제, 복합비타민제, 프로바이오틱스를 먹이는 것만으로도 증상이 호전되었다. 그리고 항진균제에 이어 장내 나쁜 세균을 없애는 항생제를 주자 행동도 얌전해졌다. 공격성과 부정적인 성향이 온데간데없이 사라졌다. 하루에도 수십 번씩 학교와 집에서 말썽을 피우던 아이가 장내 세균을 청소하자 얌전한 여섯 살 아이가 되었다.

이 아이는 '자가 중독' 현상으로 난폭한 행동을 보였던 것이다. 이렇게 독소를 만들어내는 장내 세균 때문에 뇌의 화학 작용이 변화하는 것은 장이 뇌에 영향을 미치는 한 가지 방식에 불과하다. 이 밖에도 많다.

아동의 비정상적인, 독소를 만들어내는 장내 박테리아가 방금의 사례에서 본 것 같은 발달상 문제를 일으킨다는 사실을 여러 연구가 보여주고 있다. 정상 아동들은 정상적인 박테리아를 갖고 있다. 나는 이 책에서 ADHD 아동, 발달상 문제가 있는 아동, 자폐아들을 주로 다루고 있지만 이 원칙은 기분, 행동, 기억 문제가 있는 누구에게나 해당된다.

물론 정서, 신념, 태도, 사고 패턴, 행동을 다루는 데 행동주의적 접근과 정신치료적 접근도 필요하다. 그러나 뇌의 신호체계가 독소와 알레르기 물질, 감염, 영양 결핍, 스트레스로 인해 교란되지 않을 때 그런 작업을 하기가 훨씬 용이해진다. 균형을 회복하는 통합적인 접근이 언제나 필요하며, 매우 효과적이다. 장을 치료하는 것은, 거의 언제나 퍼즐에서 빠트려서는 안 되는 조각 중 하나다.

식단을 바꾸고 영양소로 체내 생화학 작용을 원활하게 하는 것은 뇌와 행동에 심대한 영향을 미친다. 심각한 폭력 행동장애가 있는 환자 207명을 대상으로 한 한 연구에서 환자들이 광범위한 대사 및 생화학적 접근법으로 치료를 받았다(Walsh & Haakenson, 2004). 검사를 받고 중금속, 메틸화, 혈당, 영양 결핍, 장 문제 등을 모두 바로잡았다. 참가자의 90퍼센트 이상에서 폭력 행동이 현저하게 호전되었으며 54퍼센트에서 심각한 폭력 행동이 완전히 사라졌다. 이 연구는 신문의 헤드라인감이다. 그런데도 사람들은 여기에 귀를 기울이지 않는다. 왜냐하면 새로운 약물이나 치료법이 아니라 그저 단순히 식단과 영양에 근거한 접근법이기 때문이다.

그러나 사실 이런 간단한 치료만으로도 정상적인 대사와 생화학 작용을 회복하는 데 도움이 된다. 소화에 문제가 있으면 뇌가 심각한 고장을 일으킬 수 있다. 그것은 나쁜 세균이 장내에 침입할 때 생기는 독성 화학 물질 때문이다. 음식 외에도 소화가 덜 된 음식에서 나오는 작은 독성 단백질인 펩타이드에 관한 연구도 새롭게 진행되고 있다.

펩타이드는 장과 뇌의 커뮤니케이션에서 무엇이 잘못될 수 있는지에 관한 또 하나의 단서를 제공한다.

장 면역계를 뒤흔드는 펩타이드

> 학교에서의 행동 문제, 짧은 주의지속 시간, 분노발작, 양극성장애, ADHD 등 다양한 의학적 진단을 받은 아홉 살과 일곱 살 자매가 나를 찾아왔다. 자매가 과거에 찾았던 의사들은 각성제와 항우울제를 처방해주었다.
>
> 자매에게는 음식 알레르기, 효모균, 박테리아 등 많은 소화 문제가 있었다. 그런데 가장 눈에 띄는 것은 펩타이드 수치가 높았다는 것이다. 이것은 글루텐(밀)과 카세인(유제품)을 제대로 소화하지 못해 일어난 현상이었다. 이 단백질을 글루테오모르핀, 카세오모르핀이라고 부르는 것도 이것들이 뇌의 모르핀 수용체에 영향을 주기 때문이다.

글루테오모르핀과 카세오모르핀은 장에서 흡수되어 뇌로 이동한다. 그 과정에서 기분과 행동 문제 등 많은 문제를 일으킨다. 자매의 사례에서 나는 소변 검사를 통해 이 문제를 찾아냈다. 펩타이드는 소변을 통해 측정할 수 있는데 체내에 흡수된 펩타이드는 반드시 배출되기 때문이다. 이 괴상한 물질은 두 가지 방식으로 문제를 일으킨다.

첫째, 펩타이드는 외부 물질처럼 보인다. 그래서 신체의 면역계는 이에 반응을 보여 각종 염증을 일으킨다. 이것이 자가면역이나 자폐,

ADHD, 우울증, 정신병으로 나타날 수 있다. 둘째, 펩타이드는 신체와 뇌로 흘러들어 갈 수 있다. 그 성질상 아편이나 모르핀과 비슷하기 때문에 헤로인 같은 마약과 마찬가지로 뇌 기능에 문제를 일으킨다.

이런 펩타이드가 생성되는 것은 소화효소와 관련이 있다. 소화효소의 양이 부족하거나 기능이 원활하지 못하면 소화력이 약해지는데, 유전적으로 결정되는 경우도 있다. 또는 수은이 포함된 치아충전재나 참치 등 대형 육식성 어류를 통해 섭취되는 수은 같은 독성 물질은 이 소화효소의 활동을 둔화시킨다. 혹은 위산의 양이 적거나 췌장의 기능이 떨어지거나 아연 결핍인 경우(효소를 활성화시키는 데 아연이 종종 필요하다)에도 소화효소 기능이 둔화될 수 있다.

소화효소와 펩타이드 사이의 중요한 연결고리는 DPP-IV라는 특정 효소가 제대로 기능을 하지 못하는 데 있다. 이 효소는 음식물, 특히 글루텐과 카세인을 잘게 부수는 역할을 한다. 그런데 이 효소의 기능이 떨어지면 장내에 독성 펩타이드가 만들어져 뇌로 이동한다. 이것이 바로 특정 소화효소를 치료의 일부로 사용하는 것이 자가면역과 염증 질환(뇌의 염증을 포함한) 회복에 도움을 주는 이유다.

> 자매의 사례에서, 식단을 개선하여 장을 깨끗이 하고 글루텐과 카세인 같은 알레르기 음식을 제거하며 소화효소를 공급하자 기분과 행동이 정상으로 회복되었을 뿐 아니라 펩타이드도 소변에서 완전히 사라졌다. 펩타이드 생성이 멈춘 것이다. 그러자 자매의 기분과 행동이 정상으로 돌아왔다. 기억하라, 체내 모든 것은 다른 모든 것과 연관되어 있다는 것을.

펩타이드 때문에 고생하는 것은 비단 자폐나 행동 문제를 겪는 아동들뿐만이 아니다. 펩타이드는 우울증이나 정신분열병과도 관련이 있다. 핵심은 우리 몸 전체에 가하는 부담이 소화는 물론 아군 물질과 적군 물질의 구분, 장 면역계와 장 신경계의 활성화 같은 우리 몸의 본래 기능을 방해한다는 사실이다. 이것은 기분, 주의, 행동상 문제와 요즘 폭발적으로 증가하는 알츠하이머병이나 파킨슨병 같은 신경퇴행적 질환뿐 아니라 모든 만성 질환에 폭넓은 함의를 갖는다.

다음으로 앤드류 웨이크필드 박사의 자폐아에 관한 놀라운 발견을 소개한다. 우리 대부분이 장 염증과 뇌 염증을 가지고 있기에 반드시 눈여겨봐야 할 사실이다.

의학적 발견들은 많은 경우 우연히 이뤄진다. 그런데 몇몇 현명한 의사만이 '왜'냐고 묻는다. 대부분의 의사와 연구자는 자폐아의 95퍼센트가 장 문제, 특히 복부 팽만이 있다는 사실을 무시했다. 복부 문제가 어떻게 아이의 뇌를 파괴하고 언어를 방해하며 아이를 자기만의 세계에 가둬놓을 수 있단 말인가?

그런데 웨이크필드 박사는 '왜'냐고 물었다. 그는 자폐아들의 장에서 우연히 염증(림프구양 증식증)을 발견했다. 박사는 더 깊이 파고들었고 이것이 자폐아들에서 흔한 증상이라는 것을 알게 됐다. 이것을 단지 '우연'으로 돌릴 수 있을까?

148명의 자폐 아동과 30명의 정상 아동을 비교한 연구에서 자폐아의 90퍼센트가 생체 검사에서 장의 염증을 보인 반면 정상아는 30퍼센트만 이 염증이 있었다. 이것은 정상아라도 잘못된 식단과 알레르기 등의 원인으로 장에 염증이 생길 수 있다는 것을 암시한다(Wakefield, 2005).

웨이크필드 박사는 자폐아들에서 염증이 훨씬 심각하다는 사실을 알게 됐다. 음식 알레르기를 일으키는 물질, 박테리아, 바이러스, 독성 물질, 잘못된 식단, 스트레스 등이 모두 염증을 일으키는 원인이다. 비단 염증뿐 아니라 모든 질병의 원인으로 작용하며 신체의 핵심 시스템에 불균형을 일으킨다.

자폐증을 일으킨 홍역 백신

예방 접종으로 체내에 들어온 살아 있는 홍역 바이러스가 장의 염증을 일으킨다고 주장하는 연구도 있다. 장 염증이 있는 사람에게 살아 있는 홍역 바이러스가 관찰된 것이다. 어떻게 이런 일이 있을 수 있을까? 이것이 자폐증과는 또 어떤 연관이 있을까?

보통은 백신 접종을 받으면 ('불활성' 바이러스라 하더라도) 신체의 면역계를 자극해 항체를 생성하고 실제 감염이 있을 경우 이 항체가 우리를 보호해준다. 그러나 자폐아들은 면역계 기능이 약화되어 있으므로 이 불활성 바이러스를 제대로 처리하지 못한다. 그 결과 생바이러스가 신체 이곳저곳을 돌아다니다 장과 뇌에서 경미한 염증을 일으키는 것이다.

실제로 발달지체아에 관한 한 연구에서, 자폐 및 장 염증 증상이 있는 91명의 아동 환자 중 75명에서 살아 있는 홍역 바이러스가 내장 조직에서 검출되었다. 반면 70명의 정상 아동 중에서는 오직 7명만이 장에서 홍역 바이러스가 발견되었다(Uhlmann, 2002).

또 다른 연구에서는 자폐아들의 홍역에 대해 DNA 분석을 시행해 그것을 장 염증이 있는 비자폐아들과 비교했다. 놀라운 것은, 자폐아들의 홍역 바이러스 감염원이 홍역 백신 바이러스였다는 사실이다(Kawashima, 2002).

그렇다고 백신 예방 접종을 받는 '모든' 아이에게 문제가 생기는 것은 아니다. 자폐아들은 예방 접종으로 체내에 들어오는 살아 있는 홍역 바이러스를 제대로 처리하지 못해 뇌와 장에서 염증 반응을 일으킨다(이것은 아마도 수은 때문에 면역계의 기능이 약화되었기 때문이 아닌가 생각한다). 그렇게 되면 백신 속의 무해한 홍역 바이러스라도 체내에 자리를 잡아 자폐아들의 뇌 기능 부전을 더 악화시킨다.

더 놀라운 것은 백신 홍역 바이러스가 실제로 자폐아들의 뇌로 이동할 수 있다는 사실이다. 그러면 장의 염증만이 문제되는 것이 아니라 홍역 바이러스가 실제로 뇌에 자리를 잡을 수도 있다. 어떻게 이런 일이 생기는지는 분명하지 않지만 백신이 장과 뇌에 영향을 미칠 가능성은 농후해 보인다. 자폐아들의 척수액에서 백신 홍역 바이러스가 검출되기도 했다.

대규모 연구 결과에서는 MMR(홍역·볼거리·풍진) 백신과 자폐증 사이에 아무런 관련이 없는 것으로 나타났는데, 이러한 대규모 집단에 대한 연구는 MMR에 취약한 소수 아동에게 미치는 영향을 제대로 측정할 수 없다. 대규모 연구를 통해서는 유전적 혹은 생화학적으로 특이한 개인에게 미치는 영향은 측정하기 어렵다. 대규모 통계분석이 개별 환자의 치료에 큰 도움을 주지 못하는 이유도 이 때문이다.

이상하게도 홍역 백신과 자폐증의 연관성을 '부정하는' 주요 연구에서 조차 연구자들은 MMR 백신 접종을 받은 아동들에게 이후 6개월 동안 자폐증 진단이 증가하는 것을 목격했다. 그러나 그들은 자폐증 증상이 나타나기 시작하는 시점을 정확히 파악하기 어렵다는 이유로 이 사실을 무시했다. 만약 당신의 자녀가 자폐증이 있다면 언제부터 증상이 나타나기 시작했는지 당신이 모를 수 있겠는가? 기존 과학계는 여전히 자신들이 보는 것을 믿는 것이 아니라 믿는 것을 보고 있다.

홍역 백신은 유전적으로 아주 취약한 아동들에게만 영향을 미치며, 대규모 연구로는 개별 환자의 특이성을 고려할 수 없다. 만약 연구자들이 연구 대상의 모든 유전적 하위 그룹을 조사한다면 그것은 의미 있는 데이터가 될 수 있다. (웨이크필드 박사가 했던 것처럼) 홍역 백신에 영향을 받는 아동과 받지 않는 아동들 모두의 장 생체 검사와 척수액 검사를 시행한다면 유용한 정보를 얻을 수 있을 것이다. 하지만 우리는 잘못된 질문을 던졌다. 잘못된 질문을 던진다면 잘못된 답을 얻을 수밖에 없으며, 그 결과 우리는 잘못된 안도감에 빠져 있다.

《생화학적 개체성Biochemical Individuality》이라는 책을 쓴 로저 윌리엄스는 이렇게 말했다. "영양학(그리고 의학)은 실제 사람들을 위한 것이다. 통계 속 인간은 중요하지 않다. 사람은 모두 다 특이하다. 우리는 사람들의 생화학적 특이성을 고려해가며 치료해야 한다"

기능의학과 이 책에서 사용된 치료 모델은 바로 환자 개인의 특이성을 고려하는 치료법이다. 자폐아들은 잠재적인 소화 문제 외에도 글루텐이나 카세인 같은 특정 음식에 의한 알레르기 그리고 장 염증에도 더 취약한 것으로 보인다(Millward, 2004). 자폐아들의 심각한 장 염증은 뇌 염증을 일으킬 수 있다.

유전적으로 취약한 자폐아들의 장은 홍역 백신, 독성 금속, 항생제 과용, 비정상적인 장 박테리아, 음식 알레르기 등 여러 이유로 손상을 입을 수 있다. 그 결과 소화 기능이 저하되고 소화효소가 제 기능을 발휘하지 못한다. 음식 입자(특히 글루텐과 유제품)가 제대로 소화되지 못해 인지장애를 일으키는 독성 화합물로 변한다. 독성 물질, 바이러스, 박테리아, 알레르기 음식 등으로 장 면역계에 비상등이 켜지면 뇌 염증으로 이어질 수 있다. 독성 박테리아와 효모균이 번식하면 정상적인 뇌 기능을 변화시키는 화합물을 만들어낸다. 이 모든 것이 신체의 시스템을 장악하고 그 결과 뇌와 장 면역계에 혼란을 일으킨다.

장 건강을 좌우하는 음식 알레르기

자폐아들의 소화 문제에 대한 이상의 논의가 흥미롭다 하더라도 당신에게 더 궁금한 지점은 이것이 우울증이나 알츠하이머병, 혹은 단지 약간 머리가 멍한 상태와 어떤 관련이 있는가일 것이다. 극단적인 자폐증 사례를 통해 우리는 수백만의 사람에게 영향을 미치는 장애 스펙트럼(정신병, 치매에서부터 경미한 불안과 우울에 이르기까지)의 한쪽 끝을 본 것이다.

장의 염증을 치료하는 것은 뇌를 치료하는 숨겨진 열쇠다. 셀리악병이나 염증성 장 질환이 있는 사람은 치매에 더 쉽게 걸린다. 그리고 장 염증과 글루텐 자가면역 반응은 정신분열병과도 관련이 있는 것으로 나타났다(Kalaydijian, 2006).

뇌 염증을 일으키는 원인이 무엇이고 어떻게 장을 치료할 수 있는지가 울트라마인드 솔루션의 핵심이다. 염증의 주요 원인 중 하나는 음식 알레르기다. 8장에서 우리는 음식 알레르기가 염증을 일으킨다는 것 그리고 이것은 장의 불균형 때문에 일어난다는 것을 짚었다. 그러면 장의 불균형을 초래하는 것은 무엇일까? 왜 평소 같으면 쉽게 소화할 음식에 알레르기 반응을 보이게 되는 걸까?

잘못된 식단, 염증, 약물 과용, 환경 독소 등이 소장의 장벽 표면을 손상시켰기 때문이다. 펼치면 테니스 코트만 한 넓이가 되는 이 장벽은 두께가 겨우 세포층 하나 정도밖에 되지 않는다. 이 민감한 장벽이 손상을 입으면 뇌와 신체 전체로 염증이 퍼져 나간다.

이 미세한 장벽에 생긴 손상이 '장 누수'라고 하는 것이다. 내장 세포의 이 민감한 세포층에 소화효소가 살고 있는데 이곳이 손상되면 음식을 제대로 소화시키지 못한다. 무해한 음식 입자라도 제대로 소화되지 않으면 혈액 속으로 '누수되어' 문제를 일으킨다. 평소 완전히 소화된 음식(단백질이 분해되어 아미노산으로, 지방이 분해되어 지방산으로, 탄수화물이 분해되어 단당류로)을 보는 데 익숙해 있던 면역계가 갑자기 외부 단백질(즉, 제대로 소화되지 못한 단백질)을 보게 되는 것이다. 그 결과 소화관 장벽 바로 다음에 자리 잡고 있는 면역계가 공격하고 방어하는 면역 반응을 보인다. 이것이 항체가 형성되는 과정이며 일상적인 음식에 대해서도 IgG 알레르기를 보이는 이유다. 이 때문에 우리가 아프고, 살이 찌고, 독성에 오염되고, 염증을 일으키고, 우울해하고 걱정하며, 잘 잊어버리곤 하는 것이다.

IgG 알레르기 물질에 대해 혈액 검사를 받고 지연 반응 음식 알레르

위산 억제제의 위험

속쓰림(최근 '위-식도 역류' 라는 이름이 붙은 질환)을 방지하기 위해 강력한 위산 억제제를 꼭 써야만 할까? 이런 이들에겐 유전적으로 큰 결함이 있는 걸까? 아니면 뭔가 다른 문제가 있는 걸까?

적어도 미국인의 10퍼센트가 매일 속쓰림을 겪는다. 그리고 44퍼센트가 적어도 한 달에 한 번은 속쓰림을 경험한다. 위-식도 역류는 전체 미국 인구의 25~35퍼센트가 겪고 있다. 위산 억제제는 미국의 2,500억 달러 제약 시장에서 콜레스테롤 및 심장 질환 약인 리피토와 플라빅스 다음으로 많이 팔리는 약제다. 예를 들어 위-식도 역류 치료제인 넥시움, 프로토닉스, 프리바시드는 가장 많이 팔리는 약제 20위 안에 속해 있으며 연간 매출액이 120억 달러가 넘는다. 그런데 이들 약물은 장기적으로 부작용을 일으켜 뇌, 장, 면역계, 뼈 등에 심각한 영향을 줄 수 있다.

내가 의과대학에 다니던 무렵 위산 억제제가 처음으로 시장에 나왔다. 그때만 해도 제약회사들은 6주 이상 처방해서는 안 되며 확실한 궤양 환자에 대해서만 처방해야 한다고 주의를 주곤 했다. 그런데 지금은 마치 캔디라도 되는 양 처방하고 있다. 여기에는 제약회사의 마케팅도 한몫하고 있다.

위산 억제제의 위험을 보여주는 최근 연구를 보자. 위산 억제제의 좋은 효과(위산 분비를 억제하는)는 불행히도 나쁜 영향을 미친다. 위산은 단백질과 음식을 소화하는 데, 소장에서 소화효소를 활성화시키는 데 그리고 소장의 박테리아 증식을 억제하는 데 필요하다. 그리고 칼슘이나 마그네슘 같은 필수 미네랄과 비타민 B_{12}의 흡수도 돕는다. 이것들은 원활한 뇌 기능에 꼭 필요하다. 그런데 위산 억제제를 복용하면 음식의 소화가 방해되므로 다음과 같은 부작용이 생길 수 있다.

첫째, 위산 억제제를 장기 복용하면 비타민 결핍으로 우울증, 빈혈증, 피로,

신경 손상, 심지어 치매(노인의 경우)까지 올 수 있다는 연구 결과가 있다. 둘째, 위산 억제제를 복용하면 클로스트리디아라고 하는 장내 박테리아가 과다 증식해 생명을 위협하는 감염을 일으킬 수 있다는 사실이 연구 결과 밝혀졌다. 소장의 박테리아 증식은 복부 팽만, 가스, 복통, 설사를 일으킬 수 있다. 이 부작용은 과민성 대장 증후군과 기타 뇌에 영향을 미치는 많은 독성 효과를 일으킬 수 있다. 또한 비타민과 미네랄 결핍이 일어나 과민성 대장 증상, 우울증 그리고 칼슘 부족으로 고관절 골절이 생길 수 있다.

위산 억제제가 단기적으로 필요한 경우도 물론 있다. 하지만 소화 불균형의 원인을 치료하면 대개의 경우 위-식도 역류는 약 없이도 회복된다.

기에 대해 훈련을 받은 의사나 영양사와 상담하는 것도 좋다. 그러나 이 책의 기본 6주 프로그램을 따르는 것만으로 자신의 기분, 행동, 주의, 기억 문제가 음식 알레르기와 관련 있다는 것을 알게 될 것이다. 6주 동안 음식 알레르겐을 피하고 소화효소, 아연, 프로바이오틱스를 섭취한다면 손상된 장벽을 회복해 소화계와 뇌의 균형을 다시 찾을 수 있을 것이다.

10장

다섯 번째: 몸속 독소를 해독하라

의미는 많은 것, 아니 거의 모든 것을 참을 수 있게 만든다.
의미는 획득함으로써 완전히 새로운 세계가 펼쳐진다.
_C. G. 융

의사들이 의과대학에서 배우지 않는 두 가지가 있다. 하나는 건강과 질병에서 영양과 음식의 역할이고, 다른 하나는 건강과 질병에서 독소의 역할과 해독의 중요성이다. 그런데 이 두 가지는 질병을 치료하고 건강을 회복하는 데 가장 중요한 것들이다.

오늘날 음식과 독소는 과거 어느 때보다 중요한 문제로 부각되었다. 식품의 영양적 가치가 여러 요인에 의해 감소했기 때문이다. 기업농, 과다 경작, 토양 영양소 고갈, 식품 기업들의 가공식품 출시 등이 심장병과 치매를 비롯하여 우리가 오늘날 흔히 볼 수 있는 온갖 건강상 문제를 일으키고 있다.

19세기 이후 우리의 음식 공급망에 들어온 엄청난 양의 독성 화학물질로 식품의 영양적 가치는 크게 훼손되었다. 1800년대 이래 8만 개 이상의 새로운, 그리고 대부분 검증받지 않은 화학물질이 우리 곁에 나타났다. 이것들은 단지 음식에만 있는 것이 아니다. 가정용 세제에서부터 플라스틱 식기, 플라스틱 통의 PVC 가소제나 비스페놀A, 심지어 수돗물에서도 발견된다.

우리는 독성 물질의 바다에서 살고 있다. 그리고 이들 독소가 부분적으로 21세기 새로운 유행병의 원인이라는 것을 보여주는 증거가 다수 존재한다. 독소에 노출되는 것은 남녀노소 모두의 건강에 영향을 미친다. 더욱이 우리는 우리 몸에서 만들어진 부산물과 독성 대사 쓰레기도 처리해야 한다. 간과 뇌가 제 기능을 하지 못하면 스스로 만든 이 독성 물질로 인해 병이 생길 수 있다.

독소 체크리스트

- 변이 잘 나오지 않는다. ☐
- 변비가 있어서 이틀에 한 번도 화장실에 가지 않는다. ☐
- 하루에 단 몇 차례만 소변을 보는데, 양이 적고 색이 진하며 냄새가 심하다. ☐
- 땀 흘릴 정도로 몸을 움직이는 일이 거의 없다. ☐
- 피로, 근육 통증, 두통, 집중력과 기억력 부족 중 하나 이상을 갖고 있다. ☐
- 섬유근육통이나 만성 피로 증후군이 있다. ☐
- 정수되지 않은 수돗물이나 우물물을 마신다. ☐
- 플라스틱 통에 든 물을 마신다. ☐
- 옷은 드라이클리닝을 한다. ☐
- 통풍이나 채광이 좋지 않은 좁은 건물에서 일하거나 산다. ☐

- 대도시 산업지구에 산다. ☐
- 주방용, 정원용의 화학물질을 사용한다. 해충약으로 집 안 벌레를 없앤다. ☐
- 치아에 수은 아말감(은 충전재)이 있다. ☐
- 대형 생선(황새치, 참치, 상어, 옥돔 등)을 일주일에 1회 이상 먹는다. ☐
- 이런 것들에 신경이 쓰인다: 가솔린, 디젤 연기, 향수, 새 차 냄새, 천 가게, 드라이클리닝, 헤어스프레이, 기타 강한 냄새, 비누, 세제, 담배연기, 염소처리수 ☐
- MSG와 아황산염이 든 음식, 적포도주, 치즈, 바나나, 초콜릿, 알코올, 마늘, 양파를 먹으면 몸이 거부 반응을 보인다. ☐
- 카페인을 마시면 약간 어질어질하고, 관절과 근육 통증이 커진다. 저혈당 증상(불안, 심박 증가, 식은땀, 현기증)도 생긴다. ☐
- 다음 약물이나 물질을 자주 섭취한다: 아세트아미노펜(타이레놀), 위산 억제제(타가메트, 잔탁, 펩시드, 프리로섹, 프리바시드), 알약, 패티, 크림으로 된 호르몬 제제(피임약, 에스트로겐, 프로게스테론, 전립선약), 이부프로펜, 나프록센, 대장염·크론병·재발성 두통·알레르기·메스꺼움·설사·소화불량 약 ☐
- 황달이 있거나 길버트 증후군(간 속의 빌리루빈 수치 증가)이 있다. ☐
- 유방암, 흡연으로 인한 폐암, 기타 각종 암, 전립선 이상, 음식 알레르기 등의 병력이 있다. ☐
- 파킨슨병, 알츠하이머병, ALS(루게릭병), 기타 운동뉴런 질환, 다발성 경화증의 가족력이 있다. ☐

| 점수표 |

점수	정도	관리 계획	실천 사항
0~6점	경미한 독성	울트라마인드 솔루션	부록의 6주 프로그램
7~9점	중간 정도의 독성	자가관리	부록의 6주 프로그램 + 자가관리
10점 이상	심각한 독성	의료관리	위 두 가지를 실천하고, 추가적인 도움을 위해 의사를 찾는다.

| 자가관리 |

- 익힌 십자화과 채소(양배추, 브로콜리, 콜라드, 케일, 싹눈양배추, 중국 양배추, 복초이, 아루굴라, 무, 고추냉이, 물냉이, 구경 양배추, 순무 등)를 매일 적어도 1~2컵 섭취한다.
- 커큐미노이드(심황, 카레)를 섭취한다.
- 하루 1~2잔의 녹차를 마신다(GST 혹은 글루타치온 효소를 증가시킨다).
- 황을 함유한 양질의 단백질 음식(달걀, 마늘, 양파 등)을 먹는다.

그리고 글루타치온 수치를 높이기 위해 다음의 영양보충제를 섭취한다.

- N-아세틸콜린 500mg을 하루 2회 섭취한다. N-아세틸콜린은 글루타치온 수치를 현저히 높여주는 특수 아미노산이다. 타이레놀 과용으로 인한 간 부전 치료를 위해 응급실에서 사용된다.
- 하루 2회 완충형 아스코르브산(비타민 C)을 기본 영양보충제에 들어있는 양 이외에 1,000mg을 섭취한다. 너무 많은 비타민 C는 설사를 일으킬 수

있다. 설사를 하면 즉시 섭취량을 줄인다.

- 엉겅퀴 추출물 140mg을 하루 2회 섭취한다. 이 약초는 간 질환을 치료하고 글루타치온 수치를 높이는 데 오랫동안 사용되어왔다.

해독만 잘해도 건강하다

1부에서 말했듯이 나는 환자로서 나 자신의 체험을 통해 독소와 해독이 얼마나 중요한지를 알게 되었다. 어릴 적 우리 가족은 일요일 저녁마다 중국음식점에 자주 갔다. 그래서 나는 중국과 동양에 대한 환상을 갖고 있었다. 내가 어른이 되어 중국에 가서 뇌에 손상을 입고 삶에 문제가 생길 것이라고는 생각하지 못했다. 코넬대학교에서 동양학을 전공했고 중국어를 공부했다. 의과대학 1학년을 마친 1984년, 약혼녀와 함께 중국에서도 가장 시골인 지역에 석 달간 머물렀다. 나는 중국 문화와 중국 사람들이 좋았다. 그들은 음식을 약으로 사용한다. 그래서 약을 '복용한다'고 하지 않고 '먹는다'고 한다. 중국에서는 음식이 곧 약이었다.

그로부터 10년 후 다시 중국을 찾았고, 베이징에 의료센터를 열었다. 그 사이 베이징의 모습은 엄청나게 달라져 있었다. 1,000만 명의 시민이 마오 주석의 인민복을 입고 자전거를 타던 도시에서 이제는 외제차, 휴대전화, 하이힐, 비즈니스 정장으로 넘쳐나는, 자본주의 광풍이 몰아치는 도시로 탈바꿈하고 있었다.

그러나 1,000만 명 시민의 집에서는 여전히 석탄 원료를 때고 있었다. 맑은 겨울날에도 도시는 검은 구름으로 뒤덮였다. 사람들은 탁한 공기 때문에 마스크를 쓰고 다녀야 했다. 당시 나는 석탄이 가장 심한 수은 방출원이라는 사실을 몰랐다. 그런 공기로 매일 숨을 쉬었던 것이다.

당시만 해도 나는 수은에 대해서도 몰랐고, 유전적 다형성(유전자의 개인적 변이)에 대해서도 들어본 바가 없었다. 공교롭게도 내게는 수은 해독에 필요한 핵심 유전자인 GSTM1 유전자가 없었다. 미국인 중 절반이 이 유전자를 갖고 있지 않다. 중국에서 돌아와 서부 매사추세츠의 아름다운 버크셔 산에 자리를 잡은 직후 나는 만성 피로 증후군CFS을 앓았다.

나는 왜 앓았던 걸까? 물론 당시 응급실에서의 잦은 야근 때문이었을 수도 있다. 그러나 나는 갑자기 아프기 시작했다. 이후 몇 년 동안 내 병의 원인을 찾던 나는 한 동료로부터 CFS 환자 중 각종 독성 물질에 중독된 경우가 많다는 이야기를 들었다. 그래서 나는 머리카락을 가지고 수은 검사를 했다. 어릴 적 거의 매일 참치 샌드위치를 먹고, 각종 예방 접종을 받았으며, 티메로살이 들어 있는 콘택트렌즈 세척액을 사용해왔고, 생선회를 무척 좋아했던 나에게 베이징의 차갑고 검은 겨울 공기는 수은 중독에 걸리도록 하기에 모자람이 없었다. 체내 수은 총량을 측정하기 위해 소변 검사도 했다. 체내 금속을 대소변을 통해 체외로 내보내는 킬레이트를 사용한 검사였다. '정상' 수은 수치는 3μg/g-크레아티닌(크레아티닌은 척추동물의 근육·오줌·혈액 속에서 발견되는 백색 결정으로 단백질의 노폐물이며, μg/g-크레아티닌은 요중 중금속 농도의 단위-옮긴이)이며, 50μg/g-크레아티닌 이상은 독성으로 간주된다. 그런데 나는 무려 200μg/g-크레아티닌이나 됐다.

기나긴 학습 과정과 자신에 대한 실험, 여러 전문가와의 대화를 통해 나는 신중한 해독 과정(해독 음식, 영양보충제, 글루타치온, 비타민 C, 금속 킬레이트, 사우나 등)으로 체내 수은을 제거할 수 있었다. 음식 알레르기를 제거하고 프로바이오틱스와 효소를 사용해 장 치료도 시도했지만 수은을 완전히 제거하기까지는 효과가 없었다. 수은을 제거한 후에야 CFS의 증상인 인지장애, 우울증, 불면증, 심각한 기억 상실, 사고 둔화가 깨끗이 사라져 뇌와 몸의 건강을 되찾을 수 있었다.

불행히도 이것은 우리 사회에서 계속 반복되는 이야기다. 우리는 독소의 바다에서 살고 있다. 연간 수은 배출량은 2,720여 톤에 이르며 기타 8만 종의 독성 화학물질도 113만여 톤이 배출된다. 이런 산업 배출물은 인류와 지구의 건강을 위협한다. 지구 온난화와 만성 질병은 그 근원이 동일하다. 그리고 신경 독소는 특히 우리의 뇌를 위협한다.

이것을 막을 방법은 없을까? 의료계가 이 질문에 답해야 한다. 사람마다 독소에 반응하는 양식이 다르다. 어떤 사람은 해독을 잘하지만, 어떤 사람은 그렇지 못하다. 자폐증 환자나 ADHD, 알츠하이머병, 파킨슨병, 우울증 환자들이 특히 그렇다.

지금부터 우리 건강에 가장 큰 영향을 주는 독소에 대해 살펴보자. 다만 이것은 예에 불과하다는 것을 기억하라. 보건당국이 독성에 대한 안전 실험을 하지 않은 화학물질이 아직도 많다. 현재 사용되고 있는 모든 화학물질의 0.6퍼센트만이 안전실험을 거쳤다는 사실을 기억하라. 의사로서 나는 안전성이 검증되지 않은 이런 화학물질이 우리 건강에 미치는 영향에 대해 우려하지 않을 수 없다.

중금속, 특히 수은이 우리 건강에 미치는 영향만큼 정치적으로 그리고 과학적으로 민감한 주제도 없다. 그런데도 의과대학에서는 아직도 이런 중금속 중독에 대해 가르치지 않는다. 그래서 의사들은 독소 노출에 대응할 수 있는 수단이 별로 없다. 이것이 오늘날 많은 건강상 문제를 야기하는데, 사실 조금만 깊이 들어가 보면 독소가 우리 몸에 미치는 영향을 알아보기란 어렵지 않다.

다행히도 인간의 몸은 놀라운 회복력을 갖고 있다. 나의 수은 중독 뇌와 그 회복에서뿐 아니라 우울증, 행동 문제, ADHD, 자폐, 치매, 파킨슨병 환자들의 회복 사례에서도 확인할 수 있었다. 따라서 당신이 독소 치료를 받지 않았더라도 희망은 있다. 우리는 덮개를 걷고 그 안에 뭐가 있는지 확인한 다음 대사, 면역, 생화학적 혼란을 청소해야 한다.

독소와 치매는 어떤 관련이 있는 걸까?

치매는 인지 기능, 언어, 주의, 기억, 성격, 추론 등에 영향을 주는 뇌 질환이다. 심한 경우 기억이 완전히 사라지고 말을 하지 않기도 한다. 진행성 질환인 치매는 독성 약물로 치료하는 경우가 많은데, 그나마 요양원 입원을 몇 달 늦추는 효과만 있을 뿐 장기적인 효과는 기대하기 어렵다. 게다가 독성 약물은 많은 부작용을 낳는다.

치매는 사회적으로 큰 문제로 부각되고 있다. 65세 인구의 10퍼센트, 75세 인구의 25퍼센트, 85세 인구의 50퍼센트가 알츠하이머병(치매의 일종)을 겪고 있으며 해마다 수백억 달러에 이르는 사회적 경비를 소비하고 있다. 연구자들은 향후 몇십 년 내에 알츠하이머병 환자가 세 배는 증가할 것으로 예측한다. 알츠하이머병은 사망 원인 중 7위를 기록했다.

그런데도 의료계는 속수무책이다. 최근 나는 텔레비전 방송에 출연할 기회가 있었다. 치매에 관한 토론이었다. 경미한 인지 손상MCI이 있는 여성도 패널로 나왔다. MCI는 알츠하이머병 혹은 치매의 전단계로 알려져 있다. 패널 모두 기억력 상실이 정상적인 노화 과정의 일부가 아니라는 사실에 동의했다. 그런데 70세 이상 인구의 22퍼센트인 5,400만 명이 '치매 전단계'에 있음에도(Plassman, 2008) 패널로 나온 의사들은 이 병의 예방에 뾰족한 수를 제시하지 못했다. 효과도 별로 없고 부작용만 많은 고가의 약들만 제시할 뿐이었다.

환경이 유전자에 미치는 영향: 조지의 수은 중독

나는 치매의 기억력 상실을 예방하고 치료하는 방법을 계속해서 찾고 있다. 나의 환자 조지의 사례를 소개한다. 치매 진단을 받은 일흔 살의 조지는 아내와 함께 나를 찾아왔다. 그는 사회에서도 가정에서도 더는 자신의 역할을 하지 못해 절망적인 상태에 빠져 있었다.

방금도 말했듯이 치매에 대한 효과적인 치료법이 아직은 없는 실정이다. 그렇지만 우리는 뇌의 기능과 노화에 영향을 미치는 요인에 대해 많은 것을 알고 있다. 예를 들어 영양과 비타민 결핍, 오메가-3 지방 결핍, 음식으로 인한 염증, 감염, 장 이상, 환경 독소, 스트레스, 운동 부족, 호르몬 불균형, 세포 내 에너지 생산 부족 등이다. 이런 요인들과 조지의 유전적 배경을 함께 고려하여 치료 계획을 세웠다.

개인적인 유전적 특성이 건강 혹은 질병(심장병, 우울증, 당뇨, 치매 등)의 중요한 요인이 된다. 치매에서도 치매를 일으키는 유전자가 다수 존재하는 것으로 확인되었다. 치매와 같은 만성 질환은 다多유전자장애로 특정 유전자가 원인이라기보다 여러 유전자 사이의 상호작용, 유전자 변이 그리고 그 변이가 환경과 주고받는 상호작용 등이 위험을 높인다고 보고 있다.

이 때문에 알츠하이머병, 심장병, 암, 자폐, 우울증을 일으키는 '단일' 유전자를 찾는 것은 불가능하다. 실제로 존재하지 않기 때문이다. 다만 신체 시스템의 균형을 쉽게 깨트리는 유전자들(사람에 따라 각기 다른 '질병'으로 나타나는)이 존재한다. 우리 몸을 총에 비유하자면 그 유전자들은 우리가 평생 짊어지고 사는 화약과 같은 것이다. 그렇지만 우리가 총의 방아쇠를 당기지만 않으면 된다. 잘못된 음식, 스트레스, 독소, 운동 부족 등이 총의 방아쇠 역할을 한다. 특정 질병에 유전적으로 취약하다 하더라도 우리가 반드시 그 질병에 걸릴 '운명'을 타고난 것은 아니다. '질병 = 유전자 + 환경'이라는 공식을 기억하라.

유전자의 기능에 영향을 미치는 요인은 매우 많다. 음식, 비타민과 미네랄, 독소, 알레르기 물질, 감염, 스트레스, 수면, 운동 등. 유전자와 환경적 요인을 함께 고려한 치매 치료에 대한 장기 연구는 아직 시행되지 않았다. 그렇지만 뇌의 노화 원인과 과정, 그와 관련된 유전자에 대한 전체적인 그림은 그려볼 수 있다.

> 조지는 삶의 희망을 완전히 잃어버렸지만, 그의 유전자와 생화학 작용을 깊이 살펴본 나는 개선시킬 수 있는 부분을 찾아냈다. 그에게는 알츠하이

머병에 취약한 Apo-E4라는 유전자가 있었다. 이 유전자 때문에 그는 콜레스테롤 수치를 낮추거나 뇌의 수은을 해독하는 데 애를 먹었다. 이 유전자가 치매 위험성을 높이는 이유는 여러 가지가 있는데, 뇌의 수은을 쉽게 제거하지 못한다는 것이 그중 하나다. 내가 진료한 환자 중 수은 수치가 가장 높았던 조지의 경우도 이것이 이유였다.

뇌가 수은을 해독하지 못하면 평생 수은이 축적된다. 뇌 속의 수은은 치아충전재의 증발이나 환경적 노출, 참치, 대기오염 등 여러 원인으로 만들어진다. 원인에 관계없이 수은이 우리의 건강에 미치는 영향은 심각하다. 만성 수은 중독 환자 465명을 상대로 한 한 연구에서 환자의 32퍼센트가 극심한 피로감을, 88퍼센트가 기억 상실을, 30퍼센트가 우울증을 겪었다. Apo-E4 유전자를 가진 사람들에게는 이런 증상들과 수은 중독이 훨씬 흔했다. 오늘날 세계 인구의 20퍼센트가 이 유전자를 갖고 있다. 이 연구에서 나온 기쁜 소식은, 수은 해독 프로그램과 함께 아말감 치아충전재를 제거했더니 증상이 현저히 호전되었다는 것이다(Wojcik, 2006).

그러나 사실 Apo-E4는 조지의 유전적 결함의 일부에 불과했다.

중금속 및 기타 독소의 해독에 꼭 필요한 몇 가지 유전자가 있다. 그중 가장 중요한 것이 GST라는 유전자다. 이 유전자는 신체의 주요 해독제이자 항산화제다. 그런데 조지의 GST 유전자는 그 기능이 현저히 떨어져 있었다. 이 때문에 평생에 걸쳐 체내에 많은 독소가 쌓였던 것이다.

Apo-E4 유전자를 가진 사람에게 GST 유전자의 이상이 있을 때 치매 위험성은 너욱 커진다(Bernardini, 2005; Spalletta, 2007). 또 다른 연구에서는 GST 유전자가 아예 없는 사람들은 수은 수치가 훨씬 높을 확률이 많다는 것이 확인되었다(Gundacker, 2007). 따라서 유전자와 환경 사이의 상호작용이 문제다. 조지 같은 사람은 치매에 걸리도록 유전적으로 결정된 것이 아니다. '화약'을 몸에 지니고 살면서 환경적인 영향 때문에 방아쇠가 당겨진 것이다. 다행히도 우리는 이들 유전자의 기능을 개선할 방법을 알고 있다. 음식, 영양보충제, 기타 해독법을 사용하는 것이다.

> 혈액 검사를 통해 조지가 MTHFR이라는 유전자를 갖고 있다는 것이 확인되었다. 이 유전자가 있으면 혈액 내 호모시스테인(뇌 염증을 일으키는 물질) 수치를 낮추는 데 MTHF라는 특수한 엽산이 매우 많이 필요하게 된다.

우리는 여기서 다시 메틸화 열차의 이상이 나타나는 것을 보게 된다(메틸화 열차의 이상에 대해서는 6장에서 자세하게 이야기했다). 모든 만성 질환의 핵심은 체내 메틸 그룹(CH3)의 이동(메틸 열차)에 문제가 생기고, 우리 몸의 가장 중요한 해독제이자 항산화제인 글루타치온을 제대로 생성하지 못하는 데 있다(황화 열차. 이에 대해서는 이 장의 후반부에 다시 설명한다).

놀랍게도 이 두 가지 생화학 사이클은 서로 긴밀하게 작용한다. 메틸화 혹은 황화가 이뤄지기 위해서는 모든 생화학적 단계가 함께 작용해야 한다. 모든 해독제와 항산화제의 어머니격인 글루타치온을 생성하기 위해서는 충분한 엽산과 비타민 B_6, B_{12}가 있어야 하고 메틸화 열차가 원활하게 작동해야 한다. 여러 번 언급했듯이 모든 것은 서로 연결되어 있다.

종종 동일한 대사 경로를 지닌 문제들이 서로 다른 질병인 것처럼 보인다. 예컨대 자폐증과 알츠하이머병처럼. 그러나 그 메커니즘은 같다. 신체 생화학 작용이 원활하지 못하면 모든 정신 질환, 신경 질환에 공통적인 산화 스트레스와 염증을 일으킨다. 산화 스트레스와 염증은 공통된 최후의 파괴 메커니즘이다. 그리고 글루타치온 결핍이 연결고리의 핵심에 있다.

조지에게 문제가 있는 또 하나의 유전자는 콜레스테롤 운반과 관련 있는 콜레스테롤 에스테르 전이 단백질CETP이라는 것이다. 우리는 높은 콜레스테롤 수치가 알츠하이머병을 일으킬 수 있다는 사실을 알고 있다. 이 유전자에 문제가 있는 사람은 HDL이라는 좋은 콜레스테롤을 충분히 생성하지 못하는 동시에 LDL이라는 나쁜 콜레스테롤을 내보내지 못한다. 콜레스테롤 수치가 높으면 치매와 알츠하이머병이 생길 수 있다는 사실을 우리는 알고 있다. 이 유전자와 Apo-E4 유전자가 합해지면 치매 위험성은 훨씬 높아진다. 조지는 유전적으로 거의 열차 전복 상태에 있는 것으로 보였다. 그의 모든 유전자는 그가 수은 과부하, 엽산과 비타민 B_{12} 결핍, 콜레스테롤 수치 증가 등의 환경적 영향에 취약하도록 만들었다.

좋은 소식은 이들 유전자는 고정된 것이 아니라 생활습관, 음식, 영양 상태, 독성 수준에 크게 영향을 받는다는 사실이다. 이 요인들을 잘 살피면 위험 수준을 현저히 낮출 수 있다. 독성 효과를 멈추거나 되돌릴 수도 있다. 내가 조지에게 취한 방법도 바로 이것이있다. 구체적인 방법을 알기 전에 조지가 처한 특수한 상황을 좀 더 알 필요가 있다.

조지는 철을 생산하는 마을에서 나고 자랐으며 평생 살아왔다. 그래서 석탄을 연소시키는 철강 공장에 오래 노출되어 있었다. 이 점에서 그와 나는 공통점이 있었다. 석탄 연소 공장이나 석탄 난방 가정은 주요 수은 노출원이다. 이것은 내가 중국에서 노출된 환경 요인과 동일한 것이었다. 조지는 심한 만성 수은 중독으로 고생하고 있었다.

우리는 그의 수은 수치가 높은 것을 확인했다. 350-크레아티닌으로 내가 본 환자들 중 가장 높은 수치였다. 우리는 그의 치아충전재를 제거하고 킬레이트제를 이용하여 수은을 천천히 제거했다. 그에게는 수은 중독이 문제의 핵심이었으므로 이를 해결하는 것이 무엇보다 중요했다.

우리는 또한 다양한 방식으로 그가 수은을 해독할 수 있도록 도왔다. 케일, 물냉이, 고수 잎 같은 음식으로 또 엉겅퀴 추출물 같은 허브로, 셀레늄과 아연같은 영양소로 해독을 도왔다. 또 조지가 유전적으로 해독이 어렵다는 단점을 킬레이트 약제로 극복하도록 했다. 음식, 허브, 운동으로 콜레스테롤 수치도 낮췄다. 엽산, 비타민 B_{12}와 B_6로 호모시스테인 수치도 낮춰 그의 약한 MTHFR 유전자를 극복할 수 있도록 했다. 또 메틸-엽산이라는 특수한 형태의 엽산을 추가했다. 조지의 유전자와 변덕스러운 생화학적 열차 전복을 고려한 1년여의 공격적인 치료 끝에 그는 몰라보게 회복되었다.

이전에 그는 자기 일을 자기 손으로 하지 못했고 손자들도 주위에 있기를

뇌 건강에 영향을 미치는 유전자

다음은 뇌 기능에 가장 중요한 유전자들이다. 이것들은 해독에 영향을 미칠 뿐 아니라 울트라웰니스의 일곱 가지 열쇠에도 영향을 미친다.

유전자	역할	기능 개선법
MTHFR	메틸화 통제	엽산이나 메틸-엽산이라고 불리는 활성 엽산의 섭취를 늘린다.
Apo-E4	콜레스테롤과 중금속 운반	자연식품과 혈당 부하가 낮은 음식을 섭취하고 운동한다.
GSTM	해독 및 글루타치온 생성	비타민 B_{12}와 B_6, 엽산, 황 함유 아미노산(NAC)을 적정량 섭취하고 십자화과 채소를 하루에 두 컵씩 먹는다.
CETP	동맥을 통한 콜레스테롤 운반	자연식품과 혈당 부하가 낮은 음식을 섭취하고 운동을 한다.
COMT	메틸화를 통해 신경전달물질과 호르몬을 대사	비타민 B_6, B_{12}를 적정량 섭취한다.
SOD-2	강력한 세포 간 산화방지제	종합비타민제로 아연·망간·비타민을 섭취하고, 식물성 영양소가 든 산화방지제를 다량 섭취한다.

꺼렸다. 그런데 그의 유전자에 맞춘 치료를 한 후에는 기능을 되찾고 손자들과도 함께 놀게 되었다. 기억력도 개선되었고 글을 읽고 읽은 것을 기억할 수 있었으며 사업도 계속할 수 있었다. 더는 가족 내에서 외톨이가 아니었다. 적극적인 가족 구성원으로서, 또 지역 사회의 구성원으로서 살아갈 수 있게 됐다.

파킨슨병을 일으키는 독성 화학물질

파킨슨병이 독성 화학물질과 관련 있다는 것은 기존 의학계의 의사들도 인정하는 사실이다. 이 같은 사실은 1979년 독성 물질인 MPTP가 든 헤로인을 사용한 어느 젊은 마약 중독자에게 파킨슨병이 생김으로써 세간의 주목을 받게 됐다. 그 후 마이클 J. 폭스, 자넷 르노, 무하마드 알리가 파킨슨병에 걸려 이 병에 대한 사람들의 인식이 더욱 높아졌다.

그러나 파킨슨병은 사람들이 생각하는 것보다 더 심각한 문제다. 100만 명 이상의 미국인이 파킨슨병으로 고생하고 있으며 이로 인한 사회적 비용만도 연간 230억 달러에 이른다. 알츠하이머병 다음으로 흔한 신경퇴행성 질환이다(Huse, 2005). 유전적 요인도 무시할 수 없을 것이다. 하지만 193쌍의 일란성 쌍둥이를 연구한 결과 유전적 요인이 파킨슨병의 주된 요인은 아니라는 사실도 이미 밝혀졌다(Tanner, 1999). 그렇다면 파킨슨병의 원인은 무엇일까?

수년간 나의, 비교적 소수(수천 명)의 환자 집단에서도 파킨슨병 환자와 독소 사이의 관련성이 분명하게 드러났다. 파킨슨병에 걸린 내 환자들은 모두가 확실하고 심각한 독소 노출 상태에 있었다. 포도에 고농축 살충제를 뿌리던 어느 포도농장 주인은 빠르게 진행되는 파킨슨병에 걸려 사망하고 말았다. 그리고 집에 들끓는 쥐를 참을 수 없었던 어느 여성 환자는 오랫동안 집 안팎에 살충제를 뿌리고 살았다. 차고에 살충제 탱크가 있을 정도였다. 그녀는 비교적 이른 연령인 쉰세 살에 파킨슨병을 앓기 시작했다. 쉰한 살부터 손 떨림이 있었던 어느 여성 환자는 입속에 치아 충전재가 가득했다. 그녀의 수은 수치는 300 - 크레아티닌을 넘었다. 또 오염된 허드슨강 주변에서 몇 년 동안 수영을 했던 어느 철인경기 선수는 50대 초반에 파킨슨병에 걸렸다.

독소에 노출되면 질병의 위험이 높아진다는 연구 결과가 많이 발표되고 있다. 살충제, 주변 농장 폐수가 흘러들어 간 우물물, 제초제, 공장, 채석장 등. 파킨슨병은 단지 걸음이 느리고 손이 떨리며 표정이 굳어지는 문제만은 아니다. 파킨슨병은 우울증, 치매, 환각, 정신병 등과 함께 온다. 이 모든 것이 또한 독소에 노출되는 것과 관련이 있다.

독소는 간의 해독 시스템을 통해 배출되어야 한다. 해독은 2단계에 걸쳐 진행되는데 각각의 단계에서 작용하는 효소가 다르다. 이미 알고 있듯이 우리가 생산하는 효소의 효과는 자신의 유전자가 그 효소에 대한 암호를 갖고 있느냐에 달려 있다. 자연은 놀랍게도 인류의 초기에 없던 약물이나 환경 독소에 대한 해독 능력까지 인간에게 부여했다. 약물은 대사가 되거나 효소에 의해 해독된다. 그런데 이 효소는 인류의 아주 오래된 유전자에 의해 만들어진다. 해독 작용이 뛰어난 사람도 있고 그렇지 않은 사람도 있는데 이는 각자의 유전자에 따라 달라진다.

파킨슨병과 관련된 특정 유전자가 있다. 그중 하나가 2D6라는 유전자다. 이 유전자는 SSRI와 기타 흔히 사용하는 약물 그리고 대부분의 살충제를 해독하는 주요 효소를 통제한다. 백인의 5~10퍼센트에서 이 유전자가 느리며, 이 점은 파킨슨병 환자들에게서 더 자주 확인된다. 이처럼 느린 유전자를 가진 사람이 살충제와 항우울제에 노출될 때 어떤 결과가 일어날지 상상해보라.

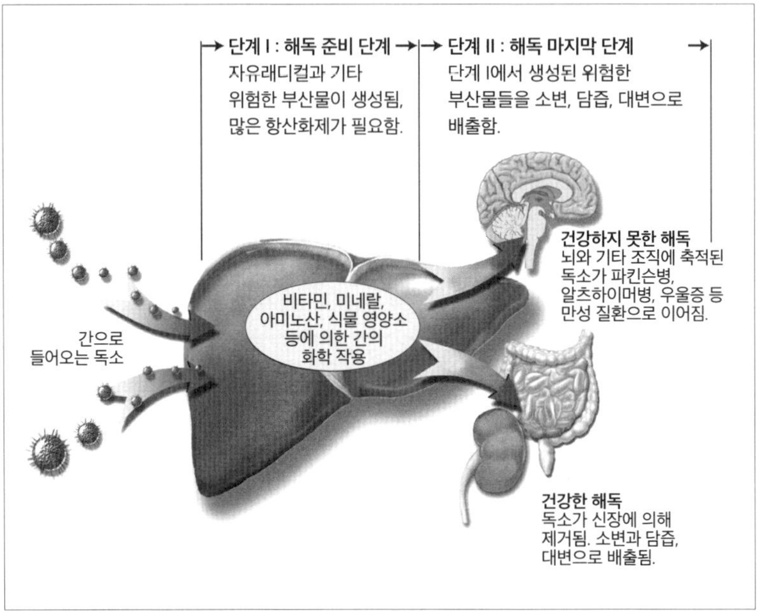

그림 10 | 간 해독의 2단계

음식과 물에 들어 있는 살충제, 우리가 흔히 사용하는 플라스틱 제품, 석탄을 때는 공장에서 배출되는 수은과 납 등 이 모든 독성 물질을 생각하면 절망스러워진다. 하지만 이들 독성 물질로부터 우리를 지킬 수 있는 새로운 방법이 있다. 이것이 바로 울트라마인드 솔루션이다. 어떤 이는 이것을 '신경보호'라고 불렀다. 이것은 우리의 뉴런을 보호하기 위해 미리 조치를 강구하는 예방적인 전략이다. 나는 기분, 행동, 신경퇴행성 질환을 가진 다양한 환자들에게 이 방법을 성공적으로 적용해왔다.

UCLA의 제프리 커밍스 박사는 지금의 뇌 문제라는 유행병을 다루는 신중한 전략으로서 예방과 해독의 중요성을 강조했다. 그의 말이다.

"의학과 외과술의 발달로 파킨슨병 환자의 삶의 질도 몰라보게 개선되었다. 그럼에도 이 방법들은 주로 '증상 관리'에 치중되어 있다. 앞으로는 환자의 환경적 위험요인을 파악하고 제거하는 등 공중보건의 질적 수준을 높이는 예방적 치료 방향으로 전환되어야 한다."

〈미국 의학협회 저널〉의 '파킨슨병에서의 신경보호'라는 논문은 파킨슨병뿐만 아니라 모든 뇌 손상으로부터 우리를 보호할 수 있는 모델을 제시하고 있다. 이 모델의 기본 개념은 이렇다. 환경적 요인은 뇌 질환에 취약한 유전자와 상호작용하여 뇌 손상을 일으킨다. 독성 물질에서 나오는 자유래디컬(활성산소)은 산화 스트레스를 일으켜 세포의 에너지 공장인 미토콘드리아를 손상시킨다. 이렇게 되면 세포가 과다 흥분해서 염증을 일으킨다. 결국 세포는 죽게 되고 기분장애, 행동 문제, 파킨슨병, 알츠하이머병 같은 다양한 증상이 나타난다. 그러나 손상의 각 단계마다 이 과정을 멈추거나 역전시킬 방법들이 존재한다.

이 논문의 저자는 우리가 항산화제, 에너지 증강제, 항염증 치료와 더불어 뇌세포의 과잉 흥분(세포를 죽이는)을 줄이는 복합 제제를 사용한다면 뇌를 보호하고 뇌 손상 과정을 예방하거나 중지 혹은 역전시킬 수 있다고 제안한다. 이것은 울트라웰니스 일곱 가지 열쇠와 동일하다. 놀라운 사실은 파킨슨병이 나타나기 수십 년 전부터 뇌 기능의 변화가 PET 스캔상에서 관찰된다는 점이다. 우울증, 인지장애, 수면장애 등의 '전조' 증상이 종종 의사가 파킨슨병 진단을 내리기 오래전부터 나타난다는 얘기다. 파킨슨병이라는 의학적 진단이 내려질 때쯤이면 운동 뉴런(운동을 통제하는 흑색질substantia nigra이라는 부위로 파킨슨병에 걸리면 손상된다)의 60퍼센트가 이미 퇴화하고 만다. 따라서 진단이 내려질 때까지 기다리는 것은 너무 늦다. 뇌를 미리 보호할 수 있다는 건 사실이지만, 뇌세포가 죽기 전에 시작해야 한다.

나는 이 개념을 기분과 행동 문제, 퇴행성 질환을 겪는 다양한 환자에게 적용하여 놀라운 결과를 얻었다. 모든 환자는 아니지만 상당수 환자가 치료되는 것을 보았다. '어떤' 독성 물질(수은, 납, 살충제 혹은 안전성이 검증되지 않은 8만여 개의 화학물질)에 노출되었는가는 중요하지 않다. 결국 질병으로 이어지는 메커니즘은 동일하기 때문이다. 그 메커니즘이란 우리의 해독시스템에 걸린 과부화다. 파킨슨병, 우울증, 자폐, 치매, 만성 피로, 암, 심장병, 당뇨, 비만 같은 만성 질환이 모두 그런 경우다.

산화 스트레스, 염증, 중독 그리고 미토콘드리아 손상으로 인한 세포 사멸로 이어지는 과정은 거의 모든 만성 질환의 핵심이다. 에너지를 만들어내지 못하면 세포는 죽는다(이에 대해서는 다음 장에서 자세히 설명한다).

내가 이 방법으로 놀라운 효과를 보았던 두 환자의 사례를 소개한다. 이 환자들은 울트라웰니스 일곱 열쇠의 불균형을 바로잡고 해독 능력을 증강시켜 건강을 회복했다.

독소 물질에 중독되어 우울증을 앓은 조앤의 사례

조앤은 서른여섯 살의 전문직 여성으로 오랫동안 앓아온 심한 우울증과 피로, 체중 증가, 월경전 증후군, 섬유낭포성 유방 질환으로 나를 찾아왔다. 때때로 자해하고 싶어진다는 말도 했다. 그녀의 사례는 복잡하게 얽혀 있지만 모두 일곱 열쇠의 범주 안에 들어온다고 볼 수 있다. 종종 해독 같은 한 가지 요인에 이상이 생기면 모든 것에 문제가 생긴다. 그녀의 증상을 종합해보고 나는 무엇이 문제인지 찾아낼 수 있었다.

그녀는 중독 상태였다. 자신의 호르몬을 제대로 해독할 수 없어 심각한 월경전 증후군과 유방통, 하혈을 겪었다. 여성 호르몬인 에스트로겐이 제대로 해독, 배출되지 못하고 있었다. 우울증 치료제인 프로작을 오랫동안 복용했지만 별 효과가 없었다. 월경 주기를 조절하는 피임약도 마찬가지였다. 조앤은 자신이 설탕(효모균 증식을 부추기는) 중독자라고 인정했으며, 만성 부비동 충혈 때문에 오랫동안 항생제를 복용했다(좋은 박테리아를 죽이고 효모균을 증식시킨다)고 했다. 그리고 다양한 질 이스트 감염이 있었다(장내 이스트 효모균), 그리고 항상 아팠다. 피부는 건조하고 손톱은 잘 부서졌으며 머리카락은 가늘어졌다(갑상선 문제).

혈액 검사 결과 다른 많은 단서가 드러났다. 숨겨진 염증을 발견하는 C 반응성 단백질 혈액 검사 결과 그녀의 수치가 4.3mg/l로 매우 높은 것을 관찰했다(정상은 1mg/l 이하). 백혈구 수가 적었고 림프구 수치는 높았으며 호중구 수치는 낮았다(이스트 감염의 특징이다). 비타민 B_6와 엽산(기분 유지와 호르몬 대사를 위해 필요하다) 수치도 매우 낮았다. 갑상선 항체도 있었으며 갑상선 수치도 위험 수준이었다. 가장 놀라운 것은 수은 수치가 260μg/g-크레아티닌(정상은 3μg/g-크레아티닌 이하)으로 매우 높다는 것이었다. 아니나 다를까 그녀의 입안에는 치아충전재가 가득했다.

그녀의 우울증과 체중 증가의 원인은 수은이었지만 건강을 회복하기 위해서는 전체적인 난맥상을 해결해야 했다. 원인을 치료하되 다른 증상들(만성 부비동 충혈, 이스트 감염, 월경전 증후군, 호르몬 불균형, 유방통, 갑상선 이상, 영양 결핍, 염증 등)도 완화시켜야 했다.

그래서 우리는 작업에 착수했다. 항진균제로 효모균을 청소하고 비타민 B_6와 엽산, 마그네슘으로 에스트로겐 해독을 도왔으며, 허브와 필수지방으로 간의 해독 작용을 개선했고, 식염수로 부비동을 청소했다. 그리고 '아머 타이로이드' 같은 인체친화형 갑상선 호르몬을 소량 투여했다.

그런 다음에 수은 치아충전재를 안전하게 제거하고 브로콜리와 물냉이, 케일 같은 해독 식품과 금속 킬레이트를 이용하여 해독을 도왔다. 메틸화와 황화(해독의 열쇠다)를 돕기 위해 허브와 영양소를 공급했다. 또 핫요가와 적외선 사우나로 땀을 통해 독소를 배출하도록 했다. 그러자 수은 수치가 서서히 떨어지기 시작했다. 260에서 150으로, 다시 27로 떨어졌으며, 치아충전재를 제거한 뒤에는 10-크레아티닌까지 낮아졌다. 수은 수치가 감소하자 우울증과 피로 등의 다른 증상들도 호전되어 그녀는 예전의 활기를 되찾았다. 별다른 체중 감량 노력을 하지 않고도 거의 20kg을 줄였다.

그런데 불행히도 이런 중독 사례는 우리 주변에서 흔히 볼 수 있다. 구체적인 양상은 조금씩 다르지만 동일한 패턴이 계속 반복된다. 나는 수천 명의 환자에게서 영양 결핍, 호르몬 불균형, 염증, 장 이상, 중독, 에너지 이상 등이 병의 근본 원인인 경우를 보았다. 그런데 이런 모든 문제는 우리가 통제할 수 있는 환경적 요인의 결과물이다.

신경발달 및 신경행동학적으로 수은이 미치는 영향에 대한 연구가 계속되고 있다. 그중에는 수은 증기에 노출된 형광등 제조 공장 노동자들이 불안, 우울증, 기억 및 운동 기능의 손상이 많다는 연구 결과도 있다(Zachi & Taub, 2007). 9·11 폐허에서 일했던 노동자들 역시 독성 금속에 노출되었다. 연구에 따르면 그곳 노동자들 중 160여 명이 우울증, 불안, 불면증, 체중 증가, 고혈압, 피로 등 8개 이상의 만성 질환을 갖고 있는 것으로 나타났다(Kokayi, 2006). 소변 검사 결과 수은과 납 수치가 높게 나왔는데, 3~4개월의 해독 치료 후 평균 60퍼센트 감소했다.

수은은 종종 많은 문제의 근본 원인이다. 그런데도 당신의 정신과 혹은 신경과 의사가 프로작을 처방하기 전에 당신의 중금속 중독을 체크한 적이 있는가? 뇌 고장이라는 만성병의 유행과 기분, 기억, 주의, 행동장애를 완화하기 위해서는 금속 및 화학 독성 물질이 우리 몸에 미치는 영향을 반드시 고려해야 한다.

중금속에 중독된 소년의 사례

독성 물질이 어른에게 미치는 영향이 심각하다면 아이들에게는 더 말할 필요도 없다. 나는 중금속이 아동(특히, 유전적으로 중금속의 영향에 취약한 아동)들의 ADHD, 학습장애, 자폐, 우울, 불안, 양극성장애 등 유행병의 근본 원인 중 하나라고 생각한다. 문제의 심각성을 보여주는 어느 소년의 사례를 소개한다.

> 변덕이 심하고 폭력적인 성향의 아이였다. 세 살 적부터 ADHD, 양극성장애, 아스퍼거(경미한 자폐 증상), 반항장애 등의 '진단'을 받았다. 늘 통증에 시달리고 위험한 상황에 처한 아이처럼 동공이 확장되어 있었고, 여느 자폐아들처럼 사시 증상이 있었다. 자폐아들이 사람을 똑바로 쳐다보지

못하는 것은 그 사람을 보기 싫어서가 아니라 곁눈질로 볼 때 더 잘 볼 수 있기 때문이다. 이것은 눈 망막의 비타민 A 및 오메가-3 지방 결핍 때문일 수 있다. 또 비정상 세포막의 경우, 보는 역할을 담당하는 단백질(망막 내의 간상체와 원뿔체)이 제대로 기능하지 못하기 때문일 수도 있다(비타민 A와 오메가3-지방을 함유한 대구 간유가 종종 이 사시를 치료한다).

아이의 어머니는 매일 손가락으로 아이의 항문에서 대변을 빼내야 했고 아이는 매일 밤 침대를 소변으로 적셨다. 수영장, 공원에 소풍을 가도 다른 부모들의 눈총을 사야 했다. 어떤 활동을 해도 사람들의 따돌림을 받았다. 학교에서는 일대일 감독을 받았지만 여전히 통제가 되지 않았다. 집단에 있지 못하는 아동들을 위한 행동치료 그룹에서도 쫓겨났으며, 정상 캠프에 적응하지 못하는 아이들을 위한 특수 캠프에도 입회가 허락되지 않았다.

나는 도저히 치료를 할 수 없는 자폐아들을 제외하고 이렇게 다루기 어려운 아동은 처음 보았다. 검사 결과, 이 아이는 심각한 중금속 중독인 것으로 나타났다. 중금속 검사를 1,000회도 넘게 시행해 보았지만 이 아이의 납과 수은 수치는 가장 높은 축에 속했다. 아이의 어머니는 수은 치아충전재를 한 상태에서 임신을 했고, 아이는 티메로살이 백신에서 제거되기 전 예방 접종이 한창이던 때에 태어났다. 그리고 도시 산업지구에서 자랐다. 그곳은 수은과 납이 토양과 거실 바닥에 쌓이는 곳이다. 유전적으로도 취약한 이 아이는 독성 물질을 해독하지 못하고 체내에 축적하고 있었다.

자폐아들의 부모와 의사들은 DAN이라는 단체를 통해 효율적인 자폐증 치료법에 대한 정보를 공유하고 있다. 그런데 그중 가장 효과적인 치료법은 중금속 해독이다. 즉 자폐증을 일으키는 대사상, 생화학상 교통 정체를

중금속은 체내 화학 작용을 방해한다

수은과 기타 중금속은 새로운 헤모글로빈(적혈구 속의 산소운반 물질) 분자를 생성하는 경로를 포함한 체내의 대사 경로를 막는다. 수은으로 손상을 입는 생화학적 경로에는 포르피린이라는 것이 있다. 연구에 의하면 중금속에 의해 생화학 작용이 정체된 사람의 소변에서 이상 포르피린이 발견된다고 한다. 신체의 포르피린 대사 및 처리의 유전적 변화가 수은 노출로 인한 신경독성 혹은 신경행동적 효과와 관련 있는 것으로 보고 있다. 더욱이 BDNF라고 하는, 뇌의 치유에 매우 중요한 '다형성' 유전자에 변화가 생기면 미량의 수은에 노출되어도 기분, 인지, 운동장애의 위험이 크게 높아진다.

이것이 왜 우리 중 누군가는 중독에 더 취약한지, 왜 대규모 연구에서는 독성의 해로운 효과가 전혀 나타나지 않는지를 설명해준다. 100명의 아동 중 95명이 중금속을 해독해 아무런 영향을 받지 않으면 100퍼센트 안전한 것으로 간주한다. 그러나 해독을 못하는 5명의 아동에게 중금속 중독의 문제는 매우 심각하다.

포르피린 유전자, BDNF, GST, MTFHR 유전자 등 몇몇 유전자만 문제가 되는 것은 아니다. 이 유전자들이 유해한 환경적 요인과 결합할 때 질병이 생긴다. 환경적 요인이 질병의 방아쇠를 당기는 셈이다. 이런 유전자를 지녔더라도 독소가 없는 환경에서 생활한다면 병에 걸리지 않을 수 있다.

아주 적은 양의 독소에도 취약한 사람들(자폐 환자나 파킨슨병 환자 등)은 우리가 숨쉬는 공기에 뭔가 문제가 있다는 것을 알려주는 경고 역할을 한다. 그런데 우리 중 얼마나 많은 사람이 중독 때문에 우울해하고 인지 기능이 떨어지는 걸까? 정확한 수치는 알기 어렵다. 다만 확실한 것은 우리가 독소에 노출되는 상황을 줄이고 신체의 해독 능력을 키워야 한다는 사실이다.

해소하는 것이다. 그렇게 하면 면역과 장, 뇌 기능이 균형을 되찾는다.

이 '작은' 아이는 중금속에 오염된 '무거운' 아이였다. 아이의 체내에서 납과 수은을 천천히 배출시켰다. 장을 바로잡고 식단에서 설탕과 유제품을 제거하는 등 음식을 개선하며 비타민 B_6와 B_{12}, 엽산으로 취약한 대사 경로를 보강해주었다. 마그네슘으로 신경 계통을 안정시켰고, 아연으로 음식 소화를 돕고 수은과 납을 자연스럽게 제거해주는 효소(MT)를 활성화시켰다.

지금 열두 살이 된 아이는 아주 건강하다. 학교에서도 잘 지내며 사람 눈을 똑바로 쳐다보고 정상적인 대화도 나눌 수 있게 되었다. 매일 밤 오줌을 싸지도 않으며 화장실을 정상적으로 이용한다. 약과 식단 변화로 치료한 후 아이에게 기분이 어떠냐고 물어보았다. 아이는 이렇게 대답했다.

"이제 예전처럼 뇌에서 계속 '불꽃'이 튀지 않아요."

해독의 키워드, 글루타치온

6장에서 메틸화 열차가 트랙을 벗어나면 많은 문제를 일으킨다는 것을 살펴보았다. 메틸화와 황화가 언제나 함께 운행된다는 것도 보았다. 이 메틸화와 황화에 문제가 생기면 뇌뿐만 아니라 전반적인 건강에도 심각한 문제가 생길 수 있다. 좀 더 깊이 살펴보자.

건강을 유지하고 질병을 예방하는 데 가장 중요한 물질은 무엇일까? 왜 우리는 그것에 대해 한 번도 듣지 못했을까? 그것이 노화, 암, 심장병, 치매를 예방하는 비밀인 이유는 뭘까? 자폐증과 알츠하이머병을 치료하는데 그것이 꼭 필요한 이유는 또 무엇일까? 이에 관한 7만 6,000개 이상의 의학 논문이 있는데도 의사들이 이 중요한 물질의 결핍 현상을 언급하지 않는 것은 왜일까? 그 물질은 무엇일까?

모든 항산화제의 어머니이자 가장 중요한 해독제, 면역계의 마에스트로인 이것은 바로 '글루타치온'이다. 끈적끈적하고 썩은 달걀이나 유황온천 같은 냄새가 나는 유황 성분으로 황화 열차의 최종 생산물 또는 최종 도착지다. 글루타치온은 몸의 독성 물질을 빨아들여 제거하는 스펀지와 같다. 특정 비타민(비타민 B_6와 B_{12}, 엽산 등)으로 계속 보충해야 하는 이 글루타치온은 메틸화와 황화 사이클, 즉 '열차'가 정시에 전속력으로 운행할 때 생산된다. 이 열차 운행에 조금이라도 차질이 생기면 독성이 쌓여 자유래디컬과 산화 스트레스 그리고 염증으로 이어진다.

우리 몸은 글루타치온을 만들어내게 되어 있다. 그런데 잘못된 음식, 공해, 독소, 약, 스트레스, 노화, 감염, 방사능 등이 글루타치온을 고갈시킨다. 글루타치온이 고갈되면 산화 스트레스와 자유래디컬로 인한 세포 파괴가 가속화되고 염증과 암에도 취약해진다. 간에도 부담을 줘 글루타치온 생성을 제대로 하지 못해 해독을 더 어렵게 만드는 악순환이 일어난다.

기능의학에서 10년 넘게 환자를 치료하면서 내가 발견한 것 한 가지는 거의 모든 중증 환자들에서 글루타치온 결핍 증상이 확인된다는 사실이다. 우울증, 기분장애, 만성 피로, 심장병, 암, 만성 감염, 자가면역 질환, 당뇨, 자폐, 알츠하이머병, 파킨슨병, 관절염, 천식, 신장병, 간 질환 등 대부분 질환에서 말이다. 나는 처음에 이것이 우연의 일치라고 생각했다. 그러나 시간이 흐르면서 글루타치온 생성이 거의 모든 만성 질환의 예방과 회복, 최적의 건강 유지에 꼭 필요하다는 사실을 깨닫게 됐다. 글루타치온에 관한 의학 논문이 7만 6,000개가 넘는 것만 봐도 이 물질의 중요성을 짐작할 수 있다.

그렇다면 글루타치온이란 무엇인가? 그것은 어떤 역할을 하는가? 어떻게 하면 더 많은 글루타치온을 생성할 수 있나? 메틸화 및 황화 열차와는 어떤 관계가 있나? 글루타치온은 우리 몸에서 끊임없이 생산되는 아주 간단한 물질이며, 세 개의 단백질 혹은 아미노산(시스테인, 글리신, 글루타민) 결합으로 구성된다.

글루타치온의 힘은 그 안에 들어 있는 유황 화학 그룹에서 나온다. 이 유황은 파리 잡는 끈끈이와 같아서 체내의 모든 나쁜 물질(자유래디컬에서부터 수은 등 중금속에 이르기까지)이 거기 들러붙는다. 글루타치온은 우리 몸의 모든 나쁜 물질을 대소변을 통해 체외로 내보내는 신체의 특송 시스템이다. 황을 함유한 식품(양파, 마늘, 십자화과 채소, 달걀노른자 그리고 대부분의 단백질)을 섭취함으로써 글루타치온을 생산할 수 있다. 이 식품들에는 글루타치온의 주요 성분인 시스테인cysteine이라는 아미노산이 들어 있다. 여기에 글리신, 글루타민 그리고 비타민 B_6와 B_{12}, 엽산을 더하면 메틸화와 황화 열차가 작은 글루타치온 분자를 마술처럼 만들어낸다.

원래 글루타치온은 체내에서 순환하게 되어 있다. 그런데 체내 독성물질의 부하가 지나치면 제대로 순환하지 못한다(이것이 오염이 심한 현대 사회에서 우리가 위험에 처해 있는 이유다). 나는 임상에서 글루타치온 생성에 관여하는 효소뿐 아니라 글루타치온 순환에 관여하는 효소도 검사한다. GSTM1과 GSTP1이 바로 그것이다.

인간은 8만 개 이상의 화학물질에 노출되기 전에 진화한 동물이다. 어디서나 전자파에 노출되고 하늘과 호수, 강, 대양이 오염되기 전에 그리고 수은과 납을 치아충전재로 사용하기 전에 진화한 동물이다. 따라서 과거에는 유전자 속의 아주 기본적인 해독 소프트웨어만으로도 문제가 없었다. 그런데 각종 독성 물질이 증가하고 영양이 열악한 가공식품을 먹게 되면서부터는 상황이 달라졌다. 그래서 글루타치온이 더욱 중요한 것이다. 글루타치온은 항산화제를 순환시킨다. 항산화제에 대해서는 다음 장에서 더 다룰 것이다. 여기서는 다만 항산화제가 자유래디컬(그냥 두면 대규모 세포 사멸로 이어지는)을 청소한다는 정도만 알아두자.

자유래디컬은 비타민 C에서 비타민 E, 리포산(이것들도 항산화제다)을 거쳐 최종적으로 글루타치온에 이르게 되는데 여기서 글루타치온은 자유래디컬을 식히고 다른 항산화제를 순환시킨다. 그러면 신체는 다른 보호 글루타치온 물질을 '줄이거나' 재생산해낸다. 그러면 다시 일을 시작한다.

이 항산화 기능은 매우 중요하다. 항산화 기능이 제대로 작동하지 않으면 세포가 손상을 입어 우리 몸에 필요한 에너지를 생산할 수 없게 된다(11장 참조). 산화 스트레스나 독소가 너무 많으면, 혹은 메틸화와 황화 열차가 탈선하면 혹은 음식을 통해 충분한 유황과 비타민 B_6와 B_{12}, 엽산 등의 메틸화 영양소를 섭취하지 못하면 문제가 생긴다. 글루타치온이 고갈되고 무서운 질병이 생긴다. 더는 자유래디컬로부터 스스로를 보호할 수 없게 되어 신체와 뇌에 쌓이는 독소를 제거할 수 없다. 그러면 몸이 아파진다.

글루타치온은 면역계가 감염을 상대로 싸우고 암을 예방하는 데도 필수적이나. 연구에 의하면 AIDS의 치료에도 도움을 준다고 한다(Atkuri, 2007). 정신적, 신체적으로 최적의 기능을 발휘하는 데 글루타치온은 꼭 필요하다. 연구에 따르면 글루타치온 수치가 높으면 근육 손상이 줄고 손상되더라도 회복에 걸리는 시간이 줄어들며 근육의 힘과 지구력이 증가한다고 한다. 그리고 지방 생성에서 근육 발달로 대사가 바뀐다고 한다. 산화 스트레스와 글루타치온 결핍은 또한 치매, 우울증, 파킨슨병, 자폐, ADHD와도 관련이 있다.

만약 당신이 아프거나 부쩍 늙어 보이거나 건강이 좋지 않다면 글루타치온 결핍일 가능성이 높다. 영국의 권위 있는 의학 저널 〈랜싯〉은 건강한 젊은이의 글루타치온 수치가 가장 높고, 다음으로 건강한 노인, 다음으로 병든 노인, 다음으로 입원한 노인 순이라는 사실을 확인했다. 건강을 유지하고 뇌 기능을 최적화하며 기분과 뇌의 장애를 치료하고, 질병을 예방하며 건강하게 나이 드는 데에는 글루타치온 수치를 높게 유지하는 것이 필수적이다. 글루타치온은 울트라웰니스의 열쇠들을 최적화 상태로 유지하는데도 중요하다. 면역 기능과 염증 조절에 중요한 글루타치온은 신체의 주요 해독제이자 항산화제로 세포를 보호하고 에너지 대사가 원활하게 유지되도록 한다.

글루타치온은 산화를 막고 염증을 가라앉히고 독소를 제거하는 열쇠로서 건강의 핵심이다. 신체의 이 시스템이 고장 나면 질병이 생긴다. 다행히도 우리는 글루타치온이 쉽게 생성되도록 할 수 있다. 우선 메틸화 열차가 원활하게 작동하도록 해야 한다. 메틸화 열차에 문제가 생기면 황화 열차에도 문제가 생기기 때문이다. 글루타치온 자체를 섭취할 수도 있고, 아니면 NAC나 알파 리포산 같은 글루타치온 생성을 돕는 화합물을 섭취할 수도 있다. 또 엉겅퀴를 섭취할 수도 있으며 식물 영양소를 섭취하는 것도 좋다. 브로콜리는 글루타치온 생성에 무척 이롭다. 그 외에도 브로콜리와 유사한 채소(콜라드, 케일, 양배추, 겨잣잎, 순무, 중국 양배추, 아루굴라, 양고추냉이, 무, 고추냉이, 물냉이 등)를 매일 섭취하는 것도 좋다.

산업화로 인해 에너지 의존적인 생활을 하게 된 현대인들은 각종 중금속과 독소에 노출될 수밖에 없다. 이런 독성 물질들은 젊은이들의 자폐증과 ADHD, 노인들의 알츠하이머병, 파킨슨병 그리고 나이와 관계없이 우울증과 불안증의 원인이 되었다. 독소를 가려내고 지금까지와 다른 선택을 하며 생활을 청결히 하고 친환경적 생활을 영위할 뿐 아니라, 깨끗한 물을 마시고 유기농 음식을 먹으며 신체의 해독 시스템을 강화하는 것이 자신의 건강뿐 아니라 지구와 지구상의 모든 생명체에게도 유익한 일이다. '생각은 글로벌하게, 행동은 지역적으로 Think Globally, Act Locally!'라는 구호가 있다. 이것은 자신의 건강과 환경을 돌보는 일에서부터 시작된다. 이 책은 자신의 몸과 음식, 가정, 삶을 해독하는 방법을 제시한다. 나는 이 책을 읽는 독자들이 그 방법을 적극 실천하여 우리가 사는 세상을 '해독'하는 데 한몫을 했으면 한다.

11장

여섯 번째: 에너지 대사율을 높여라

오래되고 유용한 진리일지라도 널리 수용되고 실천되는 데는 많은 시간이 걸린다.

_ 벤저민 프랭클린

결국 모든 생명은 에너지로 귀결된다. 즉, 우리는 죽을 때까지 에너지를 만들며, 에너지를 더는 만들지 못하면 죽음을 맞이한다. 그런데도 우리는 생명의 근원인 에너지가 어디에서 만들어지며 에너지의 양이 왜 때에 따라 다른지, 그것이 우리 뇌에 어떤 영향을 미치는지 생각해보지 않는다. 정답을 말하자면, 지금까지 울트라마인드의 다섯 가지 열쇠에서 살펴본 모든 것이 에너지를 통해 건강에 직접 영향을 미친다. 에너지가 충분하다는 것은 뇌가 행복하고 건강하다는 뜻이다. 에너지가 부족하면 뇌 기능도 느려지고 자폐, 우울, 파킨슨병, 치매 같은 질환이 온다.

우리 신체에서 에너지를 가장 많이 소모하는 부위가 바로 뇌다. 그래서 에너지를 생산하는 세포 속 작은 공장인 미토콘드리아가 뇌에 가장 많다. 에너지는 기억과 학습, 뉴런과 뇌세포의 조화로운 작동을 낳는 정보 흐름에 필요하다. 에너지가 없으면 세포 기능에 이상이 생기고 결국 세포가 죽게 된다. 세포의 기능 이상과 사멸은 결국 만성 질환과 뇌 질환으로 이어진다.

우리 몸의 에너지 생산 공장, 미토콘드리아

에너지 체크리스트

- 꽤 오랫동안 만성적인 피로감을 느낀다. ☐
- 근육의 통증이나 불편함이 있다. ☐
- 잠들거나 일찍 일어나는 데 어려움을 겪는다. ☐
- 잠을 자고 나도 개운하지 않다. ☐
- 운동 후에 쉽게 피로해진다. ☐
- 근육이 약하다. ☐
- 뭔가에 집중하거나 기억하는 데 어려움이 있다. ☐
- 예민하고 쉽게 울적해진다. ☐
- 피로 때문에 하고 싶은 일을 잘 못 한다. ☐
- 피로 때문에 일, 가족, 사회생활에 방해를 받는다. ☐
- 오랫동안 스트레스에 시달리고 있다. ☐
- 만성 피로 증후군 혹은 섬유근육통이 있다. ☐
- 이상의 증상이 급성 스트레스, 감염, 트라우마 후에 시작되었다. ☐
- 만성 감염의 병력이 있다. ☐
- 과식하는 편이다. ☐

- 환경적으로 화학물질(살충제, 정수되지 않은 물, 비유기농 음식 등)에 노출되어 있다. ☐
- 알츠하이머병, 파킨슨병, 루게릭병 같은 신경계 질환을 앓고 있다. ☐
- 자폐증이나 ADHD가 있다. ☐
- 우울증, 양극성장애, 정신분열병이 있다. ☐

| 점수표 |

점수	정도	관리 계획	실천 사항
0~6점	경미한 에너지 손실	울트라마인드 솔루션	부록의 6주 프로그램
7~9점	중간 정도의 에너지 손실	자가관리	부록의 6주 프로그램 + 자가관리
10점 이상	심각한 에너지 손실	의료관리	위 두 가지를 실천하고, 추가적인 도움을 위해 의사를 찾는다.

| 자가관리 |

노란색과 오렌지색 과일 및 채소, 블루베리, 포도, 시금치, 녹차, 심황, 생강, 마늘 같은 항산화 식품을 주로 먹는 것이 좋다. 색깔이 검고 짙을수록 음식의 항산화 및 에너지 증강 능력이 강하다. 필수영양소는 아니지만 스트레스, 독성, 노화 등의 상황에서 필수영양소가 되는 것들이 있다. 에너지 생산을 눈에 띄게 향상시키고 미토콘드리아의 기능을 향상시키며 손상을 예방한다. 다음은 가장 중요한 것들과 섭취 방법이다.

- 아세틸-L-카르니틴 500mg(하루 2회)
- 알파 리포산 100mg(하루 2회)
- 코엔자임큐텐 100mg(하루 1회)
- D-리보스 5g(하루 1회, 분말)
- NADH 10mg(하루 1회): 혀 아래 녹여 섭취한다.

에너지 생산과 그것이 마음, 기분, 행동에 미치는 영향을 이해하기 위해서는 세포 내 에너지 생산 공장인 미토콘드리아에서부터 시작해야 한다. 물론 건강과 체중 문제는 말할 것도 없다.

미토콘드리아는 우리가 소모하는 칼로리를 받아들이는 세포 내 부위로, 칼로리를 산소와 결합시켜 에너지로 전환한다. 하나의 세포에 적게는 200개부터 많게는 2,000개 이상의 미토콘드리아가 존재한다.

미토콘드리아는 칼로리와 산소를 몸이 필요로 하는 에너지ATP: adenosine triphosphate로 전환시킨다. 우리 몸의 세포는 모두 10만조 개의 미토콘드리아를 갖고 있으며 이 미토콘드리아가 산소 흡입량의 90퍼센트를 소비한다. 산소는 음식 속 칼로리를 연소시키는 데 필요하다. 그런데 마치 자동차 배기관에서 배기가스가 나오는 것처럼 연소의 부산물로 자유래디컬이라는 것이 생긴다. 이 자유래디컬은 우리 몸의 분자와 세포를 손상 혹은 산화시키기 때문에 위험하다. 이를 '산화 스트레스'라고 부르는데 세포가 손상되었다는 것은 산화 스트레스를 받았다, 곧 세포가 '녹슬었다'는 뜻이다. 이것은 다시 DNA와 세포막 손상, 산화 콜레스테롤(콜레스테롤이 해로운 것은 바로 이 '산화' 때문이다), 동맥경화, 뇌 손상으로 이어진다.

우리 몸에는 산화를 막아주는 '항산화 공장'이 있다. 이 공장은 자유래디컬을 찾아 그것이 우리 몸을 녹슬게 만들기 전에 청소해주는 물질을 생산해낸다. 그런데 이 공장은 독소나 영양 결핍, 고칼로리 식사에 매우 취약하다. 만약 제대로 된 음식을 먹는다면 이 중요한 항산화 물질을 많이 얻을 수 있다. 그런데 우리는 제대로 된 음식을 먹지 않기 때문에 충분한 항산화 물질을 얻지 못한다. 주요 항산화효소인 SOD, 카탈라아제, 글루타치온 페록시다아제 등이 제대로 일을 하기 위해서는 아연, 구리, 망간, 비타민 C, 셀레늄 같은 영양소가 필요하다.

자유래디컬이 문제가 되는 이유는 두 가지다. 첫째, 우리 식단이 자유래디컬을 높이는 식단이기 때문이다. '텅빈 칼로리empty calory'(칼로리는 있지만 영양분이 부족하다는 뜻-옮긴이) 식품은 많은 반면 항산화 작용에 도움되는 음식은 부족하기 때문이다. 둘째, 비타민과 미네랄 등 영양소 섭취가 부족하기 때문이다. 이러면 항산화효소의 기능도 떨어진다. 예를 들어 아연과 셀레늄이 부족하면 항산화효소가 제 기능을 하지 못한다. 자가생성한 항산화물질만으로 충분하지 못한 것도 이 때문이다.

체내 산화 스트레스를 조절하는 가장 중요하면서 동시에 조절 가능한 요인은 음식이다. 칼로리를 많이 섭취하면서도 녹색 채소 등으로 충분한 항산화물질을 공급하지 못하면 자유래디컬이 많이 생겨 몸에 해를 입힌다. 그 이유는 미토콘드리아가 영양 결핍의 영향을 직접 받기 때문이다. 미토콘드리아는 영양 결핍, 가공식품과 설탕이 많은 식단, 오메가-3 지방 결핍, 흥분 독소(MSG, 아스파탐)가 많이 함유된 음식에 특히 취약하다. 칼로리는 높지만 영양소가 부실한 가공식품은 많은 문제를 일으킨다. 미토콘드리아는 또한 염증과 독성 손상에 취약하다.

이런 손상들이 복합적으로 작용하여 몸이 처리할 수 있는 양보다 많은 산화 스트레스를 일으킨다. 그 결과 미토콘드리아는 녹슨 바퀴처럼 활동을 멈춰버린다.

다양한 색상의 식물 색소(짙은 녹색, 노랑, 빨강, 오렌지색, 파랑, 자줏빛 등)는 항산화제의 주요 원천이다. 블루베리, 적포도, 고구마, 콜라드 그린 등은 그야말로 '무지개 식단'이라 할 수 있다. 미토콘드리아가 제대로 기능하기 위해서는 산화방지 작용이 원활해야 한다. 이 무지개 식단을 먹지 않으면 미토콘드리아의 산화방지 작용이 제 기능을 발휘하지 못한다. 그 결과 에너지 생산의 부산물인 자유래디컬에 의해 미토콘드리아가 손상을 입으므로 몸에 필요한 충분한 에너지를 생산할 수 없게 된다. 그러면 병에 걸리고 결국엔 죽게 된다.

에너지 생산라인은 ATP라고 하는 에너지를 만들기 위해 여러 단계를 거친다. 그리고 이 단계들에는 비타민과 미네랄, 카미틴, NADH, 리포산, 코엔자임큐텐 같은 특수 영양소가 필요하다. 이 비타민과 영양소를 충분히 섭취하지 않으면 미토콘드리아는 에너지를 제대로 만들어내지 못한다. 그러면 자유래디컬의 공격으로부터 생기는 문제가 더 복잡해진다. 그 결과 에너지 생산이 줄고 체내 모든 생화학적 작용이 느려진다. 뇌세포도 신호를 더 늦게 보내고 신진 대사도 둔화되며 독소 처리 능력도 떨어진다. 에너지 생산이 충분하지 못하면 결국엔 모든 신체 기능이 멈추게 된다.

이것이 바로 노화다. 영양 결핍, 항산화제 부족, 독소 노출, 알레르겐, 감염, 스트레스 때문에 미토콘드리아가 서서히 손상되고 파괴되는 것이다. 간단히 말해 울트라웰니스의 일곱 가지 열쇠 중 어느 것 하나라도 균형을 잃으면 미토콘드리아 손상으로 인한 문제가 발생한다.

건강에 유익한 지방을 충분히 섭취하지 않으면 유연한 미토콘드리아막(미토콘드리아의 건강을 유지하고 죽지 않게 하는)을 형성할 수 없다. 비타민 B나 마그네슘, 기타 핵심 영양소가 부족하면 에너지 생산이 느려진다. 메틸화 열차와 황화 열차가 느려지면 글루타치온이 충분하지 못해 자유래디컬과 산화 스트레스가 증가한다. 또 독성 물질인 호모시스테인도 증가해 산화 스트레스가 더 커진다. 그 결과 에너지 생산이 더 느려지고 심할 경우 세포가 죽음에 이른다.

호르몬이 균형을 잃으면(예를 들면, 스트레스로 인한 코티솔 상승이나 갑상선 기능 저하) 미토콘드리아도 느려진다. 장 등에 염증이 있으면 미토콘드리아를 손상시킨다. 독소도 미토콘드리아를 중독시켜 해를 입힌다. 미토콘드리아의 기능 저하나 사멸은 기분, 행동, 주의, 기억상의 많은 문제를 일으킨다. 연구문헌에 의하면 이 모든 요인이 산화 스트레스와 미토콘드리아 손상으로 이어져 다양한 질병의 공통된 경로로 작동한다. 자폐증, 알츠하이머병, 파킨슨병, 우울증, 양극성장애, 뇌의 노화가 산화 스트레스와 관련이 있다는 증거가 있다.

이것은 너무 억지처럼 들릴지도 모른다. 그러나 산화 스트레스와 미토콘드리아 손상에 관한 연구자료들이 이를 증명한다. 대부분의 연구자가 연구실에서 인간 질병의 모든 조각을 하나씩 분류하는 작업을 하는 반면 소수의 연구자는 한발 물러나 '이 모든 조각을 하나로 잇는 패턴, 주제, 원리는 무엇인가?'라는 질문을 던진다. 이들은 인간 질병의 근본적인 몇 가지 주제가 존재한다는 사실을 알게 됐다. 대부분의 연구자와 의사가 수용하는 그 몇 가지 주제는 염증, 산화 스트레스, 미토콘드리아 손상이다.

몸이 손상을 입으면 '아야!' 하고 소리친다. 그 방식은 여러 가지지만(즉, 겉으로 드러나는 증상은 매우 다양하지만) 대부분의 질환에 공통되는 최종 경로는 산화 스트레스, 미토콘드리아 손상 그리고 그 결과로 일어나는 에너지 손실이다. 이것이 바로 리포산, 아세틸-L-카르니틴, 코엔자임큐텐, NADH 등의 '신경보호' 전략이 검토되는 이유다. 그리고 그 가능성을 보여주는 이유이기도 하다. 이 물질은 미토콘드리아 손상을 치료해 당신의 '신경'을 보호한다. 그 결과 뇌 기능이 향상된다.

그런데 종종 이런 신경보호 전략이 적절한 시기를 놓친 연후에, 다시 말해 이미 손상이 일어난 다음에 사용된다는 것이 문제다. 발바닥에 압정이 박히면 아스피린을 먹을 수는 있지만 박힌 압정부터 빼내는 것이 제대로 된 치료다. 원인을 찾고 문제를 고치는 작업이 함께 이루어져야 한다. 만약 당신이 수은에 중독되었다면 수은을 제거하는 것과 동시에 영양소와 항산화제로 미토콘드리아를 보호해야 한다. 마찬가지로 미토콘드리아 기능을 향상시키기 위해 보충제를 복용할 수도 있지만, 우선 미토콘드리아 손상을 일으키는 물질을 제거해야 한다. 미토콘드리아는 아주 쉽게 손상되기 때문에 수은 중독, 영양 결핍, 호르몬 불균형, 염증 등 어떤 원인으로도 산화 스트레스가 생길 수 있다. 원인을 찾아 제거하는 것이 가장 중요하다.

산화 스트레스 체크리스트

- 쉽게 피로감을 느낀다. ☐
- 하루 7~8시간을 자지 못한다. ☐
- 규칙적으로 운동하지 않거나 일주일에 15시간 이상 운동한다. ☐
- 향수나 연기, 기타 화학물질에 민감하다. ☐
- 심한 근육 통증과 관절 통증이 자주 있다. ☐
- 집과 직장에서 환경 독소(오염물질, 화학물질 등)에 노출되어 있다. ☐
- 담배를 피운다. ☐
- 간접흡연을 자주 한다. ☐
- 일주일에 3회 이상 술을 마신다. ☐
- 자외선 차단제를 사용하지 않고 일광욕을 즐긴다. ☐
- 처방약과 의사 처방 없이 살 수 있는 일반 판매약, 향정신성 약물을 사용한다. ☐
- 스트레스를 많이 받는다. ☐
- 튀긴 음식, 마가린, 동물성 지방(육류, 치즈 등)을 많이 먹는다. ☐
- 흰 밀가루와 설탕을 일주일에 2회 이상 먹는다. ☐
- 진한 색깔의 채소와 과일을 하루 5가지 이하로 먹는다. ☐
- 만성 감기나 감염에 잘 걸린다(입가의 발진이나 혓바늘 등). ☐
- 항산화제가 함유된 종합비타민제를 먹지 않는다. ☐
- 과체중이다(신체질량지수 25 이상). ☐
- 당뇨나 심장병이 있다. ☐
- 관절염이나 알레르기가 있다. ☐

| 점수표 |

점수	정도	관리 계획	실천 사항
0~9점	경미한 산화 스트레스	울트라마인드 솔루션	부록의 6주 프로그램
10점 이상	심각한 산화 스트레스	의료관리	부록의 6주 프로그램 + 전문의의 도움

※ 이 점수표에는 점수 구분이 두 가지밖에 없다. 경미할 경우에는 6주 프로그램을 실행하고, 심각할 경우에는 기능의학 전문의의 도움을 받는다.

이미 말했듯이 영양 불균형에서부터 환경 독소에 이르기까지 다양한 불균형이 산화 스트레스를 일으킨다. 그렇지만 미토콘드리아 손상(다양한 뇌 질환을 일으키는)과 관련 있는 주요한 생화학적 요인이 몇 가지 존재한다.

에너지 생산 시스템에 해를 입히는 대사상의 고장은 NMDA 수용체(나멘다Namenda라는 새로운 알츠하이머병 치료제가 작용하는 곳도 여기다)의 지나친 활성화에 의해 일어난다. NMDA는 세포의 전원을 켜고 끄는 스위치와 같다. 우리 몸의 시스템들은 완벽한 균형을 유지하는 방법을 알고 있다. 비유하자면 너무 뜨겁지도 너무 차갑지도 않게 적정한 온도를 유지하는 법을 아는 것이다. 우리 뇌세포는 학습과 기억, 집중을 할 수 있도록 적당히 뜨거워야 한다. 그러나 과열되면 과잉행동을 하거나 정보를 담을 수 없게 된다. 뇌의 균형은 아주 정교하게 조절된다. 약간의 흥분은 좋지만 너무 흥분하면 뇌세포가 죽음에 이른다. NMDA 수용체가 흥분하면 문이 열려 세포에 지나치게 많은 칼슘이 들어간다. 칼슘의 과부하는 자유래디컬 생성 신호를 보내 미토콘드리아를 손상시키고 뇌세포를 죽인다.

균형을 유지하는 것이 중요하다. NMDA 수용체를 지나치게 자극하는 것도 좋지 않고 너무 자극이 없는 것도 좋지 않다. 우리 인체의 놀라운 점은 마치 음과 양의 조화처럼 균형 유지를 위한 많은 시스템을 갖고 있다는 것이다. pH 균형, 혈당 균형, 수면과 깨어 있음의 균형, 들숨과 날숨의 균형, 스트레스 반응과 이완 반응의 균형 등이 그 예다. 이 시스템의 어느 한 곳에서라도 균형이 깨지면 병이 생긴다.

뇌세포가 과도한 흥분으로 손상을 입거나 죽으면 우리가 이야기한 모든 문제(ADHD, 자폐증, 우울증, 불안, 알츠하이머병, 파킨슨병 등)가 생긴다. 좋은 소식은 우리가 과다 흥분과 뇌 손상을 예방하기 위해 이 시스템을 조절하는 방법을 알고 있다는 사실이다. 기분과 신경계를 안정시키고 세포 사멸을 막는, 우리가 발견한 많은 것이 진정 작용을 통해 효과를 발휘한다. 이 모든 것이 수용체의 과다 자극을 늦춘다.

마그네슘은 글루타메이트, 즉 ON 스위치를 누르는 신경전달물질에 의한 NMDA 수용체의 과다 자극을 방어해준다. 아연은 천연 이완제다. 또한 GABA, 타우린. 비타민 B_6, 비타민 D, n-아세틸시스테인, 녹차 등은 NMDA 수용체의 과다 자극에 브레이크를 거는 역할을 한다. 반면 수은, 아라키돈산, 코티솔, 호모시스테인(엽산, 비타민 B_6와 B_{12} 결핍으로 생기는) 등은 NMDA 수용체를 과다 흥분시켜 결국 세포의 죽음으로 이끈다. 이 점을 이해하면 과다 흥분을 막고 안정시킬 수 있는 방법을 배우는 데 도움이 된다.

장수의 비결은 가까이 있다

미토콘드리아 보호를 위해 또 하나 균형을 이뤄야 하는 것은 인슐린과 당의 균형이다. 우선, 적포도주를 마음껏 마시고도 120살까지 살 수 있다는 사실을 아는가? 단, 여기에는 조건이 있다. 하루에 1,500병을 마셔야 한다는 것이다. 다 먹기도 전에 죽어버릴 것이 분명하다. 하버드대학교의 데이비드 싱클레어와 그의 연구팀은 레스베라트롤이라는 포도 속 적색 색소가 쥐의 수명을 연장한다는 사실을 발견했다. 바로 미토콘드리아를 보호함으로써 수명 연장 효과가 나타난 것이다. 싱클레어는 이 색소의 효능을 무척 신뢰한 나머지 적포도주의 이 성분을 추출해 약제로 만들고자 제약회사까지 설립했다(이 회사는 글락소스미스클라인이 7억 2,000만 달러에 인수했다).

그가 매우 중요한 사실을 발견한 것은 사실이지만, 이 물질을 영원한 생명을 보장하는 마법의 약으로 생각하는 것은 잘못이다. 우리 몸은 그렇게 간단한 것이 아니다. 어쨌든 그는 그 과정에서 레스베라트롤과 노화, 미토콘드리아 사이의 관련성에 관한 암시를 주었다. 그가 번지수는 틀리지 않았지만 '마법의 약'이 효과를 발휘하는 경우는 드물다. 오히려 신체의 시스템에 초점이 맞춰져야 한다. 마법의 약이 효과가 없는 이유, 그리고 장수와 노화 관련 질병을 예방하는 데 실질적인 도움이 되는 방법을 소개한다.

레스베라트롤에 관한 뉴스에 따르면 이 '약'은 수명을 연장시키며 먹고 싶은 것은 무엇이든 먹을 수 있게 하며, 운동을 하지 않고도 운동선수처럼 튼튼하게 만든다고 한다. 그러나 사실 레스베라트롤은 '약'

이 아니다. 이 물질에 대한 흥분은 사람들에게 단 하나의 물질로 모든 건강 문제를 해결할 수 있다는 환상만 심어줄 뿐이다. 레스베라트롤은 포도, 땅콩, 베리, 마디풀(호장근) 등에 풍부한 성분이다. 천연 식물 방어물이기는 하지만, 수천 가지 이로운 식물 영양소 중 하나일 뿐이다.

이 식물 영양소의 역할 중 가장 중요한 것은 건강 유지를 돕는 유전자의 스위치를 켜고 끄는 유전자 통제 시스템으로서의 역할이다. 영양유전체학에서는 음식이 우리 몸의 에너지원일 뿐 아니라 몸이 해야 할 일을 알려주는 정보 기능도 한다고 본다. 레스베라트롤만으로 건강을 회복할 수 있다는 생각은 너무 단순한 생각이다. 나는 영양보충제와 식물 영양소의 중요성을 지지하는 입장이지만 이런 광분은 분명히 잘못된 것이다. 왜냐고? 장수와 건강한 노화, 젊음의 비결을 찾기 위해서 우리는 이 물질 자체보다 이 물질이 우리 몸에서 어떻게 작용하는지 살펴야 한다. 그리고 그로부터 얻은 정보를 건강 유지에 응용할 수 있어야 한다. 만병통치약을 찾는 것은 잘못이다.

그렇다면 진짜 비결은 무엇일까? 레스베라트롤은 어떻게 작동할까? 해답은 바로 미토콘드리아에 있다. 최근의 두 연구(하나는 싱클레어 자신의 것이다)는 레스베라트롤의 작용 방식, 그것이 산화 스트레스에 미치는 영향, 미토콘드리아가 왜 건강과 뇌, 체중 감량, 장수의 비결인지에 대한 실마리를 던져준다.

〈네이처〉지에 발표된 첫 번째 연구에서 싱클레어와 그의 동료들은 한 그룹의 쥐에게 칼로리의 60퍼센트가 지방인 고지방 음식을 주었다. 그러자 쥐들은 평균 수명의 중간 나이에 모두 비만과 당뇨, 지방간이 생겨 일찍 죽고 말았다. 싱클레어는 또 다른 쥐들에게 똑같은 고지방 음식을 주었다. 그러나 이번에는 체중 1kg당 24mg의 레스베라트롤(사람으로 치면 하루에 750~1,500병의 와인을 마시는 것과 동일한 양)을 투여했다. 이 그룹의 쥐들도 비만이 생기기는 했지만 앞의 쥐들보다 더 오래 살았고 당뇨나 심장병에 걸리지 않았다. 활동도 더 민첩했고 지구력도 더 좋았다. 흥미로운 것은 두 번째 그룹 쥐들의 콜레스테롤 수치가 개선되지 않았음에도 심장병에 걸리지 않았다는 사실이다. 이것은 콜레스테롤이 우리가 생각하듯 모든 질병의 원흉이 아니라는 것을 보여준다.

그렇다면 레스베라트롤은 어떻게 이런 효과를 갖는 걸까? 그리고 쥐에 대한 이 실험이 인간의 뇌 질환과 어떤 관계가 있는 걸까? 미토콘드리아에 이로운 것이면 모두 뇌에도 이롭다. 그리고 혈당 조절을 돕는 것이면 무엇이든 인슐린 저항을 개선하고 뇌에도 도움을 준다.

앞의 연구에서 레스베라트롤은 쥐의 수명 연장과 더불어 다음과 같은 생물학적 효과를 발휘했다.

- 인슐린 민감도를 향상시켰다(혈당 조절에 도움이 된다).
- IGF-1(인슐린유사 성장 인자)를 감소시킨다.
- 인슐린 민감도를 통제하고 당뇨병을 예방하는 신호 시스템인 AMPK를 증가시켰다.
- PPAR(동반활성인자coactivator PGC-1)의 활동을 증가시켰다. 이것은 혈당 조절과 미토콘드리아 기능을 향상시키는 유전자의 스위치를 켜는 주요 신호 시스템이다.
- 세포가 만들어내는 미토콘드리아 수를 증가시켰다. 음식을 에너지로 변환

하고 칼로리를 소모하는 능력을 신장시켰다.

- 운동 기능을 향상시켰다. 늙은 쥐의 행동이 더 민첩해졌다.
- 미토콘드리아 기능을 조절하는 유전자에 의해 통제되는 153개 대사 경로 중 144개를 변화시켜 노화를 저지했다.

그러면 이 연구가 우리에게 말하는 것은 무엇일까? 노화가 주로 설탕과 인슐린 기능에 의해 조절된다는 것이다. 음식 속에 당이 많으면 인슐린 분비도 늘어난다. 이는 염증과 산화 스트레스를 일으켜 미토콘드리아 손상으로 이어진다. 미토콘드리아 손상은 다시 인슐린 저항을 증가시킨다. 이것은 레스베라트롤만이 아니라 미토콘드리아를 보호하는 것이면 무엇이든 인슐린 저항으로 이어지는 손상을 부분적으로 예방할 수 있다는 뜻이다. 이에 따라 많은 문제를 완화시킬 수 있다. 당뇨병을 앓는 아동처럼 유전적으로 미토콘드리아 기능이 약한 사람들은 음식과 운동, 영양소로 미토콘드리아를 잘 보호해주지 않으면 손상에 더 취약할 수 있다.

두 번째 연구는 〈셀〉지에 발표된, 프랑스 일키쉬 유전자세포연구소의 요한 오웨릭스 박사의 것이다. 그는 쥐에게 훨씬 많은 양의 레스베라트롤, 그러니까 앞의 실험보다 18배나 많은 400mg/kg을 투여했다. 몸무게 60kg인 사람이 레스베라트롤 360캡슐을 먹는 것과 같은 양이다. 그들의 발견은 훨씬 놀라웠다. 고칼로리, 고지방 음식을 먹으면서도 운동선수 수준의 건강과 날씬함을 유지하면서 심장병과 당뇨병에 걸리지 않을 수 있다는 것이다(그런데 하루 레스베라트롤 360알을 먹어야 한다!).

쥐들은 다음과 같은 효과를 보였다.

- 체중이 늘지 않고 지방세포의 크기가 줄었다.
- 전당뇨병이나 대사 증후군에 걸리지 않았다.
- 근육세포 내 미토콘드리아의 수가 증가했다.
- 대사의 자동 온도 조절장치가 가동돼(열 발생) 미토콘드리아 내 지방 연소가 증가했다.
- 지구력과 유산소 능력이 증가했다(운동을 하지 않고도).
- 세포의 인슐린 민감도를 유지시켜 혈당 조절 능력이 향상되었다.
- 근육 강도가 향상되어 근육 피로가 줄었다.
- 운동조정 능력이 향상되었다.
- 신체 어느 기관에도 부작용이 없었다.
- PCG-1 알파의 활동이 증가해 미토콘드리아 기능과 혈당 조절 능력이 개선되었다.

믿을 수 없을 정도로 놀라운 결과다. 그러나 비만과 뇌 손상, 노화, 질병의 두 가지 근본 원인이 바로 혈당 조절과 미토콘드리아라는 사실을 안다면 그리 놀라울 것도 없다. 물론 레스베라트롤을 섭취하는 것만으로 맘껏 배부르게 먹고도 질병에 걸리지 않을 수 있다는 것은 별로 가능성이 없는 얘기다. 그러나 이 연구가 우리에게 주는 메시지는 결코 무시할 수 없다.

혈당, 인슐린, 미토콘드리아에 영향을 미치는 모든 요인(영양, 호르몬, 염증, 독소, 에너지 생산, 산화 스트레스, 정신적 스트레스 등)을 함께 고려해야 우리는 건강한 생활습관을 형성해 건강하고 행복한 삶을 살 수 있다. 그럴 때 120세까지 살 확률도 높아진다.

장수와 노화에 관한 학술회의에서 나는 MIT의 레너드 과렌테 박사와 이야기를 나눌 기회가 있었다. 과렌테 박사는 1995년 장수를 결정짓는, 효모균 속의 SIR-2라는 유전자를 발견한 주인공이다. 앞에서 이야기한 데이비드 싱클레어도 그의 제자였다.

SIRT-1(인간의 경우는 이렇게 부른다) 혹은 시르투인sirtuin 계열 유전자는 미토콘드리아를 보호하고 기능을 개선시킴으로써 효과를 발휘한다. 나는 박사에게 이 유전자가 어떻게 장수를 결정짓는지 물어보았다. 그의 대답은 의외로 간단했다. 바로 '당'이었다. SIRT-1 유전자가 미토콘드리아에 영향을 미쳐 혈당 조절과 인슐린 민감도를 개선시켜 주기 때문이라는 것이다. 미토콘드리아가 건강하면 칼로리를 제대로 처리해 에너지를 생산할 수 있다. 그런데 너무 많은 '텅빈 칼로리'로 부담을 주면 미토콘드리아는 칼로리를 제대로 처리하지 못해 많은 자유래디컬을 생성시키고 따라서 세포의 활동과 대사 작용이 느려진다. 이 유전자의 활동을 증가시키면 미토콘드리아의 전반적인 기능과 혈당 조절, 인슐린 민감도가 향상되어 항산화 작용이 촉진된다. 그 결과 뇌 기능이 향상됨은 물론 장수할 수 있게 된다.

이것은 놀라운 사실이 아니다. 동맥경화나 기관 손상(특히 뇌 손상)과 같은 노화의 신호는 혈당 조절 능력이 약해지기 때문에 나타난다. 실제로 당뇨병 환자는 미토콘드리아의 크기가 작고 기능도 떨어져 정상인들보다 암, 심장병, 우울증, 치매에 걸릴 확률이 훨씬 높다. 최근의 주목할 만한 연구에서는 기분장애 역시 인슐린 및 혈당 조절 능력과 관련이 있다고 본다. 앞에서 잠깐 언급했듯이 실제로 몇몇 연구자들은 우울증을 '제2형 대사증후군'으로 부를 것을 제안하고 있다. 이것은 산화 스트레스, 염증, 미토콘드리아 손상으로 인한 뇌내 변화가 곧 기분 변화로 이어진다는 것을 의미한다.

따라서 혈당 조절 능력과 미토콘드리아 기능을 향상시킨다면 질병 없이 장수할 수 있다. 하지만 잘못된 식사, 스트레스, 환경 독소, 운동 부족 등 다양한 건강 위협 요인을 고려할 때 장수와 건강을 보증하는 만병통치약이란 건 환상에 불과하다. 그러므로 시스템생물학과 울트라마인드 솔루션의 토대인 기능의학에 귀를 기울일 필요가 있다. 이 프로그램의 핵심 열쇠 한 가지는 혈당 불균형을 일으키고 미토콘드리아에 해를 입히는 고칼로리, 고지방 가공식품을 끊고 자연식품을 섭취함으로써 식단의 균형을 회복하는 것이다(아니면 하루 1,500병의 와인을 마시든가).

그렇다면 미토콘드리아 기능을 향상시키고 뇌의 파괴를 막는 방법에는 또 어떤 것이 있는지 살펴보자.

미토콘드리아 기능을 향상시키는 방법

미토콘드리아의 기능을 향상시키기 위해 영양제를 복용하는 것은 산화 스트레스를 극복하는 과학적인 방법이다. 그런데 생활습관이나 최적의 미토콘드리아 기능에 필요한 기타 영양소를 섭취하지 않고 레스베라트롤 하나만 다량 복용하는 것은 잘못된 방법이다. 이것은 레스베라트롤이 실제로 음식과 운동, 생활습관의 변화와 관련성이 높은 인슐린-당 균형에 영향을 미친다는 사실 때문이다. 많은 비타민과 영양소, 조건부 필수영양소들은 에너지 생성을 조절하고 미토콘드리아를 보호하는 것으로 알려져 있다. 이 노화 억제 혹은 신경보호 보충제들이 효과를 발휘하는 것은 미토콘드리아를 직간접적으로 보호하고 그 기능을 향상시키기 때문이다.

미토콘드리아막을 형성하는 데는 오메가-3 지방이 필수적이고, 음식을 에너지로 전환시키는 효소의 작용을 돕는 데는 니아신(비타민 B_3)과 리보플라빈(비타민 B_2)이 필수적이다. 나머지 영양소들은 음식에서 얻거나 우리 몸이 스스로 만들어낸다. 그러나 나이가 들면서 혹은 신체적, 정신적 스트레스와 독소에 노출되면서 우리는 이 영양소들을 보충해주어야 한다. 미토콘드리아에 가장 이로운 영양소에는 아세틸-L-카르니틴, 알파 리포산, 코엔자임큐텐, NADH, D-리보스, 마그네슘, 리보플라빈, 니아신, n-아세틸시스테인NAC 등이 있다.

UC버클리의 브루스 에임스 생화학 교수는 미토콘드리아를 보호하는 영양소의 이용에 대해 성공적으로 조사했다. 그는 영양소를 질병 예방 물질이 아니라 대사 작용을 향상시키는 물질로 볼 것을 제안한다. 그는 알파리포산, 아세틸-L-카르니틴 같은 물질이 미토콘드리아 손상을 줄여 기억력, 학습 능력 등을 개선하여 뇌의 노화를 방지하고 운동 기능을 향상시킨다는 사실을 보여주었다. 그는 한 가지 영양소에 집중하는 것보다 몸이 본연의 기능을 제대로 발휘할 수 있도록 천연 영양소를 종합적으로 활용하는 것이 중요하다고 말한다. 노화와 미토콘드리아 손상을 방지하려는 노력이 서로 조화를 이루어야 한다는 의미다.

에임스 박사의 몇 가지 제안을 소개한다.

- 미토콘드리아 효소에 문제가 생기면 에너지 생산이 줄고 더 많은 자유래디컬과 산화 스트레스가 일어난다.
- 비타민과 미네랄 그리고 B_3와 B_2, 마그네슘, D-리보스, 코엔자임큐텐, NAC, 아세틸-L-카르니틴, 리포산, NADH 등 조건부 필수영양소를 공급해 효소 작용을 향상시킬 수 있다.
- 적절한 영양소 공급으로 신체의 항산화 기능을 향상시킬 수 있다. 예를 들어 아연, 구리, 망간 등은 가장 강력한 항산화효소 가운데 하나인 SOD가 제대로 작동하는 데 필요하고, 글루타치온의 항산화 및 해독 기능을 돕는 글루타치온 페록시다아제의 작동에는 셀레늄이 필요하다.
- 자유래디컬을 흡수하고 미토콘드리아의 산화제 과다 생산을 방지하기 위해서는 항산화제를 고루 사용하라.
- 미토콘드리아막을 수리하기 위해서는 인지질이나 DHA, EPA 같은 오메가-3 지방을 이용하라.

많은 연구가 이들 영양소의 이로운 점을 보여주지 못하는데, 그 이유는 연구 자체가 잘못 설계되었기 때문이다. 마이클 조던 한 사람과 NBA 꼴찌 팀이 농구 시합을 벌인다 해도 조던이 이길 수는 없다. 항산화물질과 영양소는 하나의 팀을 이루어 작용한다. 한 가지 요소만 따로 떼어 강조하는 것은 득보다 실이 크다. 연구에 의하면 항산화제인 비타민 E와 C가 풍부한 음식을 먹는 사람은 알츠하이머병에 걸릴 확률이 70퍼센트나 줄어든다고 한다(Engelhart, 2002). 식물 속의 영양소와 항산화제가 풍부한 음식을 먹는 것이 비타민 E와 C를 충분히 섭취하는 길이다. 예컨대 카레에 들어 있는 커큐민이나 녹차의 카테킨 성분은 파킨슨병과 알츠하이머병을 예방해준다. 채소 중심의 식단에 먼저 초점을 맞춘 다음 보조적으로 미토콘드리아 영양소를 섭취해야 한다.

또 하나의 에너지 증강제는 코엔자임큐텐이다. 80명의 파킨슨병 환자를 대상으로 16개월에 걸쳐 연구한 결과 코엔자임큐텐이 파킨슨병의 진행을 멈추거나 늦추는 것으로 밝혀졌다(Shults, 2002; Young, 2007). 환자들에 대한 코엔자임큐텐 투여량은 하루 1,200mg으로 매우 높았지만 다른 부작용은 없었다. 실제로 파킨슨병 환자 중에는 코엔자임큐텐을 필요로 하는 효소에 이상이 있는 경우가 많다. 만약 독소에 노출되는 것과 같이 산화 스트레스가 증가하면 환자들의 미토콘드리아는 손상과 에너지 손실에 훨씬 취약해지므로 더 많은 양의 코엔자임큐텐을 필요로 하게 된다.

스타틴 제제(콜레스테롤 강하제)가 미토콘드리아 중독을 일으킨다는 새로운 연구 결과가 있다. 스타틴은 신체의 코엔자임큐텐 생산 능력을 방해한다(Littarru & Langsjoen, 2007). 그리고 근육 손상을 일으킨다(Sewright & Thompson, 2007). 아무런 증상이 없는 사람 혹은 혈액 검사 결과 이상이 없는 사람들도 근육 조직 검사를 해보면 세포 손상이 발견될 수 있다(Draeger, 2006). 그렇다면 취약한 사람에게는 어떤 영향을 미칠 것인가? 혹은 이미 미토콘드리아 독소, 염증, 기타 자유래디컬을 과다 생산하게 만드는 요인들(21세기의 무척 흔한 요인들)에 영향을 받고 있는 사람에게는?

100년 전만 하더라도 사람들은 심장병에 대해 잘 몰랐다. 그리고 스타틴이라는 것도 없었다. 최근 몇몇 심장병학자가 수돗물에 스타틴 제제를 넣을 것을 제안했다. 하지만 한번 생각해보자. 우리가 보다 자연스러운 상태를 생각해 음식과 생활에 신경을 씀으로써 예방하는 것이 좋을까, 아니면 수돗물에 약품을 쏟아붓는 것이 좋을까?

파킨슨병과 알츠하이머병의 동물 연구를 통해 크레아틴, 니코틴아마이드Nicotinamide(비타민 B_3), n-아세틸시스테인 같은 영양소가 이롭다는 것이 밝혀졌다. 노인뿐 아니라 자폐아들에게도 에너지 손실과 산화스트레스는 매우 중요한 문제다. 나이와 질병명에 관계없이 우리는 자유래디컬과 산화 스트레스를 체크하고 미토콘드리아를 건강하게 유지해야 한다.

에너지가 부족한 뇌: 샘의 사례

지금부터 아주 중요한 이야기를 나누려고 한다. 이 남아는 울트라마인드 솔루션으로 기적적인 회복을 경험했다.

> 두 살반 된 남아가 자폐증으로 진단받았다며 아이의 이머니가 다급한 마음으로 나를 찾아왔다. 자폐증 진단을 받기 전에는 아주 건강하고 행복한 아이였다. 모유를 먹었고 최상의 의료관리를 받았다(예방 접종도 모두 받았다). 아이는 22개월 되던 때 홍역, 볼거리, 풍진 예방 접종을 받기 전까지는 건강했다. 만 두 살이 되기 전에 디프테리아, 파상풍, 백일해, 홍역, 볼거리, 풍진, 천연두, A형과 B형 간염, 독감, 폐렴, 혈우병, 뇌수막염 접종을 모두 받았다. 물론 나는 백신이 아이의 자폐증을 '일으켰다'고 생각하

지 않는다. 그리고 안전한 백신 접종을 받는 것에 대해서는 지지한다. 그러니 영유아 백신 접종의 안전성 문제는 생각해볼 필요가 있다. 이에 관한 자세한 내용은 스테파니 케이브 박사의 책《백신에 대해 의사가 말해주지 않는 것들What Your Doctor May Not Tell You About Vaccinations》을 참조하기 바란다.

일련의 접종을 받은 후 이 아이는 말을 하지 않고 사람들과 관계를 끊고 혼자 지내려고 했다. 부모나 다른 아이들과도 정상적으로 관계를 맺지 못했다. 바로 자폐증의 신호였다. 정상이었던 아이가 어떻게 이렇게 급격히 바뀔 수 있을까? 아이는 뉴욕 최고의 의사에게 '자폐증'이라는 진단을 받았다. 그리고 힘들고 비싼 행동치료와 작업치료(치료를 목적으로 환자가 일·놀이·자가간호 등의 활동을 하는 것) 외에는 할 수 있는 일이 별로 없다는 의사의 말을 들었다. 호전되는 데 시간이 걸릴 것이며, 기대 수준을 낮춰야 한다는 말도 들었다. 절망에 빠진 어머니는 나를 찾아왔다.

물론 아직 더 밝혀야 할 부분이 남아 있지만 자폐증을 뇌에 영향을 미치는 신체장애로 본다면 우리가 할 수 있는 일이 많다. 이런 방식으로 자폐증을 치료한 아이들을 두고 '생물의학적 모델'이라고 부르는데, 이 아이들은 종종 현저한 회복을 경험한다.

내가 샘을 처음 보았을 때 아이는 자기만의 세계에 아주 깊이 빠져 있었다. 아이의 생화학적 작용과 유전자를 살펴본 나는 문제의 소지가 많은 부분을 여럿 발견할 수 있었다. 샘은 글루텐 항체 수치가 매우 높았다. 밀과 유제품, 달걀, 이스트, 콩 등 모두 28개 음식에 대해 알레르기 반응을 보였다. 장 누수가 있었으며 장에 염증도 많았다. 소장에 3종의 이스트균이 있었고 건강한 박테리아는 하나도 없었다. 소변 검사 결과 D-유산염(소장 박테리아 증식의 표지) 수치가 매우 높게 나왔다.

아연, 마그네슘, 망간, 비타민 B_{12}·A·D, 오메가-3 지방도 결핍되었다. 미토콘드리아의 에너지 생산에도 문제가 있었다(자폐아들에 흔하다). 세포의 에너지 생성이 원활하지 못하자 뇌의 에너지 공급에도 문제가 생겼다. 정상적인 뇌 기능과 해독에 필요한 아미노산도 부족했다. 혈액 검사 결과 알루미늄과 납 수치가 높게 나왔고 머리카락에서는 안티몬과 비소 수치가 매우 높게 나왔다. 이는 아이가 매우 심각한 중독 상태였음을 말하는 것이다. 유황과 글루타치온 수치가 낮았으며 이는 충분한 금속 해독력이 없다는 것을 뜻했다.

실제로 아이의 유전자는 글루타치온 대사(체내의 중금속, 살충제를 해독하는 주요 경로)에서 심각한 결함을 보였다. 정상 신경전달물질과 뇌의 화학물질을 만들고 독소 제거에 꼭 필요한 메틸화에도 문제가 있었다. 이것이 낮은 수치의 호모시스테인(엽산 대사에 문제가 있음을 보여주는 신호)과 높은 수치의 메틸말론산(비타민 B_{12}의 대사에 문제가 있다는 신호)으로 나타났다. 또한 신체 시스템에 문제를 일으킬 소지가 다분한 두 유전자(메틸화 과정을 통제하는 COMT와 MTHFR 유전자)를 가지고 있었다. 산화 스트레스와 자유래디컬 활동도 높았다. 기타 아이의 뇌가 자유래디컬의 폭격을 받고 있으며 염증도 심한 상태라는 것을 보여주는 지표도 여럿 있었다.

아주 복잡한 상황으로 보였다. 그렇지 않은가? 그러나 사실은 그렇지 않다. 나는 울트라웰니스의 일곱 열쇠를 충실히 밟아나갔다. 그리고 관련된 모든 요인을 고려해 문제의 근본 원인을 제거할 계획을 수립했다. 기능의학과 울트라웰니스에 의한 새로운 치료 로드맵을 만들었다. 샘을 괴롭히고 있는 것은 제거하고, 아이의 생물화학적 특수성을 고려해 필요한 것은 공급했다. 그러자 나머지는 아이의 몸이 알아서 해주었다.

나는 구체적으로 샘에게 다음과 같은 조치를 취했다.

- 장의 염증 치료
  - 글루텐과 음식 알레르기 제거
  - 항진균제로 이스트균 제거
  - 특수 항생제로 소장의 독성 바이러스 제거
  - 프로바이오틱스로 건강한 박테리아 주입
  - 효소로 소화를 도움
- 부족한 영양소와 코엔자임큐텐 보충
  - 아연, 마그네슘, 엽산, 비타민 B_{12}·B_6·A·D 보충제
  - 뇌에 도움을 주는 오메가-3 지방 투여
  - 미토콘드리아의 정상 기능 회복을 위해 코엔자임큐텐 투여
- 해독을 돕고 산화 스트레스를 감소시킴
  - 뇌의 화학적 작용과 해독 시스템을 활성화시키기 위해 비타민 B_{12} 다량 투여(특수한 형태의 비타민 B_{12} - 메틸 B_{12})
  - 킬레이트 약물DMSA을 투여하고 중금속 제거를 위한 해독 영양소 공급

이것이 바로 울트라마인드 솔루션의 기본인 영양 개선, 염증 완화, 장 치료, 해독 등의 작용이다. 어떤 질병이건 인체의 생물학적 작용은 반드시 어떤 기본 법칙을 따른다. 우리는 그것을 이해해야 한다. 샘의 사례도 이 기본 법칙에서 예외가 아니었다. 우리는 샘에게 어떤 일이

일어나고 있는지 유심히 살펴볼 뿐이다.

> 글루텐이 제거된 식단을 3주 동안 제공해 샘의 장을 고치자 놀랍도록 증상이 호전되었다. 다시 말도 하기 시작했고 사람들과의 사회성도 몰라보게 좋아졌다. 4개월 후에는 정상적으로 학교에 다닐 수 있게 되었고 집중력도 향상되었으며 말도 더 많이 하게 되었다. 10개월째에는 장 염증이 완전히 사라졌다. 과다 증식한 장 박테리아도 사라졌고 해독 시스템은 원활하게 작동했다. 문제가 있던 미토콘드리아와 에너지 시스템도 다시 정상 기능을 회복했다. 가장 중요한 것은 말을 하게 되었고 더는 자폐증 '진단'을 달지 않았기 때문에 특수학교에 갈 필요도 없었다는 사실이다. 지금은 여느 아이처럼 학교와 가정에서 잘 생활하고 있다.

ADHD, 자폐 등 행동상 문제가 있는 아이들은 모두 개인적인 특이성을 갖고 있다는 사실을 명심하라. 훈련된 의사와 함께 각자 아이의 특성에 맞는 치료법을 찾아야 한다. 치료를 향한 문은 매우 넓게 열려 있으며 우리가 할 일은 첫 단계부터 밟아나가는 것이다.

12장

일곱 번째: 마음을 편안하게 하라

우리는 자애의 원을 넓혀 모든 살아 있는 생명체와 자연을
그 아름다움 안에서 껴안을 수 있어야 한다.
_ 앨버트 아인슈타인, 《생각과 견해》

생각도 하나의 실체다. 생각이 우리를 치유하기도 하고 해를 입히기도 하는 것을 보면 알 수 있다. 믿음이 곧 우리의 뇌를 형성한다. 지각이 신경계를 즐겁게 만들기도 하고 완전히 마비시키기도 한다. 삶의 트라우마나 경험이 뇌의 연결망과 커뮤니케이션 시스템에 변화를 일으킨다.

아침을 규칙적으로 먹고 과일과 채소를 많이 먹는 것 외에 건강한 사람들의 한 가지 특징은 바로 회복력이다. 회복력이란 변화에 대한 적응, 변화와 함께하는 것, 컵의 물이 반이나 '차 있다'고(반이 '비어 있다'가 아니라) 보는 것을 의미한다. '적응성 혹은 유연성' 이란 말도 비슷한 의미다.

놀랍게도 뇌는 우리의 생각과 신념, 태도를 그대로 반영한다. 생각

이 '딱딱한' 사람의 뇌세포는 그야말로 '딱딱하다'. 그런 사람은 회복력이 없어 새롭게 거듭나지 못한다. 이것은 단지 비유적인 표현이 아니다. 우리가 어떤 태도와 생각으로 삶을 살아가느냐에 따라 건강과 뇌도 크게 달라진다. 전쟁, 이혼, 강간 등 엄청난 고난에 잘 대응하는 사람이 있는가 하면 자동차 접촉사고처럼 비교적 사소한 일에도 힘들어하는 사람이 있다. 그 차이는 뭘까? 세계적인 정신과 의사이자 《삶의 의미를 찾아서》의 저자 빅터 프랭클은 놀라운 회복력을 지닌 흥미로운 인물이다. 그는 홀로코스트(제2차 세계대전 중 유대인 대학살-옮긴이)에서 살아남았을 뿐 아니라 자신이 경험한 공포감을 바탕으로 당시 혁명적인 심리치료법을 개발했고 자신의 경험을 책으로 펴내 전 세계인의 치유를 도왔다.

삶의 힘든 경험에 완전히 압도당하느냐 아니면 그를 통해 성숙하고 배움을 얻느냐는 많은 부분 자신의 인식과 생각에 달려 있다. 삶의 크고 작은 일들을 어떻게 평가하고 거기서 어떤 의미와 목적을 찾느냐가 우리의 회복력과 전체성을 결정짓는다. 마음은 몸에 영향을 미친다. 정신 건강이 육체의 건강에 영향을 준다는 뜻이다. 육체 건강은 다시 정신 건강에 영향을 준다. 몸과 마음, 육체 건강과 정신 건강은 둘이 아니다. 이 둘은 서로 아주 미묘하고 정교한 방식으로 연결되어 있다. 울트라웰니스를 성취하기 위해서는 이 연결성을 이해해야 한다.

스트레스 체크리스트

- 저혈압이다. □
- 앉아 있다 일어서면 어지럽다. □
- 저혈당이 있다. □
- 짠 음식을 좋아한다. □
- 단것을 좋아한다. □
- 다크서클이 있다. □
- 잠이 드는 데 어려움이 있거나 자주 잠을 깬다. □
- 잠을 자도 푹 잔 것 같지 않다. □
- 집중하는 데 어려움이 있다. □
- 두통이 있다. □
- 감기에 자주 걸린다. □
- 약간의 운동에도 몸이 지친다. □
- 언제나 스트레스를 안고 산다. □
- 늘 피곤하고 신경이 날카롭다. □
- 부종이 있다. □
- 공황발작이 있거나 쉽게 놀라는 편이다. □
- 가슴이 두근거리는 증상이 있다. □
- 카페인으로 하루를 시작한다. □
- 알코올, 카페인, 기타 약물에 약하다. □
- 쉽게 몸살이 난다. □
- 긴장하면 손바닥, 발바닥에 땀이 많이 난다. □
- 언제나 피곤하다. □
- 근육이 약하다. □

| 점수표 |

점수	정도	관리 계획	실천 사항
0~7점	경미한 정도	울트라마인드 솔루션	부록의 6주 프로그램
8~10점	중간 정도	자가관리	부록의 6주 프로그램 + 자가관리
11점 이상	심각한 정도	의료관리	위 두 가지를 실천하고, 추가적인 도움을 위해 의사를 찾는다.

| 자가관리 |

- 스트레스의 원인을 찾아서 줄인다.
  - 자신에 대한 사고와 신념, 일, 인간관계, 재정 상태, 세상사(국제정치 상황, 이웃의 문제 등)
  - 자녀, 심리적 장애(우울증, 불안 등), 낮은 자아존중감
  - 과체중 혹은 비만, 만성병, 알레르기, 독소, 만성 감염
  - 설탕과 고과당 옥수수시럽(액상과당), 포화지방과 트랜스지방, 가공식품, 알코올, 담배, 마약
- 스트레스를 줄여줄 보충제나 약초를 섭취한다.
  - 마그네슘, 비타민 B, 비타민 C 등 신경계의 깊은 이완에 필요한 영양소를 섭취한다.
  - 인삼뿌리 추출물 200mg 하루 2회
  - 홍경천 추출물 100mg 하루 2회
  - 가시오가피 250mg 하루 2회

1986년 나는 티베트 국경 마을의 보건 문제를 연구하기 위해 네팔

에 갔다. 거기서 생명에 위협을 받은 적이 있는 흥미로운 사람을 만나게 됐다. 티베트의 의사로 1959년 중국의 티베트 침공 당시 포로가 되어 25년을 중국 수용소에서 지낸 인물이었다. 티베트 의학에 관심이 있던 나는 가이드에게 나를 그에게 소개해줄 것을 부탁했다. 우리는 그의 진료실 앞에서 기다렸다. 그러자 흰 구레나룻에 귀가 큰 노승이 나오더니 우리더러 의사를 만날 수 있다고 했다. 조금 후 의사가 작은 진료실 옆의 자기 방에서 나왔다. 적갈색 가사를 걸쳤고 머리는 삭발이었다. 두꺼운 검은 테 안경이 라마승들이 사용하는 붉은 줄에 매달려 얼굴에 걸쳐져 있었다. 그의 얼굴은 평온하고 행복한 기운을 내뿜었다.

의사는 이야길 나누기 위해 책상 앞으로 와 앉았다. 나는 방을 둘러보았다. 그는 각종 약초를 조그만 알약 형태로 만들어 플라스틱 통에 보관하고 있었는데 이런 통들이 벽을 가득 차지하고 있었다. 벽에는 달라이라마의 초상화 사진이 걸려 있었다. 예순여덟 살에 의사이자 승려인 그는 내게 편안한 마음을 갖게 했다. 서서히 그의 이야기가 펼쳐졌다.

서부 티베트에서 태어난 그는 젊은 승려로서 다른 의사 수하에서 의술을 배웠다. 의학서를 공부하고 약초와 식물에 대해서도 배웠으며 다른 의사들이 의과대학에서 배우는 처치법도 배웠다. 그가 살던 벽촌에는 의과대학이 없었다. 진맥과 대소변 검사법을 스승으로부터 배웠다. 동시에 신참 승려로서의 삶도 살았다. 그는 중국이 티베트를 침략해 정치와 종교 지도자들을 투옥하고 엘리트 계층을 압살하던 1959년까지 의사와 승려로서 살았다.

이후 그는 중국의 감옥에서 22년을 살았다. 그중 처음 8년은 목재 운반 일을 일했다. 그는 감옥에 있을 때도 수차례 옮겨 다녀야 했다.

처음에는 서부 티베트였다가 시가쯔로, 다음에는 티베트의 수도였던 라사 부근으로 옮겨졌다. 수감생활 중 처음 8년 동안은 의사 일을 하지 않았다. 그러던 중 의사로서 그의 재능을 알아본 중국 정부가 그를 감옥 내 의사로 일하도록 했다. 그는 몇 년 후 라사 부근에 자신의 티베트 의료원을 내게 되었다. 1981년 중국 정부가 그에게 라사에 남는 것과 자신의 고향인 서부 티베트로 돌아가는 것 중에서 선택하게 했는데 그는 후자를 택했다. 그는 고향으로 돌아온 몇 개월 후에 예순세 살 나이로 히말라야 산맥을 넘어 인도의 다람살라로 향했다. 달라이라마를 만나기 위해서였다. 달라이라마는 그에게 네팔의 카트만두로 가서 의술을 펼칠 것을 권했다.

그는 자신의 22년 감옥생활을 담담하게 이야기했으며 고요한 채로 평정을 잃지 않았다. 나는 감옥생활 중 가장 어려웠던 부분이 무엇이었는지 물었다. 당연히 그가 겪었던 육체적, 정신적 고통에 대해 말할 것으로 생각했던 나는 깜짝 놀랐다. 그는 이렇게 대답했다.

"감옥생활 중 가장 힘들었던 순간은 중국인 납치자들에 대한 나의 연민을 잃을 뻔했던 때였습니다."

의미, 목적 그리고 건강

똑같은 사건이라도 사람마다 다르게 경험한다. 22년 동안 자신의 소중한 가치와 절연하도록 만든 사람에 대해 사랑을 갖기란 어려운 일이다. 그런데 의미와 목적은 우리의 건강과 행복을 결정짓는 가장 중요한 요소 가운데 하나다. 당신은 무엇과 하나됨을 느끼는가? 당신은 어떤 것에서 삶의 의미와 목적을 찾는가? 이런 질문에 대한 답이 바로 당신이라는 사람을 규정한다. 비단 정신적으로뿐만 아니라 육체적으로도.

우리의 신념과 태도, 인식은 상당 부분 학습을 통해 획득한 것이다. 따라서 새로운 신념, 태도, 인식으로 바꾸는 일도 가능하다. 급격한 가치관의 변화가 일어나는 경우도 있다. 부정적인 생각에서 벗어나기 위해서는 자신의 삶과 자신이 세상에서 맡은 위치에 대해 신중히 검토해 볼 필요가 있다. 우리 주위에는 모든 것을 부정적으로 보는 사람들이 있다. 그들에게 옳거나 좋은 것이란 하나도 없다. 컵의 물은 언제나 절반이 '비어 있다.'

흥미롭게도, 생활습관이나 사회·경제적 지위보다 세상 속 자신의 위치에 대한 인식이 건강을 결정짓는 더 유력한 요인이라는 사실을 많은 연구가 지지하고 있다. 우리는 가난과 같은 사회·경제적 요인, 흡연이나 음주, 비만, 운동 부족 등의 행동적 요인을 질병의 위험요인이라고 생각한다. 그러나 〈미국 의학협회 저널〉에 발표된 연구에 따르면 높은 질병 발생률과 사망률은 이런 행동적, 사회·경제적 요인만으로 설명되지 않는 부분이 있다고 한다. 오히려 자신과 세상에 대해 어떤 인식을 갖느냐가 더 중요한 것으로 나타났다. 높은 질병 발생률과 사망률은 다음과 같은 요인들과 관련이 있었다.

- 인간관계 결핍, 사회적지지 부족
- 낙관주의, 통제감, 자기존중감의 결여 같은 부정적 사고 그리고 분노와 적의

- 인종주의, 빈부격차, 권력과 자원의 불균등한 분배 등에서 오는 만성 스트레스

우울증, 불안 등 현대에 만연한 정신 질환에서부터 심장병에 이르기까지 현대의 대부분 만성 질환에는 스트레스 이상의 것이 작용하고 있다. 바로 자신과 세상의 단절, 말초적인 쾌락을 추구함에 따른 삶의 의미 상실, 자연과 멀어진 가공식품 섭취, 가족의 붕괴 등이다. 가난 하나만으로 질병 발생률이나 사망률이 높아지진 않는다. 통제감과 의미의 상실이 더 주요한 요인이다. 이런 문제를 어떻게 치료할 것인가?

우리의 인식은 몸에 직접 영향을 미친다. 정신-신경-내분비-면역계PNEI의 과학은 몸과 마음의 연결고리를 분명하게 보여준다. 좋은 것이든 나쁜 것이든, 우리가 자신에게 들려주는 말과 인식은 아주 정교한 시스템을 통해 자신에게 영향을 미친다. 이 시스템을 HPATGG 축(시상하부-뇌하수체-부신-갑상선-생식선-장 축)이라고 부른다. 복잡하고 생소한 이름이지만 이것은 우리의 생각과 느낌, 호르몬, 면역계, 장 사이의 쌍방향 연결을 지배하는 시스템에 붙인 이름일 뿐이다.

모든 것은 언제나 서로 이야기를 나눈다. 우리는 2부에서 호르몬, 면역계, 장이 뇌와 어떻게 대화를 나누는지 살펴보았다. 이제 뇌가 이들에게 어떻게 말을 거는지 살펴볼 차례다. 뇌가 행복한 말을 건네면 건강하고 행복한 사람이 된다. 반면 뇌가 부정적인 말을 건네면 우울증, 불안, 행동상문제, 치매가 생긴다. 구체적인 과정을 살펴보자.

뇌는 우리 몸에 어떻게 말을 걸까?

생각과 인식, 신념, 태도가 우리에게 어떤 영향을 미칠까? 아찔한 자동차 사고처럼 위험한 사건을 생각하면 우리는 아드레날린이 급격히 분비되는 것을 느낀다. 몇 년 전 한밤중의 일이다. 집 안에서 부스럭거리는 소리와 쿵쾅거리는 소리가 나자 도둑이 들었다고 판단한 나는 얼른 전화기로 달려가 신고를 했다. 가슴은 쿵쾅거렸고 호흡도 빨라졌다. 어둠 속에 뭔가 보이는 것도 같았다. 그런데 알고 보니 새로 입양한 강아지가 자기 집에서 나와 집 안을 돌아다니고 있는 게 아닌가. 내 잘못된 판단 때문에 몸에 실질적인 투쟁-도피 반응이 나타난 것이다.

스트레스(혹은 이완) 반응은 뇌의 통제센터인 시상하부에 의해 조절된다. 도둑이 들었다는 뇌의 메시지는 교감신경계를 통해 전신의 스트레스 반응을 촉발시킨다. 교감신경계의 불이 켜지면(대부분의 사람에게 거의 언제나 켜져 있다) 우리 체내의 부신은 코티솔 그리고 에피네프린(아드레날린)과 노르에피네프린(노르아드레날린) 같은 자극성 신경전달물질을 더 많이 분비한다. 교감신경계는 우리가 위험에 처했을 때 꼭 필요하다.

앞에서 이야기한 사자와 얼룩말 이야기를 떠올려보자. 초원에서 한가로이 풀을 뜯는 얼룩말 무리가 있다. 배고픈 사자가 다가오면 이들은 모두 갑작스러운 스트레스 상태로 전력질주를 한다. 그러다가 한 마리가 잡히고 나면 나머지 모두는 조금 전의 평화로운 상태로 돌아간다. 이것이 바로 얼룩말이 궤양에 걸리지 않는 이유다. 스트레스 반응이 매우 신속하게 작동했다가 위험이 사라지면 다시 예전의 평화로운 상태로 돌아가는 것이다.

기본적으로 우리 몸도 스트레스 반응이 시작되면 사자에 쫓기는 얼룩말과 같은 상태가 된다. 그런데 현대 사회는 이처럼 신경계의 만성적인 스트레스 외에도 영양이 부족한 음식, 환경 독소, 전자파, 통제감과 공동체의식의 부족 같은 많은 문제를 안고 있다. 이런 요인들 때문에 현대인들은 지속적인 경계 상태에 있다. 《스트레스의 종말 The End of Stress as We Know It》이라는 책을 쓴 신경과학자 브루스 매큐언은 만성 스트레스가 신체 계통의 손상을 일으키는 과정을 '알로스타시스allostasis(항상성 유지를 위한 신체의 적응 과정) 부하'라는 용어로 설명한다. 이것은 다양한 스트레스 요인이 평생에 걸쳐 몸에 주는 부하의 총량이다. 과도한 스트레스 요인들은 교감신경계 활성화와 스트레스 반응으로 나타나 결국 극도의 신경쇠약으로 이어진다.

새폴스키 박사는 초원의 얼룩말과 비교하여 인간의 뇌가 만성 스트레스에 의해 손상되는 방식을 설명했다. 코티솔 수치가 높으면 시상하부를 손상시킨다. 적응적 관점에서 볼 때 우리가 위험이나 스트레스 상황에 처할 때 그것을 제거하려고 하는 것은 다행스러운 일이다. 왜냐하면 앞으로 그런 일을 피하게 해주기 때문이다.

뇌의 기억 중추인 시상하부에 수많은 코티솔 수용체가 있는 것도 이 때문이다. 장래에 위험한 상황에 다시 처하지 않기 위해 우리는 그 위험을 확실히 기억해야 하고, 따라서 몸도 그에 맞게 구조화된 것이다. 그런데 현대 사회는 이 시스템이 지나치게 활성화되어 있다는 데 문제가 있다. 사실 우리가 스트레스라고 인지하는 모든 상황을 기억할 필요는 없다. 코티솔 수치가 장기간 높으면 시상하부가 손상을 입고 이것은 기억력 저하, 치매, 우울증으로 이어진다.

맥길대학교의 소니아 루피엔은 스트레스가 기억 중추의 크기를 축소시키고 뇌 기능과 인지에 해로운 영향을 미치는 과정을 보여주었다. 스트레스는 그야말로 우리의 뇌를 '먹어치운다'고 할 수 있다. 외상후 스트레스 장애PTSD 환자들에게서도 스트레스의 효과는 극명하게 드러난다. 전쟁이나 폭력, 학대 같은 정신적 외상을 겪은 사람들의 15퍼센트가 이 질환을 앓고 있다. 9·11 테러로 인해 PTSD를 겪게 된 사람도 많았다.

만성 스트레스는 오늘날 만연한 비만, 건강, 뇌 기능 등 몸과 마음에 수많은 부정적 영향을 미친다. 신체로부터의 모든 피드백과 뇌로부터의 피드다운은 뇌와 몸 전체를 연결하는 커뮤니케이션 네트워크인 HPATGG축을 통해 이뤄진다. 어떠한 스트레스라도, 물리적 위험이건 생각이나 인식이건 아니면 독소나 알레르기 물질이나 감염, 심지어 장의 비정상적 박테리아라도 이 시스템을 통해 매우 광범위하고 강력한 부정적 영향을 미칠 수 있다. 장기간에 걸친 과도한 스트레스 반응은 신체에 다음과 같은 영향을 미친다.

- 염증 및 염증 사이토카인(TNF-α, IL-1, Th1 면역 반응) 증가: 이는 우울증, 양극성장애, 자폐증, 정신분열병, 알츠하이머병과 관련이 있다.
- 신체의 자연적인 이완과 항염증 증가, 기억력 향상 신경전달물질(아세틸콜린) 감소
- 우울증과 불안 증가
- 해마 손상으로 기억력 감퇴 및 기분장애 유발

스트레스는 통제할 수 없지만 그에 대한 반응은 통제할 수 있다

신체는 자율신경계를 통해 스트레스 반응과 이완 반응을 통제한다. 신체의 모든 자율 기능을 통제하는 자율신경계는 교감신경계와 부교감신경계로 구성되어 있다. 우리는 교감신경계에 대해서는 어떠한 통제권도 갖지 못한다. 그것은 다행이다. 교감신경계는 심장박동이나 혈액의 흐름 같은 신체의 필수 기능을 통제한다. 만약 당신 스스로(생각만으로) 심장이 뛰고 혈액이 순환하는 것을 멈추게 할 수 있다면 어떤 일이 벌어질지 생각해보라. 반면 부교감신경계에 대해 우리는 어느 정도의 통제권을 갖고 있다. 즉, 어느 정도 자율적으로 기능하면서도 또 일정 부분 우리 스스로 조절할 수 있다는 뜻이다. 예를 들어 눈 깜빡임은 부교감신경계와 관련 있는데 우리는 어느 정도 눈을 깜빡거리지 않고 참을 수 있다(통제 가능). 그러나 한편으로 한참 동안 눈을 안 깜빡거릴 수는 없다(자율 기능).

이 일련의 사건들 최상부에는 뇌의 명령·통제센터인 시상하부가 있다. 이것의 역할은 신체의 모든 자율 기능을 통제하는 것이다. 스트레스는, 앞에서 말했듯이 교감신경계의 지배를 받는다. 우리는 스트레스를 일으키는 원인을 통제할 수는 있지만 스트레스 반응 자체를 통제할 수는 없다. 스트레스를 받으면 신체는 어쨌거나 그에 반응하게 되어 있는 것이다.

한편 부교감신경계의 지배를 받는 이완은 우리가 통제할 수 있는 부분이다. 따라서 우리는 의식적으로 '이완 반응'을 일으킬 수 있다. 만성 스트레스는 신체의 모든 자율 기능에 부정적인 영향을 미친다. 그러나 이완 반응을 통해 신체는 균형을 회복한다. 그러한 기능에는 다음과 같은 것들이 있다.

- 혈압 조절 및 전해질의 균형
- 에너지 대사 및 대사율 통제
- 체온 조절

- 생식 주기와 수면 리듬 조절
- 자율활동 조정을 통한 스트레스와 이완 반응 통제

- 흥분 독소 증가, NMDA 수용체(세포의 ON/OFF 스위치) 활성화로 인한 세포 사멸
- 세로토닌 수치 감소
- BDNF(새로운 뇌세포 생성에 필요한, 뇌의 치유 및 교정 인자) 감소
- 성장 호르몬 감소
- 숙면 방해
- 인간관계와 성에 대한 흥미 감소
- 복부지방과 인슐린 저항 증가
- 갑상선 기능 저하
- 미토콘드리아 사멸과 에너지 생산 감소를 일으키는 생화학적 경로의 활성화
- 혈류로 지방 유입 증가
- 트리글리세리드(콜레스테롤과 함께 동맥경화를 일으키는 혈중 지방성분) 증가, HDL(좋은) 콜레스테롤 감소, LDL(나쁜) 콜레스테롤 증가
- 혈액의 점성 증가, 혈소판 응집으로 혈전 생성(심장병과 뇌졸중을 일으킴)
- 근육량 감소

이렇듯 스트레스는 몸과 뇌의 건강에 명백한 영향을 미치는 문제다. 그렇다면 우리는 이에 어떻게 대처하는 것이 좋을까?

스트레스를 조절하는 방법

만성 스트레스가 가져오는 해로운 영향들의 목록을 읽는 것만으로 당신은 세상을 피해 티베트 승려가 되고 싶을지 모른다. 그러나 그런 식의 회피는 현실적으로 어렵다. 티베트 승려들이 알고 있는 것은 바로 스트레스의 영향을 조절하는 법이다. 그들은 우리가 미처 인식하지 못하는 무언가를 통제하는 법을 알고 있다. 바로 스트레스 반응에 대한 해독제인 미주신경이다. 신체의 타고난 균형 시스템인 미주신경은 뇌에서 뻗어나오는데 우리의 이완 반응을 관장하는 부교감신경계를 통제한다. 부교감신경계는 아세틸콜린이라는 신경전달물질을 가지고 신체의 다른 부위와 커뮤니케이션한다.

티베트 승려들이 이런 미주신경의 작용을 알고 있는 것은 아닐 것이다. 명상 그리고 마음과 인식, 의식의 본성을 공부함으로써 자신의 경험을 찬찬히 들여다보고 타인에 대한 자애를 계발하며 나와 남 사이의 분리감을 깨트릴 수 있었을 것이다. 승려들이 명상을 하는 것은 기억력 향상이나 우울증, 고혈압, 심장병 같은 질환을 해결하기 위한 것은 아니다. 면역 기능을 향상시키기 위해서도 아니다(물론 명상을 통해 이런 문제가 해결되는 것은 사실이지만). 승려들이 명상을 하는 목적은 세상을 지금까지와 다르게 경험할 수 있는 마음과 인식의 습관을 기르는 것이다. 그런데 이런 마음과 인식의 변화는 승려들에게만 가능한 것은 아니다. 일반인도 충분히 할 수 있다.

케네스 펠레티어 박사는 자신의 책 《건강한 마음, 건강한 몸Sound Mind, Sound Body》에서 우리의 인식과 사고, 믿음이 건강에 미치는 영향을 이야기했다. 그는 환자가 아닌 건강한 사람들의 사례를 연구했다. 그리하여 일과 인간관계에서 성공을 거두고 행복을 느끼는 능력이 뛰어난 사람들의 특징이 (스트레스 관리법이 아니라) 삶의 의미와 목적의식이라는 사실을 발견했다.

스트레스 반응을 멈추고 부교감신경계를 활성화하는, 고도의 기술적인 방법이 두 가지 있다. 하나는 부신을 제거하는 것이고 다른 하나는 미주신경을 자극하는 페이스메이커를 목 안에 이식하는 것이다. 그런데 두 방법 모두 그리 매력적이지 못하다.

연구에 따르면 뇌의 해마는 부신 혹은 뇌하수체 종양('쿠싱 질환'이라고 알려져 있으며 코티솔을 과다 분비한다) 때문에 크기가 줄어든다고 한다. 이것은 우울증과 기억력 및 인지 기능의 손상으로 이어진다. 연구자들은 부신종양을 제거하고 코티솔 수치를 낮추면 해마의 크기가 커지고 기억력과 기분이 향상된다는 사실을 알게 됐다.

미 국립보건원의 헤더 카메론은 쥐 실험을 통해 부신을 제거하는 간단한 조치만으로 단 며칠 만에 쥐의 신경세포 생성이 촉진되고 인지 기능이 향상된다는 사실을 발견했다. 그러나 부신을 제거하면 실제적인 위협이나 위험에 반응할 수 없다는 것이 문제다. 그다지 좋은 방법은 아니다. 두 번째는 매초 미주신경을 자극하는 페이스메이커를 목에 이식하는 것이다. 이 방법은 재발성 우울증 환자들에게 실제로 처방되고 있다.

그러나 앞의 연구에서 우리가 새겨야 할 교훈은 이것이 아니다. 확실히 이 연구들이 전하는 바는, 미주신경을 자극하고 부신의 일을 줄이면 기억력과 우울증이 향상될 것이라는 것이다. 그러나 '자기 스스로'

이 일을 할 수 있다면 더 좋지 않을까? 실제로 단 몇 초 만에 미주신경을 자극하는 아주 손쉬운 방법이 있다.

미주신경을 자극하는 초간단 노하우

천천히 다섯을 세는 동안 아랫배까지 숨을 깊이 들이쉰다. 들숨을 끝까지 들이쉬었다면 1초 정도 정지한 다음 다시 다섯을 세는 동안 숨을 천천히 내쉰다. 배에 힘을 빼고 해본다. 책을 덮고 이 연습을 5회 반복한 다음 몸과 마음이 어떻게 느껴지는지 보라. 그런 다음 책을 계속 읽으라.

당신은 방금 미주신경을 자극했다. 미주신경은 뇌에서 나와 목을 타고 가슴, 횡격막까지 내려간다. 따라서 심호흡을 통해 이완하고 횡격막을 확장시키면 미주신경이 자극을 받는다. 그러면 그 즉시 부교감신경계의 불이 켜지고 코티솔 수치가 내려가며 뇌가 치유된다. 이것이 바로 '이완 반응'이다. 이완 반응은 스트레스 반응의 정반대로 우리 몸이 치유되기 위해서는 이것이 꼭 필요하다.

미주신경을 자극해 이완 반응의 스위치를 켜는 방법은 이것 말고도 많다. 예컨대 티베트 승려들은 명상을 이용한다. 이것은 아주 배우기 쉬우며 역시 미주신경을 자극한다. 조금 전 해본 복식 호흡 역시 당신이 어디서나 할 수 있는 명상의 일종이다. 이것을 일상생활에 통합하는 방법에 대해서는 부록에서 설명한다.

미주신경이 이완과 자율 스트레스 반응을 가라앉히고 혈액 속 코티솔 흐름을 저지하는 것은 미주신경의 효과 가운데 일부에 불과하다. 그 밖에도 미주신경은 염증에도 큰 영향을 준다. 어떠한 형태의 스트레스라도 자율신경계의 두 기능(스트레스 혹은 이완)을 통제하는 시상하부를 통해 영향을 준다는 것은 앞에서 설명했다. 공해가 건강에 미치는 영향도 자율신경계를 통해 나타나며, 높은 스트레스와 낮은 심박변이도로 측정할 수 있다. 그런데 스트레스로 인한 많은 부정적 영향이 부분적으로 염증 증가와 관련 있다.

구체적으로 어떤 방식으로 관련을 맺는가? 기억과 학습을 담당하는 주요 신경전달물질 아세틸콜린을 기억하는가? 안정과 이완 효과도 갖는 아세틸콜린은 미주신경이 이완 메시지를 온몸에 보낼 때 사용하는 신경전달물질이다. 이미 말했듯이 뇌의 염증은 기분, 행동, 주의, 기억 및 신경퇴행성 질환 모두와 관련이 있다. 새로운 연구에 의하면 아세틸콜린이 체내 염증을 막아주는 주요 브레이크 역할을 한다고 한다. 이완은 항염증 작용을 한다. 미주신경을 자극해 온몸으로 아세틸콜린을 보내면 몸이 이완될 뿐 아니라 염증도 가라앉힐 수 있다.

신체는 낮과 밤, 음과 양, 해와 달처럼 자연의 리듬을 타고 균형을 이루는 유기체다. 너무 이완하면 완전히 늘어지고 만다. 반면 너무 스트레스를 받으면 염증을 일으키고 노화가 촉진되며 치매나 우울증에 걸릴 수 있다. 따라서 미주신경을 활성화시키고 매일 교감신경계의 균형을 맞춰주는 것이 뇌와 신체 건강에 필수적이다. 미주신경을 활성화하면 앞에서 열거한 스트레스의 온갖 부정적인 영향에 제동을 걸고 몸과 뇌를 회복시킬 수 있다.

좋은 소식이 또 있다. 새로운 연구에 따르면 미주신경은 신경세포발생향상, BDNF(뇌세포에 주는 최고의 비료다) 분비 증가, 뇌 조직 복원뿐 아니라 신체 조직의 실제적인 재생과도 관련 있다고 한다. 줄기세포도 미주신경과 관련이 있다. 미주신경이 활성화되면 줄기세포의 새로운 세포 생성을 촉진해 신체 기관의 재생을 돕는다. 태반 주사니 태아 연구니 하는 것들은 필요 없다. 다만 이완하라. 그리고 새로운 당신을 만들기 위해 자신의 줄기세포를 자극하라.

음식이라는 스트레스

생각, 신념, 인식 외에도 물리적, 화학적 자극으로 스트레스 반응이 촉발될 수도 있다. 가장 큰 스트레스 중 하나가 우리가 먹는 음식이다. 많은 사람이 음식을 다만 칼로리로 생각한다. 그러나 우리가 몸에 집어넣는 음식은 다만 에너지 이상이라는 것을 새로운 연구들이 밝혀주고 있다. 음식의 질과 유형은 유전자와 스트레스 반응에 직접적인 영향을 미친다.

영화 〈수퍼사이즈 미〉의 주인공은 한 달간 하루 세끼 모두 패스트푸드를 먹는다. 패스트푸드 같은 가공식품에는 트랜스지방과 고과당 옥수수시럽이 많이 들어 있어 칼로리가 높고 심장병과 당뇨, 지방간을 일으킨다는 사실은 누구나 알고 있다. 그러나 나를 놀라게 만든 것은 그의 콜레스테롤 혹은 혈당 수치가 상승한 것이 아니라 그의 성격 변화였다. 그는 공격적으로 변했으며 우울해졌고 안정감이 없어졌으며 정신 기능도 예전보다 떨어졌다. 그리고 패스트푸드를 먹을 때만 일시적으로 기분이 좋아졌다. 그는 패스트푸드에 중독된 것과 다름없었다. 이것은 유전자 변형 식품, 토양의 영양소 고갈, 화학비료 사용, 장거리 운송, 항생제를 이용한 가축 사육 등 현재의 음식 공급망이 우리 몸에 잘못된 신호를 보낼 수 있다는 뜻이다.

우리 몸의 세포는 이런 잘못된 음식을 이물질로 인식해 스트레스 반응을 일으킨다. 이것을 이물질 소분자xenohormesis라고 한다. 이는 비만과 뇌의 기능 부전을 일으킨다. 아동의 비만은 ADHD와도 관련이 있다. 우리는 음식의 영양소뿐 아니라 질도 고려해야 한다. 우리가 먹는 음식 속에 우울증, 비만, 주의산만을 일으키는 스트레스 물질이 있는가? 우리가 먹는 음식이 우리 몸에 어떤 신호를 보내는가?

스트레스를 받은 음식은 그것을 먹는 사람의 유전자에도 변화를 일으켜 더 큰 스트레스로 이어진다. 정제 탄수화물(총 탄수화물 섭취량이 아니다)을 많이 먹는 사람에게 스트레스 유전자와 염증 유전자 그리고 인슐린 저항 유전자가 모두 활성화된다는 사실이 〈미국 임상영양 저널〉의 한 논문에 발표되었다(Kallio, 2007). 연구에서 인슐린 저항 증상이 있는 두 그룹의 사람들에게 동일한 양의 칼로리, 단백질, 탄수화물, 지방, 섬유질을 함유한 음식을 먹게 했다. 유일한 차이는 한 그룹은 탄수화물원이 밀, 귀리, 감자였고 다른 그룹은 호밀이었다는 점이다. 호밀은 밀, 귀리, 감자에 함유된 탄수화물과는 다른 정보 분자(식물 영양소)를 갖고 있으며 분해·흡수되는 속도도 더 느리다. 결과는 아주 놀라웠다. 12주 후 지방 생체 검사를 해 유전자 표현형의 변화를 측정했더니 체중 변화는 없었지만 유전자 표현형의 차이가 현격했다. 밀, 귀리, 감자 그룹에서는 염증을 증가시키는 62개 유전자가 스트레스 물질과 호르몬을 분비했다. 그리고 인슐린 저항과 비만도 증가했다. 한편 호밀 그룹에서는 인슐린 기능을 개선시키고 세포 사멸을 막는 71개 유전자의 불이 켜졌다.

음식 속 정보에 영향을 받는 문제는 오직 비만만이 아니다. 스트레스 반응, 기분, 행동, 기억, 뇌 기능 등이 모두 음식의 영향을 받는다. 이것이 신선한 유기농 자연식품이 울트라마인드 솔루션의 기초를 이루는 이유다.

신체 통증이 스트레스로 표현된다

몸은 통증을 표현하는 다양한 방식을 가지고 있다. 그중 하나가 스트레스 반응을 활성화시키는 것이다. 그렇다면 스트레스 반응은 어떻게 활성화될까? 그것은 다양한 자극이 함께 작용한 결과다. 부정적인 사고나 완고한 믿음, 태도도 스트레스 반응을 촉발한다. 세상을 어떻게 경험하느냐 하는 것이 질병을 일으키고 뇌에 손상을 주는 방식이다. 그 밖에 신체의 6개 핵심 시스템에 일어난 불균형도 스트레스를 촉발한다. 부정적 사고 외에도 석탄을 때는 발전소, 대량 사육된 쇠고기, 항생제, 장에 일어난 변화 등이 모두 스트레스를 일으켜 당신이 닷새 동안 잠을 못 자게 할 수 있다. 이 밖에도 영양 불균형, 호르몬 이상, 염증, 소화 불균형, 독소 등 당신의 에너지 생산을 저해하는 어떤 것이라도 스트레스 반응을 일으킬 수 있다.

이런 생각은 기존 의학계에서는 생소하므로 받아들이기 어려운 부분이 있을 것이다. 그들은 언제나 병을 일으키는 '단 하나의' 요인을 찾으면 된다고 생각한다. 내가 누차 말하지만, 그런 경우는 결코 없다. 또 만성적인 건강 문제를 속 시원히 해결해줄 마법의 알약을 찾지만 그것도 너무나 허황된 일이다. 세계보건기구는 2008년 우울증을 앓는 사람이 세계적으로 1억 2,000만 명을 넘는다고 추산했다. 우울증은 전체 질환의 12퍼센트를 차지하는 주요 요인이었다. 2025년경에는 우울증이 정신 질환 중 두 번째로 주요한 요인이 될 것이다.

이런 문제를 해결하는 데는 지금까지와 다른 사고방식이 필요하다. 즉, 모든 것은 서로 연결되어 있다는 것이다. 우리는 우리 몸을 하나의 완전한 시스템으로서 그 생태학을 이해할 필요가 있다. 우리는 모든 부분이 서로 긴밀한 관계를 맺는 하나의 생태계다. 이 생태계에 일어난 불균형을 이해하고 바로잡아야만 건강과 활력을 회복하고 행복을 증진시킬 수 있다. 이것이야말로 내가 이 책을 쓴 목적이다.

의사로서 가장 힘든 부분은 왜 환자들이 낫고 싶은지 이해하게 해주는 일이다. 나는 새로운 로드맵, 몸의 신비라는 바다를 항해하는 새로운 지도를 갖고 있다. 그러나 환자들을 삶의 의미와 연결시켜주는 일은 언제나 나에게 큰 도전이다.

환자가 소중히 여기는 가치는 무엇인가? 그는 무엇으로 사는가? 의미, 목적, 연결감, 소속감 같은 것이야말로 환자에게 가장 중요한 음식이다. 비로소 거기서부터 치유가 시작된다. 특히 가치관의 혼란을 겪는 현대 사회에서 이런 문제는 더 중요하다. 한번 촉발된 스트레스 반응은 멈출 줄 모르고 계속 이어져 많은 건강상 문제를 일으킨다.

다행히도 우리는 스트레스 반응을 멈추고 이완 반응을 시작하는 법을 익힐 수 있다. 목에 페이스메이커를 부착하지 않고도 매일 미주신경을 자극할 수 있다. 이완하는 법을 익히면 우리를 미망에 빠트려 현실의 삶을 살지 못하도록 방해하는 악순환의 고리를 끊을 수 있다. 또한 차분한 마음으로 세상에 대한 자애의 마음을 키울 수 있다.

에필로그

질병의 근본 원인을 치유하는 새로운 모델

환자들은 자신의 증상들이 서로 연관되어 있다는 것을 느낀다. 정확히 무엇이 잘못되었는지 그리고 어떻게 해답을 찾아야 하는지는 알지 못하지만, 현재의 의학이 정답이 아니라는 것만은 안다. 환자들은 특정 '질병'에만 집중하는 분과별 치료, 약물치료만으로 문제의 원인을 치료할 수 없다는 사실도 안다.

환자들은 질병을 일으키는 근본 시스템을 치유하는 새로운 의료 모델이 필요하다고 느낀다. 그것이 기존 의학이 고수하는 패러다임보다 더 우수하다고 생각한다. 비록 '기능의학'이나 '시스템생물학'이라는 말은 들어보지 않았을지라도.

나 역시 여느 의사들처럼 임상 '약리학자'가 되도록 훈련받았다. 임상 생리학자나 생화학자, 유전학자, 기능의학자로 훈련받은 것이 아니라 환자들에게 '약물을 처방하도록' 교육받았다. 환자들의 생물학적 정보 시스템을 이해하고 다루거나 생체 시스템의 패턴과 연결성을 이해하도록 교육받지 못했다. 전체적인 그림을 보도록 교육받지 못한 것이다.

그러나 나는 20년 이상 수천 명의 환자를 실제로 치료하는 과정에서 그리고 우리 신체의 근본 시스템이 건강과 질병의 주요 변수라는 것을 보여주는 많은 의학 자료를 섭렵하면서 의학을 이해하는 새로운 방법을 발견했다. 이것은 기존의 진단 위주 치료법과는 근본적으로 다른 방법이다.

우리는 정보혁명의 시대에 살고 있다. 비단 테크놀로지만 그런 것이 아니다. 생물학에서도 새로운 정보가 엄청나게 쏟아지고 있다. 내가 10년 이상 공부해온 기능의학과 시스템생물학은 미래의 의학이 될 것이다.

현대에 유행병처럼 번진 신경과와 정신과 질환에 대해 우리는 그 해결책을 잘못된 곳에서 찾았던 것은 아닐까? 기분과 뇌의 기능장애를 바로잡는 약물들을 사용함으로써 불은 끄지 못한 채 연기만 없애려고 했던 건 아닐까? 실은 이 질환들이 주요한 '뇌' 질환이 아니라 단지 뇌에 '영향을 주는' 신체 시스템의 장애인 것은 아닐까? 그리고 항우울제, 각성제, 항정신병약, 발작 치료약들이 신체의 주요 메커니즘에서 일어난 문제(행동, 기분, 신경 증상으로 나타나는)를 제대로 다루지 못하고 있는 것은 아닐까?

새로운 연구들은 뇌와 신체 사이의 커뮤니케이션이 '쌍방향'이라는 사실을 보여주고 있다. 심신의학이 폭넓게 연구되고 널리 수용되고 있기는 하지만, 그럼에도 여전히 뇌-신체 상호작용의 일부만을 보여줄 뿐이다. '뇌 고장'이라는 유행병을 제대로 다루기 위해서는 확실한 과학적 증거에 주의를 기울여야 한다. '몸을 통해' 뇌에 영향을 미치는 대사, 영양, 환경적 요인을 다루지 않는다면 정신 건강을 증진시키기 어렵다. 차세대 의학 분야는 몸의 기능 부전이나 불균형이 어떻게 뇌 화학 작용과 뇌세포 간의 커뮤니케이션에 이상을 일으켜 행동·기분의 변화, 신경퇴행 증상을 가져오는지 밝히는 것이다. '기능의학'이라고 불리는 이 새로운 분야는 인간의 신체가 어떻게 하나의 시스템으로서 작동하는지, 그 신비를 탐험하는 새로운 로드맵이라고 할 수 있다.

과학은 그 속성상 환원적이다. 전체를 작은 부분으로 쪼개 각 부분의 기능을 연구하는 것이다. 그러나 과학에는 흩어진 '퍼즐 조각'을 다시 짜 맞추는 '종합'과 '통합'의 기능이 부족하다. 엄청난 데이터와 정보에도 대부분의 의사에게 그것은 바닥에 아무렇게나 흩어져 있는 수백만 개의 퍼즐 조각에 불과하다. 그 조각들을 짜 맞추지 않으면 전체가 어떤 모양을 하고 있는지 우리 몸이 어떻게 작동하고 마음과 뇌, 신체가 어떻게 상호연결되어 있는지 알 수 없다.

기능의학은 이 퍼즐 조각들을 한데 짜 맞춰 전체 그림을 분명하게 보게 하는 방법론이다. 기능의학은 새로운 치료법이나 검사법이 아니다. 단지 만성 질환의 퍼즐 조각을 지금까지와는 다른 새로운 방식으로 짜 맞춰 우리 몸에 무슨 일이 일어나고 있는지 제대로 보려는 방법일 뿐이다. 그렇지만 이것이야말로 환자 개인의 특이성을 고려하는 현실적인 방법론이라고 할 수 있다.

우울증, 불안, ADHD, 자폐, 치매 환자를 개인별 차이를 고려하지 않고 모두 똑같은 방식으로 치료하던 시대는 지났다. 같은 우울증이라도 사람마다 원인이 다를 수 있으므로 정확한 원인을 찾아내 치료하는 것이 중요하다. 이것은 단순히 환자의 '진단명'에 대응하는 약물을 처방하는 기존 의학과는 확연히 다른 방식이다. 유전체학과 분자생물학의 발달로 이제 우리는 질병을 완전히 새롭게 정의해야 하는 상황에 이르렀다. 서로 이름이 '다른' 질병들이 '똑같은' 증상으로 나타날 수 있는 걸까? 예를 들어 영양 결핍, 수은 중독, 음식 알레르기가 모두 동일한 증상(기억력 감퇴, 주의력결핍장애, 우울증 등)으로 나타날 수 있는 걸까? 오늘날 우리는 실제로 그렇다는 것을 목격하고 있다.

또 한편으로 똑같은 '병명'을 가진 두 사람이 겉으로 나타나는 증상은 동일할지 모르지만 원인과 치료법은 완전히 다를 수 있다. 우리 몸(혹은 뇌)은 '아야!' 하고 소리치는 다양한 방식(슬픔, 불안, 건망증, 주의력 감퇴 등)을 갖고 있다. 그런데 그 원인은 사람마다 다르다. 신체의 기초적인 생리 과정이 어떻게 뇌의 기능을 변화시키는지 파악하고, 그 과정을 바로잡는 것이 어떻게 정상적인 기능을 회복시키는지를 연구해야만 새로운 정신의학, 신경의학, 임상 신경과학이 생겨날 수 있다. 이것은 부분적인 효과만 보이는 약물치료보다 훨씬 더 만족스러운 해답을 우리에게 제공할 것이다.

생리적 불균형의 특정 패턴을 자세히 연구하는 것만으로 해답을 찾을 수는 없다. 퍼즐 조각들을 하나의 그림으로 짜 맞춰 신체의 모든 불균형 시스템(영양, 호르몬, 염증, 면역, 소화, 독소, 에너지 대사, 산화 스트레스, 몸-마음 등)을 '함께' 치료할 때 진정한 변화가 일어날 수 있다. 하나의 약물이나 치료법만으로 성공할 수 없다. 생물의 속성은 '시스템적'이다.

각 부분이 서로 연결된 하나의 전체 시스템으로서 작동한다는 말이다. 치료에서 진정한 진보를 이루려면 환경과 생활습관이 유전자에 어떤 영향을 미치는지, 또 그것이 세포 간 커뮤니케이션과 신체의 생리, 생화학에 일으키는 문제는 무엇인지 파악해야 한다. 21세기 급증하는 정신과·신경과 질환과 관련해서 말이다.

이 새로운 사고방식을 신중하게 적용한다면 각종 정신 질환으로 고생하는 수백만 명의 사람에게 큰 도움을 줄 수 있을 것이다.

부록

울트라마인드 솔루션
6주 프로그램

A

뇌의 활력을 되찾는 6주 기본 프로그램

최상의 뇌 기능과 건강을 위한 간단한 방법

6주라는 짧은 기간에도 자신의 몸과 뇌에 대해 생각보다 많은 것을 배울 수 있다. 당신은 지금 건강과 행복을 즉각 증진시킬 수 있는 도구를 손에 쥔 것이다. 이 6주 프로그램을 통해 당신은 다음과 같은 효과를 볼 수 있다.

- 자각과 집중력 향상
- 기분 안정
- 기억력 향상
- 주의력 향상
- 에너지 증가
- 수면의 질 향상
- 만성 소화 질환 치료
- 관절 통증 해소
- 통증 해소
- 체중 감소
- 최상의 뇌 기능 발휘

단지 식단을 바꾸고, 뇌 기능을 향상시키는 보충제를 복용하고, 생활습관에 변화를 주는 것만으로 이런 일이 일어난다는 사실을 믿기 어려울지 모른다. 그러나 딱 6주 동안만 이 책에서 제시하는 프로그램을 따라 해보라. 그러면 건강과 기분, 뇌 기능에 현저한 변화가 일어날 것이다. 이 방법을 따른 내 환자들 대부분은 2주 안에 현저한 변화를 경험했다.

6주 프로그램을 마친 후에 아무 변화가 없다 해도 손해 볼 것은 없다. 왜냐하면 덕분에 치즈버거 몇 개와 콜라 몇 캔을 안 먹었을 테니 말이다. 반대로 앞에 열거한 변화를 경험한다면 당신은 자신의 몸과 마음에 대한 새로운 이해, 즉 울트라웰니스의 도구이자 기술을 획득한 것이다. 이 책을 통해 당신의 행동, 선택, 습관, 음식과 현재 기분 사이의 관련성을 자각하기 바란다. 생선을 먹지 않고 밀을 좋아하는 것, 참치회를 많이 먹는 것, 햇볕을 쬐지 않고 자외선 차단제를 바르는 것이 우울증이나 불안, 치매를 일으킬 수 있다는 것을 우리가 어떻게 알 수 있을까? 평소 생활습관을 바꿔보면서 어떤 변화가 일어나는지 직접 체험하는 수밖에 없다. 이 6주 프로그램은 바로 그것을 위한 것이다.

프로그램을 통해 겪는 변화 중 어떤 것은 매우 즉각적으로 일어날 수 있다. 예를 들어 당신이 글루텐 알레르기가 있다면 글루텐을 섭취하지 않는 것만으로 일주일 내에 몸의 변화를 경험하게 될 것이다. 당신이 비타민 B_{12} 결핍이라면 이 비타민을 섭취하는 것만으로 몇 주 내에 기분과 뇌 기능이 향상될 수 있다. 그러나 좀 더 오랜 시간이 걸리는 변화들도 있다. 수은 중독 같은 것은 회복하는 데 많은 노력이 들고 몇 년이라는 시간이 걸릴 수도 있다. 그렇지만 누구라도 건강을 회복하고 뇌를 새롭게 만들 수 있다는 사실만은 확실하다. 바로 내가 경험했기 때문에 이렇게 확신을 갖고 말하는 것이다.

뇌의 활력을 되찾는 6주 기본 프로그램이란?

6주 프로그램은 다음과 같은 네 부분으로 구성된다.

1. 뇌를 치유하고 최적화하는 건강한 식사
2. 뇌 화학 작용의 불균형을 바로잡고 향상시키는 기본적인 영양보충제 섭취
3. 운동, 이완, 수면, 뇌 운동 등 생활습관의 변화

4. 환경 독소에 노출되는 상황을 줄이고, 지속 가능하며 청결하고 친환경적인 삶 유지

이 프로그램을 시작하기 전에 1주간의 준비 단계가 있다. 따라 하기 쉬운 이 단계별 프로그램에는 이상의 네 요인이 모두 통합되어 있다.

준비단계: 프로그램을 시작하기 일주일 전

우리는 종종 습관이 우리에게 미치는 영향을 자각하지 못한 채 특정한 습관에 빠지게 된다. 우리 대부분은 약물 중독인데, 정작 본인은 그것을 깨닫지 못한다. 설탕, 인스턴트식품, 카페인, 알코올은 신체의 정상적인 기능을 방해한다. 일시적으로 기분이 좋아질지 몰라도 더 근본적인 문제를 일으킨다.

'약물 휴일'을 정해 몸의 느낌을 살피고 몸이 어떻게 배고픔과 수면, 이완 신호를 보내는지 주의를 기울인다. 설탕과 고과당 옥수수시럽, 경화지방, 트랜스지방, 인스턴트식품, 알코올, 카페인을 일주일만 끊어보는 것도 우리의 건강과 마음을 새롭게 하는 좋은 방법이다. 아무것도 하지 않고 단지 일주일 동안만 이 것들을 끊어보는 것, 당신의 삶을 바꿀 첫 번째 걸음이다.

6주 프로그램: 울트라마인드 만들기

1주간의 준비기간을 마쳤다면 뇌의 회복과 치유를 위한 6주 프로그램에 들어갈 차례다. 이 프로그램의 핵심은 우리가 먹는 음식을 바꾸는 것이다. 쓰레기 음식을 멀리하고 가공하지 않은 자연식품을 섭취하는 것 그리고 지연된 알레르기 반응을 보이는 음식을 식단에서 제거하는 것이야말로 뇌를 치유하는 출발점이다.

이 프로그램에 참가하는 모든 사람은 글루텐과 유제품을 6주간 섭취하지 않아야 한다. 뇌 기능 이상을 일으키는 가장 흔한 알레르기 음식이기 때문이다. 6주 프로그램에서 당신은 또한 설탕과 가공식품, 독성식품을 제거하고 자연식품을 섭취하게 될 것이다. 이렇게 하는 것은 단지 우리가 먹는 음식을 바

꾸는 것만으로 기분에 큰 변화를 줄 수 있다는 사실을 경험하기 위해서다. 치유의 일부는 잘못된 음식을 식단에서 제거하는 데서 일어나며, 또 대부분의 치유는 맛있는 자연식품을 먹는 데서 생긴다. 이것은 뇌의 구조와 기능을 새롭게 만드는 일이다.

이 프로그램을 통해 몸과 마음을 새롭게 하고 기분과 주의력, 기억력, 행동을 향상시켜 뇌를 새롭게 프로그램할 수 있다. 이렇게 함으로써 평생 건강한 뇌와 균형 잡힌 기분의 기초를 다지고 알츠하이머병이나 파킨슨병 같은 대부분의 노화 관련 뇌 질환을 예방할 수 있다.

6주가 지나면 그동안 익힌 건강한 식습관을 평생 지켜갈 수 있으리라 믿는다. 단, 6주 프로그램을 통해 자신에게 글루텐과 유제품 알레르기가 없다는 사실이 확인되면 다시 이 성분들을 섭취해도 무방하다. 이에 대해서는 '부록 H'에서 자세히 설명한다.

6주 프로그램은 평생 지속되는 건강한 삶을 위한 시작일 뿐이다. 7주(1주간의 준비단계를 포함하여)가 지난 뒤 당신은 더 많은 에너지, 기분의 균형, 집중력 향상을 경험하게 될 것이다. 이제 울트라웰니스는 바로 당신의 것이다.

B

뇌를 위한 올바른 식습관
약으로서의 음식을 위한 과학적 방법

건강을 변화시키고 기분과 마음, 신진 대사를 향상시키는 가장 중요한 도구는 바로 당신의 포크다. 포크를 잘 사용하면(즉, 올바른 음식을 먹으면) 건강할 것이요, 잘못 사용하면 아플 것이다.

자연식품에 포함된 다양한 성분은 맛도 좋을 뿐 아니라 기분을 향상시켜주고 질병을 예방해준다. 이러한 음식은 그야말로 '약'이라고 할 수 있다. 약으로서 음식이 갖는 위력에 대해 많은 과학적 증거가 있다. 이 '약' 음식은 사실 인간이 원래부터 먹던 것들로 섬유질, 비타민, 미네랄, 오메가-3 지방, 식물 영양소가 풍부한 신선한 음식을 말한다. 신선한 과일, 채소, 통곡물, 콩, 견과류, 씨앗류 그리고 오메가-3를 함유한 정어리와 청어, 기름기 없는 동물성 단백질로 대부분의 만성병을 치료하고 예방할 수 있다.

다음은 모든 영양학자가 동의하는 몇 가지 기본 원칙이다. 또한 이 6주 프로그램의 원칙이기도 하다.

- 유기농, 비가공 자연식품을 먹어라.
- 천연색 식물 영양소가 풍부한 과일과 채소를 많이 먹어라.
- 섬유질이 많은 음식을 먹어라.
- 오메가-3 지방을 함유한 음식을 먹어라.

이 네 가지 원칙만 따른다면 당신은 건강을 유지하고 뇌를 치유하는 데 필요한 일의 90퍼센트를 하는 것이다. 이 프로그램을 충실히 따른다면 자연스럽게 이런 음식을 먹게 될 것이다. 구체적으로 어떤 음식을 먹어야 하는가에 대해서는 조금 뒤 설명한다. 그러나 무엇을 먹어야 하는가만큼 중요한 것이 무엇을 먹지 말아야 하는가라는 사실을 명심하라. 당신이 정말로 6주 만에 건강을 회복하고 뇌를 치유하고자 한다면 뇌를 손상시키는 모든 요인을 일시적으로나마 멀리해야 한다.

반드시 끊어야 할 다섯 가지 물질

다음에 제시한, 뇌를 손상시키는 음식을 6주 동안 끊어라.

모든 종류의 당

- 고과당 옥수수시럽
- 설탕 함유 식품
  - 꿀과 메이플시럽 또는 당밀이 함유된 캔디, 쿠키, 시리얼, 패스트리, 파이 등
- 밀가루 음식
  - 베이글, 빵, 롤, 샌드위치, 파스타 등
- 액체 설탕
  - 설탕이 들어간 가공 과일주스(당근, 셀러리, 사탕무 등의 즙을 직접 짜서 먹을 것)
  - 설탕이나 감미료가 들어간 모든 종류의 캔 혹은 병 음료
- 인공감미료
  - 아스파탐, 사카린, 수크랄로스, 아세설페임 K, 네오탐 등
- 스테비아(허브에서 추출한 천연감미료이지만 몸이 점점 더 많은 당을 요구하도록 만든다)
- 당 알코올
  - 분자 중에 3개 이상의 수산기를 가진 알코올: 만니톨, 소르비톨, 락티톨, 말티톨, 자일리톨 같은 폴리올

독성 지방

- 트랜스지방 혹은 경화지방(크래커, 칩, 케이크, 캔디, 쿠키, 도넛, 가공 치즈 등)
- 옥수수기름, 홍화유, 해바라기씨기름, 땅콩기름, 캐놀라유 등 가공 기름
- 지방 대용품(올린, 살라트림/배너팻)
- 튀긴 음식

식품첨가물과 화학물질

- 박스, 캔, 팩에 든 음식(상표명이 부착되어 있다고 무조건 먹지 말 것)
- 합성착색료
- 식품첨가물
- 브로민화칼륨, 갈산프로필, 아질산나트륨, 글루타민산소다(MSG) 등

독소가 많은 음식

- 붉은 고기: 쇠고기, 양고기 등(유기농, 풀 먹인 고기가 아니면 먹지 말 것)
- 대형 육식성 어류와 민물고기: 수은과 기타 오염물질을 기준치 이상으로 함유한 황새치, 참치, 옥돔, 상어 등을 먹지 말 것
- 복숭아, 사과, 파프리카, 셀러리, 승도복숭아, 딸기, 체리, 상추, 포도, 배 등도 반드시 유기농으로 재배한 것만 먹을 것

중독성 물질

- 카페인: 소다, 커피, 차
- 알코올

피해야 할 음식 알레르겐

오늘날의 독성 음식, 유전자 변형 식품, 영양소 결핍 식단, 항생제 남용과 장

에 해로운 스트레스는 현대인들의 음식 알레르기를 유발한다. 이것은 장 누수의 결과다. 장 누수는 뇌 알레르기로 이어진다. 이 뇌 알레르기를 제거하면 기분, 주의력, 행동에 놀라운 영향을 미칠 뿐 아니라 소화, 알레르기, 자가면역, 신경의 다양한 증상을 해결할 수 있다.

자신이 어떤 음식에 알레르기가 있는지 알 수 있는 유일한 방법은 특정 물질을 식단에서 제거한 뒤 다시 체계적으로 식단에 포함시키는 것이다. '소거/재섭취' 식이요법이라고 부르는 이것은 이 프로그램에 빠져서는 안 되는 중요한 부분이다. 논리는 간단하다. 몸이 좋지 않은 반응을 일으키는 음식을 식단에서 제거하면 기분도 좋아지고 치유가 될 수 있다는 것이다. 그 음식을 다시 식단에 추가했을 때 역시 문제가 생기면 자신이 그 음식에 알레르기가 있다는 것을 확인할 수 있다.

글루텐과 유제품

가장 흔하고 심각한 면역 반응은 글루텐과 유제품(유장보다는 특히 카세인)에 의해 발생한다. 이 두 물질은 뇌에서 좋지 않은 반응을 일으키는 알레르기 물질이다. 뇌와 기분장애를 겪는 사람들은 이것을 제거하는 것만으로 큰 변화를 경험할 수 있다. 다른 곳에서라면 해롭지 않은(심지어 건강에 이로운) 이 음식들은 염증과 독소로 인해 뇌 기능을 저하시키고 인지장애나 우울증, ADHD, 자폐증, 치매로까지 이어지기도 한다. 이것이 내가 이 두 물질과 잠시나마 이별을 고할 것을 권하는 이유다.

- 글루텐: 밀, 보리, 호밀, 스펠트밀, 카무트, 라이밀, 귀리. 글루텐 함유 음식의 전체 목록을 보려면 www.celiac.com을 참조하라. 샐러드 드레싱에도 글루텐이 들어 있다는 사실을 알면 놀랄 것이다.
- 유제품: 우유, 치즈, 버터, 요구르트, 사워크림(생크림을 발효시켜 새콤한 맛이 나는 크림-옮긴이), 아이스크림

그 외 알레르기 음식

글루텐과 유제품 외에도 건강상 문제를 일으키는 알레르기 물질이 몇 가지 더 있다. 가장 흔한 음식 알레르기 물질은 다음과 같다.

- 달걀
- 발효식품(와인, 식초, 빵)
- 옥수수
- 가짓과 채소: 토마토, 피망, 가지, 감자
- 감귤류 과일: 오렌지, 그레이프프루트
- 콩, 땅콩, 견과(호두, 밤 등)
- 초콜릿
- 조개 등

무엇을 언제 먹어야 하나?

이제 당신은 6주 동안 무엇을 먹지 '말아야' 할지 알았다. 다음 단계는 무엇을 어떻게 먹어야 하는지에 관한 것이다. 6주 프로그램에서 무엇을 먹어야 하는가에 관한 기본 원칙을 다음에 제시했다.

올바른 음식

음식도 그 속에 정보를 담고 있는데 당신의 뇌가 옳은 정보를 필요로 한다면 1일 칼로리 필요량을 섭취하는 것만으로 충분하지 않다. 칼로리의 '질'이 정신의 '질'을 좌우한다.

개인의 건강은 이 지구의 건강과도 연결되어 있다는 사실을 기억하라. 우리가 어떤 음식을 먹느냐는 우리의 건강뿐 아니라 농업, 에너지 소비, 환경, 정치, 경제에도 광범위한 영향을 미친다. 옳은 음식을 고르는 원칙을 소개한다.

중요도 순서에 따라 적어보았다.

- 진짜 음식: 자연 상태에 가까운 비가공 식품(채소, 과일, 통곡물, 콩, 견과, 씨앗 그리고 작은 생선, 닭, 달걀 등 기름기 없는 동물성 단백질 등)을 먹는다.
- 깨끗한 음식: 항생제, 호르몬제, 살충제를 사용하지 않은, 풀로 사육한 육류를 먹는다. 풀로 사육했다는 것은 목초지에 자유롭게 방목했다는 것을 말한다. 이런 가축은 사육장에 가둬 키우지 않기 때문에 항생제를 쓸 필요가 적다. 또 돌아다니며 건강에 좋은 천연 상태의 풀을 먹기 때문에 지방이 적으며 곡물로 사육한 동물보다 오메가-3 지방, 비타민, 미네랄이 많다.
- 유기농 음식: 뇌, 낮은 수치의 독소에도 민감한 갑상선 호르몬, 성호르몬에 살충제가 미치는 영향을 막기 위해 유기농 과일과 채소를 먹는다.
- 지역에서 생산된 음식: 지역 장터에 자주 가 지역에서 제철에 나는 음식을 고른다.

식사 시간

인슐린을 조절하고 혈당의 불균형을 바로잡는 것은 기분과 집중력을 높이고 활력을 되찾고 알츠하이머병 같은 모든 노화 관련 뇌 질환을 예방하는 데 필수적이다. 이것은 그렇게 어렵지 않다. 밀가루와 설탕 제품을 피하는 것 말고도 적은 양을 자주 먹는다면 혈당을 일정하게 유지하고 에너지와 기분, 식욕의 급격한 변화를 막을 수 있다. 불안과 우울증이 호전될 뿐 아니라 자동적으로 체중도 준다.

- 아침으로 매일 오메가-3 달걀, 콩이나 쌀로 만든 단백질 셰이크, 나무 열매 기름으로 만든 버터 같은 단백질을 먹는다. 아침에 먹는 단백질은 식욕 조절과 체중 감량에 도움이 될 뿐 아니라 최적의 뇌 기능에 필요하다.
- 인슐린과 포도당 수치를 정상으로 유지하기 위해 4시간마다 식사를 한다.
- 아침과 점심에는 아몬드 한 줌 정도의 단백질 스낵을 소량 먹는다.

- 가능하면 취침 2~3시간 전에는 아무것도 먹지 않는다. 오전과 오후에 스낵을 먹으면 저녁 늦게 배가 고파져 무언가를 먹는 일을 피할 수 있다.

혈당 부하 조절

혈당 부하란 음식이나 식사가 혈당에 미치는 영향의 총 합계를 가리킨다. 우리가 먹는 음식은 고혈당 음식(혈당을 빨리 상승시키는 음식)과 저혈당 음식(혈당을 천천히 상승시키는 음식)이 있다. 혈당 부하를 조절하는 것은 필수인데, 방법은 아주 쉽다. 매 식사 혹은 간식 때마다 채소, 콩, 견과, 씨앗, 과일 등으로부터 적정량의 단백질, 지방, 자연식품 탄수화물을 섭취하는 것이다. 빠르게 흡수되는 탄수화물(당과 인슐린 수치를 높이는)만 섭취하는 것은 피해야 한다. 과식도 혈당 상승에 일조하므로 소식을 권한다.

어떻게 먹을까?

완벽한 식사를 구성하는 것이 매우 중요하다. 이를 위해 다음에 제시한 지방, 단백질, 탄수화물, 식물 영양소를 적절히 선택한다.

지방

오메가-3 지방은 건강한 뇌와 세포를 위해 가장 중요한 성분이다. 올바른 지방으로 당신의 모든 세포와 조직을 새롭게 만드는 데는 1년의 시간이 걸린다.

- 자연산 연어, 정어리, 청어, 가자미, 대구 같은 찬물에 사는 물고기에는 염증을 줄이는 이로운 오메가-3 필수지방산이 풍부하다.
- 자연산 연어, 정어리, 청어 통조림은 안전한 오메가-3 지방과 콜린이 풍부한, 뇌의 비상식량이다.
- 안전한 DHA를 함유한 오메가-3 달걀을 섭취한다. 일주일에 8개까지 먹어도

좋다. 달걀은 뇌에 콜린을 풍부하게 공급해준다.

- 항염증, 항산화 파이토케미컬phytochemical(과일, 채소에 함유된 천연 화합물-옮긴이)을 함유한 엑스트라버진 올리브유를 섭취한다. 고온으로 요리하는 경우를 제외하고 이것을 자신의 주 기름으로 삼는다.
- 고온 요리에는 비정제 압착 참기름을 쓴다.

단백질

신경전달물질을 만드는 데는 아미노산이 필요하다. 그리고 아미노산은 당신이 섭취하는 단백질로부터 만들어진다. 사람에 따라 자신의 체질에 맞는 음식도 다 다르다. 어떤 사람은 채식주의자로 잘 살아가는 반면 어떤 사람은 채식이 몸에 맞지 않는다. 어떤 사람은 동물성 단백질로 건강하게 사는 반면 어떤 사람은 쉽게 병에 걸린다. 실험을 통해 자신에게 맞는 균형을 찾으라. 그러나 중요한 것은 매 식사에서 단백질 섭취는 필수라는 점이다. 다음 열거한 고품질의 안전한 단백질원 중에서 고르라.

- 콩류: 에다마메, 두부, 템페 등
- 견과: 아몬드, 호두, 마카다미아 열매, 페칸
- 씨앗: 호박씨, 해바라기씨, 아마씨, 치아씨
- 오메가-3 달걀
- 수은이 없는 안전한 생선
- 가금류: 호르몬, 항생제, 살충제를 쓰지 않은, 풀로 사육한 유기농 가금류
- 육류: 기름기가 없고 호르몬, 항생제, 살충제를 쓰지 않은, 풀로 사육한 유기농 양고기나 쇠고기(들소, 사슴, 타조 등도 좋다) 소량. 일주일에 1~2회 이상은 먹지 않는다. 끼니마다 110~170g을 넘지 않도록 한다. 육류는 지나치게 섭취하지 않는다.

탄수화물

탄수화물은 장기간의 건강과 뇌 기능에 필요한 가장 중요한 음식 성분이다.

그러나 우리가 흔히 탄수화물이라고 생각하는 도넛, 베이글, 단것 등은 먹지 말라. 이것들은 고도로 가공된 제품이어서 영양소와 섬유질이 부실하다. 내가 말하는 탄수화물은 비타민과 미네랄, 섬유질, 식물 영양소를 모두 포함한 완전 식물음식을 말한다.

- 렌즈콩, 이집트콩, 에다마메 같은 저혈당 식품이 많이 들어간 식사를 준비한다. 이런 음식은 당이 혈액에 흡수되는 속도를 늦춰 과도한 인슐린 분비를 막아준다.
- 식물 영양소(카르테노이드, 플라보노이드, 폴리페놀 등)가 풍부한 신선한 과일과 채소를 많이 섭취한다.
- 아스파라거스, 브로콜리, 케일, 시금치, 양배추 같은 천천히 흡수되는 저혈당 채소를 많이 섭취한다.
- 베리, 체리, 복숭아, 자두, 대황, 배, 사과는 가장 이상적인 과일이다. 멜론, 포도, 키위도 적절한 과일이지만 당 성분이 많다.
- 섬유질이 많은 음식은 탄수화물의 흡수 속도를 늦춰 혈당을 안정시키고 소화관을 건강하게 유지한다. 하루 섬유질 섭취량을 30~50g까지 서서히 늘린다.

식물 영양소

음식 속의 치유 화학물(식물 영양소)이 음식에 들어 있는 단백질, 지방, 탄수화물, 비타민, 미네랄보다 더 중요할 수 있다. 영양에 관해 누구나 동의하는 한 가지가 있다면 하루 5~9회 과일과 채소를 섭취하면 심장병, 뇌졸중, 알츠하이머병, 암 같은 '현대 문명' 질환과 많은 사람이 겪고 있는 모든 뇌, 기분장애의 발생 확률을 줄일 수 있다는 것이다.

식물 영양소는 강력한 항염증, 항산화, 해독 작용을 한다. 음식을 통해 충분한 식물 영양소를 섭취하는 방법을 소개한다.

- 적자색의 베리(폴리페놀이 풍부하다), 고구마, 견과 같은 항염증 식품을 많이 섭취한다.

- 오렌지색·황색·진녹색 채소(케일, 콜라드, 시금치 등), 안토시아니딘(베리, 사탕무, 포도, 석류), 트랜스 레스베라트롤을 함유한 포도, 블루베리, 월귤, 덩굴월귤, 체리 같은 항산화 및 에너지 증강 음식을 많이 섭취한다. 모든 천연색 과일과 채소에는 항산화 성분이 들어 있다.
- 해독 식품인 십자화과 채소(브로콜리, 케일, 콜라드, 양배추, 꽃양배추, 중국 양배추, 중국 브로콜리), 물냉이, 민들레, 고수 잎, 솜엉겅퀴, 마늘, 감귤 껍질, 석류, 코코아를 식단에 포함시킨다.
- 콩 음식이나 아마씨 같은 호르몬 균형 음식을 섭취한다.
- 강력한 항산화, 항염증, 해독 작용을 지닌 심황, 로즈메리, 생강 같은 식물을 섭취한다.
- 마늘과 양파를 섭취한다. 콜레스테롤 강하와 항산화, 항염증, 해독 작용이 뛰어나다.
- 녹차를 마신다. 다량의 항염증, 해독, 항산화 식물 영양소가 들어 있다.
- 다크 초콜릿(가장 비싼 것, 70퍼센트가 코코아일 것. 하루 30~50g만 먹는다.)

C

뇌의 화학 작용을 향상시키는 영양보충제 섭취 방법

영양소는 뇌의 커뮤니케이션과 연결을 강화하는 비료와 같다. 현대인의 스트레스, 질 낮은 음식, 뇌와 몸에 미치는 독소의 영향 등을 고려할 때 우리 몸의 효소와 생화학 작용이 원활하게 유지되기 위해서는 기본적인 원료를 매일 공급할 필요가 있다.

누구에게나 필요한 기본적인 영양소 조합이 있다. 개인의 특수한 불균형은 기본 영양소 이외에 추가적인 보충제를 통해 해소해야 한다. 당신은 2부에서 자신이 어떤 불균형 상태에 있는지 체크리스트를 통해 확인했고, 추가적인 영양보충제를 어떻게 사용할 것인지 알아보았다. 이제 뇌 건강을 위해 누구에게나 필요한 기본적인 영양보충제를 알아보자.

영양보충제는 6주 기본 프로그램에서 중요한 부분이다. 프로그램의 개요를 설명하는 '부록 G'에서 일상생활에서 어떻게 영양보충제를 사용할 것인지 더 구체적으로 제시할 것이다. 여기서는 뇌 건강을 위한 기본 원료를 소개한다.

- 모든 기초 필수 비타민과 미네랄을 함유한 종합비타민제
- 칼슘과 마그네슘
- 비타민 D_3
- 오메가-3 지방산(EPA, DHA)
- 메틸화 요소: 엽산, 비타민 B_6와 B_{12}, 종종 이들 영양소의 활성화된 형태가 뇌 건강에 중요하다.

- 소화를 돕고 음식 알레르기와 장 염증을 줄이는 프로바이오틱스나 이로운 박테리아

영양보충제 선택 시 유의사항

지난 15년 동안 수천 명의 환자를 치료해오면서 나는 안전하고 효과적인 고품질 영양보충제 제품을 찾아내는 것에 대해 많이 배웠다. 다른 기능의학 의사들과 마찬가지로 내게도 최고의 제품을 찾는 것이 가장 어려운 일이다. 마땅한 정부 규제도 없는 상황에서 무수한 제품(품질도 천차만별인) 가운데 올바른 영양보충제, 비타민, 허브를 찾는 일은 소비자들에게도 언제나 어려운 일일 것이다. 영양보충제를 고를 때는 다음 사항에 유의한다.

- 외부 공인기관의 약물 및 보충제 GMP(의약품 제조 품질관리기준)를 충족 하는 제조업체
- 원료 의약품(API)과 오염물질에 대한 제3자 확인을 받은 제품
- 과학 연구와 임상실험을 거친 제품 혹은 오래 사용되어 안전성이 검증된 제품
- 보존료, 첨가제, 유도제, 착색료, 글루텐, 이스트, 유당, 기타 알레르기 유발 물질이 들어가지 않은 깨끗한 제품

뇌를 위한 기본 영양보충제

나는 '모든' 사람이 칼슘, 마그네슘, 비타민 D, 오메가-3 지방, 프로바이오틱스 외에도 기본 종합비타민제와 미네랄을 복용할 것을 권한다. 메틸화도 뇌와 기타 신체 부위의 기능에 매우 중요하므로 다음 열거한 종합비타민제 외에 메틸화 영양소(비타민 B_6와 B_{12}, 엽산)도 섭취할 것을 권한다. 다음 비타민들은

'매일' 복용해야 한다. 뇌를 살리는 영양보충제 가이드라인을 소개한다.

종합비타민과 미네랄

- 혼합 카로틴(알파카로틴, 베타카로틴, 크립토크산틴, 제아잔틴, 루테인 등) 15,000~25,000IU
- 비타민 A 1,000~2,000IU
- 비타민 D_3 400~800IU
- 혼합 토코페롤(d-알파, 감마, 델타 등의 비타민 E) 400IU
- 비타민 C 500~1,000mg
- 비타민 K_1 30μg
- 비타민 B_1 티아민 25~50mg
- 비타민 B_2 리보플라빈 25~50mg
- 비타민 B_3 니아신 50~100mg
- 비타민 B_6 피리독신(피리독실-5-인산염을 포함한) 25~50mg
- 엽산(혼합 엽산과 메틸-엽산) 800μg
- 비타민 B_{12} (메틸코발라민이 이상적) 500~1,000μg
- 비오틴 150~1,000μg
- 판토텐산 100~500mg
- 요오드 25~75μg
- 아연(아미노산 킬레이트로서) 10~30mg
- 셀레늄(셀레노메티오닌이 이상적) 100~200μg
- 구리 1mg(자폐증이나 ADHD가 있다면 피하라)
- 망간 5mg
- 크롬(크롬 폴리니코티네이트가 이상적) 100~200μg
- 몰리브덴 25~75μg
- 포타슘 50~100mg
- 붕소 1mg

- 바나듐 50mg
- 이노시톨 25~50mg
- 콜린 100~200mg
- 철(킬레이트로서) 8~12mg(생리하는 여성에게만)

이들 영양소를 적정량 섭취하기 위해서는 하루 2~6정을 복용해야 한다. 사람에 따라 이보다 많이 복용해야 하는 경우도 있다. 이때는 영양사나 기능의학 의사의 처방에 따른다. 당신이 복용하는 종합비타민제에 위의 성분이 정확하게 함유되어 있지는 않을지 모른다. 이것은 단지 가이드라인이며 제조사에 따라 정확한 성분은 차이가 날 수 있다.

알약을 삼키기 어렵다면 음식에 뿌리거나 물에 타서 먹어도 된다. 분말이나 액체 비타민도 있다. 마그네슘과 아연은 피부에 바르는 크림의 형태도 있다. 유아용, 아동용 비타민제도 따로 구할 수 있다.

칼슘과 마그네슘을 섭취할 때는 다음 사항에 주의한다.

칼슘과 마그네슘

종합비타민제와 미네랄 외에 칼슘과 마그네슘 보충제도 복용해야 한다. 앞에 표시한 섭취량은 하루 총 필요량이다. 칼슘과 마그네슘을 얼마나 섭취해야 하느냐는 자신이 복용하는 종합비타민제의 성분에 따라 다르다. 만약 칼슘 500mg과 마그네슘 250g을 함유한 종합비타민제라면 칼슘과 마그네슘 보충제를 보다 적게 복용해도 좋다. 다음이 권장량이다.

- 구연산칼슘 600~800mg
- 마그네슘 아미노산 킬레이트(아스파트산, 글리시네이트, 아스코르브산염, 타우레이트, 구연산염) 400~600mg

칼슘과 마그네슘을 섭취할 때는 다음 사항에 주의한다.

- 영양보충제를 통한 칼슘의 과다 섭취는 문제를 일으킬 수 있으므로 권장량을 초과하지 않도록 한다. 칼슘 권장량(하루 1,200~1,500mg)은 채소나 뼈 있는 정어리 등 음식을 통해 섭취하는 것이 좋다. 보충제를 통한 칼슘 섭취가 하루 600~800mg을 넘으면 안 된다. 의사들이 권장하는 하루 1,500mg은 하루 '총' 섭취량으로 이를 전부 보충제를 통해 섭취해서는 안된다.
- 심각한 마그네슘 결핍인 경우 권장량보다 더 섭취해도 좋다. 자신이 심각한 마그네슘 결핍이라고 생각되면 의사와 상담한다.
- 설사는 종종 마그네슘 과다 섭취의 신호이므로 섭취량을 줄여야 한다. 마그네슘을 마그네슘 글리시네이트로 바꾸면 설사를 피할 수 있다.
- 탄산마그네슘, 황산염, 글루콘산염, 산화물은 피하라. 잘 흡수되지 않으며 보충제에서 가장 싸고 흔히 발견되는 형태다.
- 신장 질환이나 심각한 심장병이 있는 사람은 의사의 지시하에 마그네슘을 복용해야 한다.

비타민 D_3

전체 인구의 80퍼센트가 비타민 D 결핍일 정도로 흔하다. 다음 사항을 권장한다.

- 비타민 D_3 2,000IU. 종합비타민을 통한 섭취량 외에 추가적으로 섭취해야 하는 양이다. 이는 비타민 D 결핍이 심각한 사람들이 매우 많기 때문이다.

비타민 D를 섭취할 때는 다음 사항에 주의한다.

- 올바른 형태의 비타민 D를 섭취한다.
  - 활성 형태(콜레칼시페롤)의 비타민 D_3만 섭취한다.
  - 많은 비타민제와 비타민 D 처방약에는 생물학적으로 활성화되지 않은 비타민 D_2가 들어 있다. 이것은 피하라.

- 비타민 D 결핍이라면 더 많은 비타민 D를 섭취해야 한다.
  - 비타민 D 결핍인 경우 3개월간 하루 5,000~10,000IU를 섭취해도 좋다(단, 반드시 의사의 감독하에). 비타민 D 수용체의 유전적 차이(위도가 높은 지역, 실내생활, 피부색 등)에 따라 1일 권장량보다 더 많이 필요한 사람도 있다.
- 자신의 비타민 D 상태를 점검하라.
  - 적정 비타민 D 혈액 수치(25 OH 비타민 D)를 체크해야 한다. 이상적인 범위는 50~80ng/ml이다.
  - 비타민 D 섭취량이 과다한 경우(하루 10,000IU) 3개월에 한 번씩 병원에서 혈액검사를 받아 칼슘, 인, 부갑상선 호르몬 수치를 체크한다.
- 탱크를 다시 채울 시간을 줘라.
  - 비타민 D 결핍인 경우 탱크를 다시 채우는 데 6~10개월이 걸린다. 적정 비타민 D 수준을 회복하기 위해서는 하루 5,000~10,000IU의 비타민 D가 필요하다. 단, 반드시 의사와 상의해야 한다.
  - 적정 수준을 회복했다면 하루 2,000IU 정도로 섭취량을 줄여도 좋다.

오메가-3 지방산 보충제

나는 '모든' 사람이 오메가-3 지방산 섭취를 늘릴 것을 제안한다. 현대인의 식단으로 뇌에 필수적인 이 영양분을 보충하기란 쉽지 않다. 게다가 오메가-3 지방의 좋은 원천인 생선도 독소에 오염된 경우가 많다. 다음 사항을 권장한다.

- 생선기름 하루 2회(아침에 한 번, 저녁에 한 번) 1,000mg(EPA 300mg, DHA 200mg씩)을 섭취한다. 단, 중금속과 살충제가 없는 믿을 수 있는 회사의 제품이어야 한다.

메틸화 영양소와 비타민 B 복합체

건강한 기분과 행동, 인지 기능, 기억력 향상에 가장 중요한 영양소는 메틸화에 필요한 영양소다. 이것이 내가 뇌의 장애를 가진 사람들에게 기존의 비타민제 외에 메틸화 보충을 권장하는 이유다. 메틸화에 필요한 영양소는 양질의 비타민 B 복합체나 개별 비타민 B 섭취를 통해 보충할 수 있다. 뇌 기능에 다양한 역할을 담당하는 비타민 B는 스트레스를 받으면 쉽게 고갈되어버린다. 나는 일반적으로 엽산, 비타민 B_6와 B_{12}의 특수 활성화된 형태를 추천한다. 이것이 필요한 이유는 유전자, 생활습관, 약물 사용, 개인의 특수한 생화학 때문이다.

대부분의 사람에게 다음에 제시한 양의 메틸화 비타민이면 충분하다.

- 엽산 800μg, 적어도 400μg은 활성화된 형태 혹은 5-MTHF(L-메틸-엽산)를 통해 섭취한다.
- 비타민 B_6 파라독신 50mg
- 비타민 B_{12} 1,000μg. 적어도 절반은 메틸코발라민의 형태로 섭취한다.

비타민 B 복합체를 섭취할 때는 다음 사항에 주의한다.

- 비타민 B_6와 피리독실-5-인산염이라는 특수 '활성' 비타민 B_5가 250mg까지 필요한 사람도 있다.
- 노화, 소화장애, 위산 억제제로 인해 비타민 B_{12}의 흡수가 원활하지 못할 수 있다. 따라서 종종 비타민 B_{12} 주사를 맞을 필요가 있다.
- 혀 밑에서 녹여서 복용하는 비타민 B_{12}도 좋다.
- 위 영양소들은 호모시스테인이나 메틸화 특수 보충제와 함께 들어 있는 경우가 많다.

프로바이오틱스

프로바이오틱스는 장 건강에 필수적인 영양소다. 질 낮은 식사, 약물 과용, 스트레스 때문에 대부분이 정상적인 장 박테리아에 이상이 생긴 상태일 것이다. 장 박테리아와의 정상적인 공생관계를 회복하기 위해 6주 동안 프로바이오틱스를 복용할 것을 권한다. 권장량은 다음과 같다.

- 공복이나 식사와 함께 하루 2회(아침 1회, 저녁 1회) 100억~200억 마리

프로바이오틱스를 섭취할 때는 다음에 주의한다.

- 파우더, 알약, 캡슐 형태의 냉건조 박테리아로 준비한다.
- 다양한 종의 미생물이 함께 든 제품을 고르는 것이 중요하다.
- 유제품 알레르기가 있다면 유제품 성분이 없는 제품을 고른다.

영양보충제 복용 가이드라인

- 앞에 제시한 복용량은 의사의 감독 없이 취할 수 있는 1일 '최대' 복용량이다(비타민 D 제외). 예를 들어 여러 경로를 통해 비타민 B_{12}를 섭취하고 있는 경우(종합비타민제와 별도의 비타민 B_{12}를 섭취하는 등) 하루 섭취 총량이 1,000μg을 초과해서는 안 된다는 뜻이다.
- 모든 비타민은 음식과 함께 복용한다. 식사 중 혹은 식사 직전이 좋다. 식후에 복용하면 음식 위에 비타민이 더해져 위에 부담을 준다. 식전이나 식사 도중에 복용해도 위에 부담이 된다면 의사를 찾아 소화 문제를 바로잡아야 한다. 그렇지 않을 경우 소화 이상 때문에 비타민을 장기간 복용하지 못할 수 있다.
- 생선기름도 생선냄새가 나지 않도록 식사 전 섭취한다. 캡슐은 냉동해서 복용한다. 그래야 장에 도달할 때까지 녹지 않는다.

이상의 영양보충제 가이드라인은 뇌 건강을 위해 필수적이다. 영양보충제를 보다 용이하게 섭취하려면 나의 웹사이트(www.drhyman.com)에 소개된 자료들을 활용하기 바란다.

D

울트라마인드 생활습관

운동, 이완, 수면, 뇌 훈련

울트라마인드 솔루션에서 권장하는 생활습관의 변화는 네 가지다. 즉 운동, 이완, 수면, 뇌 훈련이다. 이 네 요인은 기분과 뇌 기능을 향상시키는 것으로 과학적으로도 증명되었다. 이 각각을 언제 해야 하는지는 '부록 G'의 체크리스트에서 알 수 있다. 운동 혹은 이완을 할 때 이 장에서 제시한 방법을 따른다면 생활습관을 바람직한 방향으로 쉽게 변화시킬 수 있다.

또한 여기 제시하는 수면 프로그램을 평생 실천하라. 잠을 자는 시간은 신체와 뇌가 세포를 재생하고 회복하는 시간이다. 적절히 수면을 취하지 못하면 뇌와 신체도 둔화되어 건강을 잃게 된다. 음식과 영양보충제가 울트라마인드 프로그램의 핵심이지만 생활습관의 변화도 그에 못지않게 중요하다.

뇌에 활력을 주는 운동

운동이 신체에 미치는 영향 못지않게 뇌에 미치는 영향도 크다. 운동은 뇌의 회로를 새롭게 연결시켜주고 학습과 기억, 집중력을 키워준다. 운동이야말로 최고의 우울증, 불안 치료법이다. 운동은 뇌에 다음과 같은 이로움을 준다.

- 심장혈관계, 특히 뇌에 산소를 공급하는 혈관이 튼튼해진다. 노화로 인한 인지 기능 퇴행의 가장 흔한 원인은 알츠하이머병이 아니라 '혈관성 치매'라고 하는 뇌동

맥경화증이다.

- 인슐린 저항을 바로잡고 예방한다. 이는 혈당과 인슐린의 불균형으로 인한 뇌의 노화 속도를 늦춘다.
- 스트레스가 줄고 스트레스에 대한 저항력이 커진다.
- 기분을 조절하는 신경전달물질의 기능이 향상된다. 우울증에는 프로작보다 운동이 낫다. 운동은 GABA(불안을 줄이는 신경전달물질), 세로토닌(행복감을 느끼게 하는 신경전달물질), 도파민(에너지를 북돋는 신경전달물질)의 분비를 증가시키며 모든 신경전달물질이 균형을 이루도록 한다.
- 염증이 줄고 면역 기능이 향상된다.
- 신체의 천연 진통제인 엔도르핀이 증가해 통증이 줄어든다.
- 삶의 활기가 넘친다.
- 뇌 가소성과 신경발생이 증진된다. 기존 신경세포 간 연결이 향상되고 새로운 뇌세포 생성이 촉진된다.
- BDNF(뇌 유도 신경성장 인자)가 자연스럽게 증가한다. BDNF는 뇌에 주는 최고의 비료다. 뉴런의 기능이 향상되고 신경세포가 죽는 것을 방지한다. BDNF는 생각과 감정, 움직임을 연결하는 핵심 고리다.
- 테스토스테론과 성장 호르몬을 포함한 각종 호르몬의 균형을 유지한다. 또한 에스트로겐과 프로게스테론으로 인한 급격한 기분 변화(월경전 증후군과 폐경기 증상을 일으키는)를 완화시킨다.
- 암을 예방한다.
- 치매를 예방한다.

어떤 운동을 해야 하나?

6주 프로그램을 실천하는 동안 매일 30분씩 활기차게 걷는다. 울트라마인드 솔루션에 필요한 운동은 이것이 전부다. 이를 통해 체중 감량, 에너지와 기분 향상, 숙면, 성적 만족도 향상도 덤으로 얻을 수 있다.

나는 운동을 싫어하는 편이다. 그런데 노는 건 좋아한다. 운동을 하기 위해 반드시 피트니스센터에 가야 하는 것은 아니다. 다만 몸을 자주, 많이 움직여 주면 된다. 가족이나 친구와 산책을 하고 정원을 돌보라. 자녀들과 공원에서 놀아 주라. 테니스라켓을 들고 공을 이리저리 쳐보라. 밖에 나가 몸을 움직이는 것이면 무엇이든 운동이 될 수 있다. 걸음 수를 측정하는 만보기를 이용하는 것도 좋다. 어쨌든 몸을 많이 움직여라. 건강한 몸에 건강한 정신이 깃든다는 것은 진리다. 6주 동안 매일 하루 30분씩만 걸어라.

마음의 안정을 찾는 법

우리는 '정지 버튼'을 누르는 법을 배우지 못했다. 그렇지만 치유와 회복은 항상 이완 상태에서 일어난다. 어떻게 정지 버튼을 눌러 부교감신경계를 활성화시킬 것인가? 하버드대학교의 허버트 벤슨 박사는 티베트 승려들이 의도적으로 호흡과 심박, 혈압을 낮추고 안정 뇌파를 만들어낼 수 있다는 것을 발견하고 이를 '이완 반응'이라고 불렀다. 우리 역시 인간적인 연결감, 사랑, 섹스, 축복, 음악, 춤, 기도, 명상, 웃음 등을 통해 깊은 이완 상태에 이를 수 있다.

누구나 자신의 삶에 의미와 목적, 평화와 안정을 가져다줄 방법을 적극적으로 찾을 필요가 있다. 스트레스는 가만히 있어도 우리를 찾아오지만 이완은 그렇지 않다. 이완 반응을 일으키는 데는 수백 가지 방법이 있다. 절대적으로 옳거나 틀린 방법은 없다. 그러나 뇌를 보호하고 만성 스트레스로부터 입은 피해를 치유하기 위해서는 무언가를 해야 한다. 이완 반응을 일으키는 가장 간단한 방법 두 가지를 소개한다.

복식 호흡

심신의학센터의 제임스 고든 박사는 복식 호흡이라는 간단하지만 오래된 기술로 전쟁과 재난으로 인한 사람들의 정신적 외상을 치료했다. 이것은 언제 어디서나 할 수 있는 기법이다. 6주 프로그램 동안 매일 하루 5번씩(아침에 일어나서, 잠들기 전 그리고 세끼 식사 전) 이 훈련을 하라. 방법은 이렇다.

1. 배에 손을 얹고 배가 편안하게 이완되도록 한다.
2. 눈은 가볍게 감거나 아니면 1m 정도 앞의 바닥을 가볍게 응시한다.
3. 코로 숨을 들이쉬고 입으로 내뱉는다.
4. 다섯을 셀 때까지 배 깊숙이 숨을 들이마신다.
5. 숨을 참으며 하나를 센다.
6. 다시 다섯을 셀 때까지 입으로 천천히 숨을 내뱉는다. 이때 몸의 긴장이 완전히 이완되는 것을 느낀다.
7. 더 이완될 때까지 다섯 번 호흡(들숨-날숨 한 쌍을 한 번의 호흡으로 간주한다)을 한다.

목욕

정지 버튼을 누르는 또 하나의 방법은 목욕이다. 욕조에 뜨거운 물을 가득 받은 다음 천연 미네랄 소금 두 컵과 베이킹소다 반 컵, 라벤더 오일 열 방울을 떨어뜨린다. 그런 다음 욕조에 20분간 몸을 담근다. 몸을 담근 동안 양초를 켜두거나 조용한 음악을 틀어두는 것도 좋다. 이것은 이완과 해독에 도움이 된다.

정지 버튼을 누르는 방법은 사람마다 다를 수 있다. 중요한 것은 자신에게 맞는 방법을 '매일' 실천하는 것이다. 매일 30분씩 깊은 이완을 경험한다면 당신의 삶은 분명 지금과 달라질 것이다.

건강한 마음을 위한 수면

우리는 잠자는 것을 당연하게 여긴다. 잠에 문제가 생기고 나서야 그것이 당연하지 않다는 것을 깨닫는다. 좋은 소식은, 뇌에 좋은 것은 무엇이든 숙면을 취하는 데도 도움이 된다는 사실이다. 울트라웰니스 일곱 가지 열쇠의 불균형을 바로잡으면 정상적인 수면에 도움이 된다.

만약 당신이 혈당 변화가 심해 밤에 식은땀이 흐르거나 갑상선에 문제가 있다면, 음식 알레르기가 있거나 마그네슘 결핍이라면 또는 수은에 중독되어 있다면 제대로 잠을 잘 수 없을 것이다. 만약 수면 무호흡증이 있다면 의사와 상담해야 한다. 그런 경우가 아니면 대부분의 수면장애는 근본적인 신체 시스템의 불균형을 바로잡으면 해결된다.

그 밖에 카페인이나 알코올을 섭취하거나, 밤늦은 시간까지 인터넷과 TV를 시청할 경우 자연스러운 생체리듬이 깨질 수 있다. 이것은 수면의 질에도 부정적인 영향을 미친다. 또 생각이나 감정 때문에 숙면이 방해받는 경우도 있다.

이때는 이미지 그리기나 깊은 이완을 통해 도움을 받을 수 있다. 수면장애가 있다면 잠을 대하는 태도부터 바꾸자. 잠을 하루 중 신성한 치유의 시간으로 생각하고 정성을 쏟아 준비하는 자세가 필요하다.

특별한 수면장애가 없다면 지금보다 더 많은 시간(7~9시간)을 잠으로써 건강과 체중에 현격한 이익을 볼 수 있다. 코를 고는 사람, 수면 무호흡증이 있는 사람은 즉시 의사의 진료를 받는다. 수면 실험실에서 자신의 수면 상태를 체크해볼 수도 있다. 수면장애가 있는 사람은 다음 방법대로 해본다.

잠을 방해하는 물질을 피한다

- 카페인, 설탕, 알코올
- 진정제. 진정제는 불면증 치료에 사용되나 결국 의존 상태에 이를 수 있으며 정상적인 수면 리듬을 깨트릴 수 있다.
- 항히스타민제
- 각성제(리탈린 등)
- 감기약(수도에페드린, 페닐에프린 등)
- 스테로이드제(프레드니손)

- 카페인이 함유된 두통약(플로리셋) 등

수면을 위한 리듬을 만든다

- 취침 전 두 시간 동안 자극적인 행동(장시간 TV 시청, 인터넷 서핑, 게임 등)을 피한다.
- 매일 일정한 시간에 침대에 눕는다(밤 10~11시 사이).
- 저녁 식사 전 매일 30분씩 운동한다.
- 저녁 식사 후에는 과격한 운동을 삼간다(가벼운 산보는 좋다).
- 매일 아침 적어도 20분 정도 햇볕을 쬔다. 햇볕을 받으면 멜라토닌 같은 호르몬이 분비돼 숙면과 기분 향상에 도움을 주며 노화를 방지한다.
- 취침 전 세 시간 동안은 아무것도 먹지 않는다. 취침 전 과식은 수면의 질을 떨어뜨린다.

신체를 이완시킨다

- 앞에서 소개한 뜨거운 목욕을 한다. 취침 전 약간 체온을 올려주면 쉽게 잠들 수 있다. 뜨거운 목욕은 근육을 이완시켜 몸과 마음의 긴장을 풀어준다. 피부를 통해 이로운 마그네슘이 흡수되고 베이킹소다가 알칼리의 균형을 맞춰주며 라벤더가 코티솔 수치를 떨어뜨려 숙면에 도움을 준다.
- 취침 전 규칙적으로 마사지나 스트레칭, 10분 요가를 하는 것도 좋다.
- 뜨거운 물병으로 명치 부위를 따뜻하게 해주면 체온이 올라가 숙면에 도움이 된다.

숙면을 취하기 좋은 환경을 만든다

- 침대는 오직 잠과 성관계만을 위해 이용한다.
- 침실을 어둡게 한다.
- 주변이 시끄럽다면 귀마개를 사용한다(부드러운 실리콘으로 된 것이 가장 좋다).
- 실내 온도를 너무 덥지도 춥지도 않게 적절히 유지한다.
- 침실 분위기를 안정적으로 만들기 위해 색상 등에 신경 쓴다.

마음을 안정시킨다

- 걱정거리가 있으면 종이에 적어본다. 잠들기 한 시간 전, 나를 불안하게 만드는 것들을 적어보고 다음 날 일어나서 어떻게 할지 계획도 적어본다. 편안하고 깊은 잠을 자는 데 도움이 된다.
- 유도심상기법을 하거나 이완 CD를 듣는 것도 좋다.

숙면에 좋은 영양소나 허브를 섭취한다

- 기본 영양보충제 프로그램 외에 구연산 마그네슘 200~400mg을 취침 전에 섭취한다. 이것은 신경계와 근육을 이완시키는 효과가 있다.
- 취침 30분 전에 멜라토닌 1~2mg을 섭취한다.

뇌를 깨우는 훈련

뇌에도 훈련이 필요하다. 뇌도 근육과 마찬가지로 사용하지 않으면 퇴화한다. 75세 이상 노인 450명을 대상으로 연구한 결과, 책을 읽고 가로세로 낱말체크리스트를 풀고 카드나 보드게임을 즐기고 악기를 연주하고 춤을 추는 활동이 알츠하이머병의 발병 위험을 낮추는 것으로 나타났다. 뇌 훈련은 뉴런의 새로운 연결을 만들어 뇌의 잠자는 부분을 깨운다. 뇌 훈련에 도움이 되는 팁을 소개한다. 뇌와 정신을 언제나 활동적으로 유지하는 것이 중요하다.

- 일기, 그림, 작곡 등의 창조적 활동을 한다.
- 악기 연주나 춤을 배운다.
- 다양한 강의에 참석해 새로운 아이디어를 얻는다.
- 새로운 취미를 갖는다.
- 계산기를 쓰기보다 암산을 한다.
- 친구의 전화번호나 신용카드 번호를 암기한다.

- 새로운 곳을 여행한다.
- 가로세로 낱말체크리스트나 스도쿠 게임을 한다.
- 스터디 그룹, 북클럽 같은 곳에 참여해 다양한 주제로 사람들과 대화를 나눈다.

E
청결하고 친환경적인 생활

우리의 뇌는 환경 독소와 스트레스에 매우 민감하다. 이것이 청결하고 친환경적인 생활을 울트라마인드 솔루션에 포함시킨 이유다. 우리 자신의 건강과 지구의 건강은 밀접하게 연결되어 있다. 내가 일상에서 내리는 작은 결정들이 장기적으로 우리 사회와 지구 전체에 영향을 미친다는 사실을 자각하라. 청결하고 친환경적인 생활은 다음 네 단계로 이뤄진다.

첫째, 깨끗한 물을 마셔라

6주 프로그램 동안 하루 6~8컵의 깨끗한 물을 매일 마셔야 한다. 몸 안의 독소는 대소변을 통해 몸 밖으로 배출되는데 물을 충분히 마시지 않으면 소변 횟수가 줄고 변비가 생겨 해독 작용이 떨어진다. 물을 충분히 마시는 것은 또한 프로그램을 실천하는 6주 동안 겪을 수 있는, 중독 물질이나 음식 알레르기로부터의 금단 증상을 줄여주는 역할도 한다. 금단 증상에 대해서는 '부록 F'에서 준비 주간에 대해 이야기할 때 더 자세히 설명한다. 불행히도 우리의 수돗물은 각종 세균, 살충제, 합성수지, 금속, 염소, 불소 등의 독소에 오염되어 있다. 따라서 수돗물을 그냥 마시는 것은 바람직하지 못하며 정수해서 먹어야 한다. 플라스틱 통에 든 물도 프탈레이트나 비스페놀A 같은 가소제가 들어 있을 수 있으므로 되도록 피하는 것이 좋다. 유리병에 든 미네랄 물은 마셔도 좋다.

둘째, 화학물질과 중금속 노출을 줄여라

- 석유화학 물질이나 독소에 과도하게 노출되는 것을 피하라(정원용 화학약품, 드라이클리닝, 자동차 배기가스, 간접흡연 등).
- 탄 음식을 피한다(암 발생을 증가시키는 다환방향족탄화수소PAH 때문).
- 전자레인지로 요리한 음식도 되도록 피한다(음식 속 최종당화산물AGE 발생을 증가시켜 산화 스트레스와 염증을 일으킨다).
- 공기청정기로 실내 먼지, 곰팡이균, 휘발성 유기화합물(합성소재 카페트, 가구, 페인트에서 나오는)을 줄인다.
- 식물을 키워 실내 공기를 정화시킨다.
- 중금속 노출을 피한다. 대형 육식성 어류나 민물고기 섭취를 줄이고, 납 페인트, 티메로살(살균소독제)이 든 제품, 수은이 포함된 치아충전재를 피한다.
- 난방시설을 점검해 일산화탄소 방출을 점검한다.
- 독성 가정용품, 자동차용품 사용을 줄인다(알루미늄 성분이 든 데오드란트, 산중화물, 석유화학 물질, 독소 물질이 든 화장품이나 주방기구 등).

셋째, 체액 흐름을 원활하게 하라

- 배설 기능을 활성화한다.
- 하루 1~2회 대변을 본다.
- 하루 6~8잔의 물을 마셔 소변을 맑게 한다.
- 운동, 사우나로 규칙적으로 땀을 흘린다.
- 복식 호흡을 한다.

넷째, 전자파 노출을 줄여라

- 휴대전화, WiFi 기기 등 무선통신장치 사용을 줄인다.
- 휴대전화를 머리맡에 두거나 휴대전화로 게임을 하거나 영화를 보지 않는다.
- 평소 휴대전화를 몸에서 15cm 이상 떨어뜨려 놓는다.
- 에어튜브 헤드셋을 사용한다. 유무선 이어폰도 전자파를 방출한다.
- 온종일 휴대전화를 바지주머니에 넣고 다니지 않는다. 엉덩이 부위의 골수는 신체 적혈구의 80퍼센트를 생산하는 곳으로 특히 전자파에 취약하다. 성기에 가까이 지니는 것도 좋지 않다.
- 아동과 임산부는 되도록 휴대전화를 사용하지 않는다.
- 컴퓨터 사용을 줄이고 모니터로부터 되도록 멀리 앉는다. 평면 스크린이 좋고, 무선 인터넷보다 유선 인터넷을 권한다(특히 랩탑 컴퓨터인 경우).
- 전자파가 적은 환경을 만든다.
- 알람시계 라디오는 적어도 머리에서 1미터 떨어진 곳에 둔다. 전기보다 배터리 라디오를 사용한다. 수면 중 모든 전자기기와 2미터 거리를 유지하는 것이 좋다.
- 물침대, 전기장판 사용을 피한다.
- 요(이불)나 나무 테두리 침대가 금속 코일 매트리스보다 좋다.
- 전기스토브를 사용할 때는 앞쪽 버너보다 안쪽 버너를 사용한다.
- 각종 금속은 전자파를 끌어들일 수 있다. 되도록 몸에서 멀리한다.
- 유무선 장치에서 나오는 전자파를 측정해본다.
- 전자파 차단장치를 사용한다.

F

준비 주간

6주 프로그램을 시작하기 전 일주일 동안, 뇌에 해로운 습관을 제거하고 체계적으로 음식을 줄여 프로그램을 자연스럽게 시작할 수 있도록 준비한다.

제거해야 할 항목

6주 프로그램을 준비하는 일주일 동안 다음 항목을 완전히 섭취하지 않는다. 자신도 모르게 이것들을 먹게 되는 경우가 있으므로 식품 성분표기 등을 유심히 살핀다.

- 카페인: 완전히 끊기 전 일주일 동안 카페인 섭취량을 이전의 절반으로 줄인다. 커피를 네 잔 마셨다면 두 잔만 마셔라. 그런 다음 한 잔으로 줄이고 반 잔으로 줄인다.
- 정제 탄수화물과 당: 모든 밀가루 음식(빵, 파스타 등)과 모든 형태의 당 식품이 포함된다.
- 고과당 옥수수시럽(액상과당): 생각지도 못한 제품에 들어 있는 경우가 많으니 꼼꼼히 살펴라.
- 경화지방, 트랜스지방: 거의 모든 포장식품에 들어 있다. 식품 성분표기에 트랜스지방 '0'으로 표기되어 있다면 '경화지방hydrogenated' 이라는 단어를 찾으라(현행

식품법에는 트랜스지방 0.5g 미만인 경우 '0'으로 표기할 수 있게 되어 있다).

- 가공 포장식품: 박스, 팩, 캔에 든 음식들
- 알코올

첫 며칠 동안 흔히 나타나는 증상

준비 단계에서 다음 증상이 흔히 나타나며, 며칠간 지속될 수 있다. 이것은 내 몸이 독소를 배출하고 있다는 좋은 신호이므로 걱정하지 않아도 좋다.

- 입냄새
- 변비(변비가 심한 경우 적극적으로 대처한다.)
- 감기 기운
- 피로
- 두통
- 허기
- 신경과민
- 피부 가려움
- 메스꺼움
- 역겨운 체취
- 수면 문제(너무 많이 자거나 너무 적게 자는 등)

이런 증상이 나타나는 이유는 몇 가지가 있다.

첫째, 글루텐과 유제품 같은 알레르기 음식을 끊을 때 발생하는 금단 증상 때문이다. 이는 카페인, 알코올, 니코틴, 코카인, 헤로인 등 다른 중독물질을 끊을 때 생기는 금단 증상과 유사하다. 사람들은 자신이 알레르기 반응을 보이는 음식에 중독되어 있는 경우가 많다. 이렇게 되면 알레르기-중독 사이클

이 형성된다. 알레르기 음식을 갑자기 중단하면 하루에서 사흘 정도 감기와 유사하게 몸이 쑤시는 증상이 나타날 수 있다.

둘째, 소화관에 쌓여 있는 독소가 배출되지 않으면 몸이 아플 수 있다. 따라서 변비를 적극적으로 해결하는 것이 중요하다.

셋째, 금단 증상의 가장 주요한 원인은 카페인 섭취의 중단이다. 갑자기 카페인을 끊으면 곧바로 두통, 피로, 온몸이 쑤시는 듯한 증상이 올 수 있다.

G

울트라마인드 솔루션
평생 갈 뇌의 힘을 키우는 법

울트라마인드 솔루션 6주 프로그램은 뇌 고장을 일으키는 대표적인 알레르기 음식인 글루텐과 유제품뿐 아니라 모든 고당 가공식품을 식단에서 제거하도록 고안되었다. 대신 가공되지 않은 자연식품을 먹게 한다. 피해야 할 음식과 먹어야 할 음식을 '부록 B'에서 소개했다.

먹어야 할 양이 정해져 있는 것은 아니다. 칼로리, 탄수화물. 지방이 몇 그램 인가를 따지는 것은 별로 중요하지 않다. 신선한 자연식품을 먹는다면 몸이 알아서 양을 조절할 수 있다. 중요한 것은 신체와 뇌가 제 기능을 다할 수 있도록 하는 것이다. 6주 동안 식사를 할 때마다 몸과 뇌가 어떻게 느끼는지에 주의를 기울여 자신에게 맞는 음식을 찾으라. 당신은 그린란드의 이뉴이트족처럼 몸에 좋은 지방을 더 좋아할 수도 있고, 아메리칸 인디언의 한 부족처럼 섬유질이 풍부한 탄수화물이 더 맞을 수도 있다. 어떤 경우든 이 책의 토대인 기본적 영양 지혜를 따른다면 같은 결과를 얻을 수 있다.

6주 동안 이 식단을 충실히 따른다면 올바른 식사원칙이 제2의 천성이 될 것이다. 이 프로그램에서 권장하는 음식이 당신의 유전자에 말을 걸 것이고, 당신의 유전자는 "예스!"라고 응답할 것이다. 일단 유전자가 "바로 이거야!"라고 대답하면, 당신은 평생 지속될 울트라웰니스의 도정에 오른 것이다. 그리고 당신이 경험한 마음과 기분의 향상도 평생 지속될 것이다.

영양 상태와 생활습관의 변화

식사의 변화 외에 기본적인 영양보충제와 운동, 이완, 수면, 뇌 훈련도 프로그램의 필수적인 부분이다. 다음에 제시한 일일 계획표를 통해 언제 운동을 해야 하는지, 언제 영양보충제를 먹어야 하는지 알 수 있다. 프로그램을 실천하는 동안 매일 하루 최소 30분씩 걸어야 한다는 것을 잊지 말라. 가능하다면 일주일에 4~5회 약간 땀이 날 정도의 유산소운동을 하면 더 좋다. 일주일에 2~3회 근력운동을 하는 것도 좋다.

또 '부록 D'에서 말한 적극적인 이완법을 실천해야 한다. 아침에 일어나서, 잠자기 직전 그리고 매 식사 전 복식 호흡을 할 것을 권한다. 이는 이완 반응을 일으키는 아주 쉽고 간단한 방법이다. 절대 잊지 말라. 그 밖에 잠자기 전 자신에게 맞는 이완법을 하나 더 실천하기 바란다. 이완의 힘을 과소평가해서는 안 된다. 6주 동안 이 프로그램을 충실히 실천한 다음 삶이 어떻게 바뀌는지 보라.

마지막으로, 가능하다면 '부록 D'에 소개된 뇌 훈련도 시행할 것을 권한다. 여력이 안 된다면 일주일에 2~3회 아무 뇌 훈련이라도 하라. 재미있는 뇌 훈련은 마음과 정신을 새롭게 충전시켜준다.

또한 6주 프로그램 동안 청결하고 친환경적인 생활을 해야 한다. 현대에 만연한 환경 독소와 적어도 6주 동안만이라도 이별을 고하는 것이다. 그러면 이것이 자신뿐 아니라 이 지구를 살리는 길임을 알게 될 것이다.

일일 계획

규칙적인 생활을 하면 프로그램을 실천하기가 더 쉬워진다. 아침 기상, 식사, 운동, 이완, 취침 등을 매일 일정한 시간에 하는 것이다. 이것은 혈당을 일정하게 유지하고 정상적인 수면 리듬을 만들어주는 등 여러 이점이 있다. 다음에 제시한 스케줄은 프로그램 기간 동안 매일 따라야 한다. 완벽하게 할 필요는 없다. 사람마다 스케줄이 다를 수 있고, 6주라는 긴 시간 동안 이것을 정확하게 해내기는 어렵다. 할 수 있는 데까지 실천해보고 몸에 어떤 변화가 일어나는지 주의를 기울이는 것이 중요하다.

| 매일 해야 할 일 |

- [ ] 집을 나서기 1시간 반 전에 일어난다.

| 아침마다 잊지 않고 해야 할 일 |

- [ ] 일어나자마자 복식 호흡을 한다.
- [ ] 신체 운동, 이완, 뇌 훈련을 한다(요가는 아침에 하기에 이상적이다).
- [ ] 뜨겁게 우린 녹차를 한 잔 마신다(하루 세 잔 이상은 마시지 않는다).

| 아침 식사(오전 7~9시) |

- [ ] 종합비타민제, 칼슘/마그네슘, 비타민 D, 오메가-3 지방, 메틸 보충제 등을 아침 식사와 함께 복용한다(비타민 D를 제외하고는 하루 2회 섭취하는 것이 가장 좋다).
- [ ] 복식 호흡을 한다.
- [ ] 아침 식사를 한다.
  - 오메가-3 달걀
  - 단백질 셰이크
  - 글루텐이 없는, 나무열매 기름으로 만든 버터와 과일을 넣은 통곡물 토스트

| 오전 간식(오전 10~11시) |

- [ ] 간식은 신체 균형을 유지하는 데 중요하다. 단백질이 특히 도움이 된다.
  - 견과(아몬드, 마카다미아 열매, 호두, 피칸 등), 씨앗류(호박씨)
  - 신선한 과일

| 점심 식사(정오~오후 1시) |

복식 호흡을 한다. ☐

점심을 먹는다. ☐

- 살짝 삶거나 튀긴 채소 두 컵
- 현미반컵
- 가볍게 튀긴 생선(점심에 요리할 시간이 없다면 캔에 든 연어도 좋다)

| 오후 간식(오후 2~3시) |

오전 간식과 같은 메뉴를 먹는다. 배가 많이 고프면 단백질 셰이크를 먹어도 좋다. ☐

| 저녁 식사 전 |

30분 걷고 유산소 운동을 한다. ☐

복식 호흡을 한다. ☐

| 저녁 식사(오후 5~7시) |

저녁 식사와 함께 하루 중 두 번째로 종합비타민제, 칼슘/마그네슘, 비타민 D, 오메가-3 지방, 메틸 보충제를 복용한다(비타민 D는 두 번 복용할 필요가 없다). ☐

저녁을 먹는다. ☐

- 삶거나 튀긴 채소 두 컵
- 굽거나 튀긴 닭 110~170g(소금, 후추, 레몬으로 간을 하고 약간의 로즈메리나 백리향으로 향을 낸다)
- 현미나 기타 통곡물 반 컵

| 자기 전 잊지 않고 해야 할 일 |

20~30분간 이완을 한다. 뜨거운 물로 목욕하면 좋다 (이완뿐 아니라 해독효과도 있다). ☐

잠들기 전 복식 호흡을 한다. ☐

6주 프로그램 요약

6주 프로그램의 원칙들을 요약하면 다음과 같다.

- 올바른 음식을 먹는다. 전체 프로그램의 핵심은 몸에 좋은 지방, 천천히 흡수되는 저당지수 식품, 섬유질이 풍부한 탄수화물, 식물 단백질, 기름기 없는 소량의 육류 그리고 질병을 예방하고 체중을 줄이는 항염증·해독·항산화 작용의 화합물과 식물 영양소를 섭취하는 것이다.
- 영양보충제를 섭취한다. '부록 C'에서 소개한 매일의 영양보충제는 건강에 필수적이다. 울트라마인드를 이루기 위해 누구나 이것들을 매일 섭취해야 한다.
- 운동을 한다. 운동이 몸과 마음에 미치는 영향은 이미 입증되었다. 인간은 살아남기 위해 원래부터 몸을 움직이게 되어 있다. 운동이 주는 신체적, 정신적 즐거움을 만끽하라.
- 이완한다. 스트레스는 당신을 죽이지만, 이완은 장기적 건강을 가져다준다. 그럴 여유가 없다고 생각한다면 생각을 바꿔야 한다. 조금의 시간이라도 내려고 노력한다면 당신의 몸과 뇌는 그것에 감사할 것이다.
- 친환경적으로 생활한다. 독소 물질들이 우리의 건강과 지구의 건강을 위협하고 있다. 미래 세대와 지구 환경을 위해서라도 청결하고 친환경적인 생활을 해야 한다.
- 잘 잔다. 잠을 적게 자고 커피로 '때우는' 습관은 버려라. 잠을 자는 시간은 몸을 회복시켜줄 뿐 아니라 우리 몸의 세포를 치유하는 시간이기도 하다. 뇌가 회복할 시간을 줘라.

H

6주가 끝난 뒤 무엇을 해야 하나

6주 프로그램이 끝난 다음에는 서서히 프로그램에서 벗어나 그것이 주는 이익을 완전히 누릴 수 있어야 한다. 프로그램을 마쳤다는 해방감에 사로잡혀 몸에 해로운 음식으로 스스로에게 갑자기 '보상'을 주려 해서는 안 된다. 무엇이 해로운지 알기 위해 자신이 무엇을 먹고 싶어하는지 신중히 선택하라. 자신의 반응을 천천히 관찰하라.

프로그램 종료 후 해야 할 일

6주 동안 당신은 많은 건강한 습관을 익혔을 것이다. 이 시점에서 당신에게는 두 가지 선택이 있다.

선택 1: 프로그램을 계속하는 것

자신이 원하는 대로 계속해서 글루텐과 유제품을 끊을 수 있다. 이는 평생 울트라마인드 프로그램을 따르는 것이다. 이 방식이 자신에게 맞는다면 그렇게 하면 된다. 이것이 울트라웰니스에 이르는 방식이다. 이 프로그램을 자신에 맞도록 유연하게 변용할 수도 있다.

진짜 음식을 먹는 과정은 발견의 과정이다. 이 음식들은 섬유질과 영양소가 풍부하기 때문에 더 만족감을 준다. 시간이 지나면서 자신에게 꼭 맞는 양, 뇌와 신체가 좋아하는 음식을 찾을 수 있을 것이다. 일단 자신의 신체 대사를 새롭게 하고, 새로운 형태의 식사습관을 들였다면 다음부터는 유연성이 중요하다. 어떤 음식이라도 즐거운 마음으로 즐기면서 먹는 것이 건강에 좋다. 알코올 중독자인 경우라면 프로그램이 끝난 후 다시 술을 마시는 것이 일종의 '방아쇠 음식'이 될 수 있지만 대부분 사람은 가끔 한 잔씩 마셔도 괜찮다. 당신의 몸이 무엇이 좋고 나쁜지 스스로 알 것이다.

일단 자신의 몸과 뇌와 새로운 관계를 형성했다면 자신에게 좋은 음식(프로그램에 포함되지 않은 어떤 음식이라도)에 저절로 이끌릴 것이다.

선택 2: 유제품과 글루텐을 다시 섭취

원한다면 6주가 끝난 뒤 유제품과 글루텐을 다시 먹을 수도 있다. 실제로 이 방법으로 글루텐과 유제품이 자신의 기분, 행동, 주의, 기억 문제 혹은 두통, 관절통, 축농증, 과민성 대장 증상, 체중 증가의 원인인지 확인할 수 있다. 글루텐과 유제품을 다시 먹는 경우 다음 가이드라인을 따른다.

6주가 끝난 뒤 다시 먹기

6주가 끝나갈 무렵 글루텐과 유제품을 다시 섭취하는 것은 이것들이 뇌 이상의 원인이 되는지 알기 위해서다. 따라서 이것들을 다시 섭취하면서 자신의 몸과 정신에 어떤 변화가 일어나는지 자각하는 것이 중요하다. 글루텐과 유제품을(혹은 자신이 알레르기 반응을 보이는 어떤 음식이라도) 다시 섭취하는 경우 다음과 같은 증상이 일어날 수 있다.

- 인지 기능 저하
- 기억력 저하
- 기분 이상(우울증, 불안, 분노)
- 코막힘
- 가슴 답답함
- 두통
- 수면 이상
- 관절 통증
- 근육 통증
- 통증
- 피로
- 피부 이상(여드름)
- 소화나 대변의 이상

자신이 알레르기 반응을 보이는 음식(글루텐이나 유제품 같은)을 다시 섭취할 때는, 하루에 적어도 두세 번씩 일주일에 사흘을 먹는다. 그러나 중간에 사흘 정도의 간격을 둬야 한다(월요일에 글루텐을 섭취했다면, 목요일 이후에 유제품을 먹는 식이다).

알레르기 증상들은 알레르겐을 섭취하고 몇 분 만에 바로 나타날 수도 있고 사흘이 지나 나타날 수도 있다. 이런 반응이 나타난다면 해당 음식을 이후 90일 동안 먹지 않는다. 이는 면역계가 안정을 취하고 장이 회복되는 데 필요한 시간이다. 이렇게 하면 장기적으로 해당 음식에 더 큰 내성을 가질 수 있다. 그러나 내성이 생긴 다음에라도 해당 식품은 가끔씩만(3~4일에 한 번 이상은 안

된다) 먹는 것이 가장 좋다. 12주 동안 해당 음식을 먹지 않았는데도 반응이 계속 나타난다면 그 음식을 더 장기적으로 끊고 의사나 영양사와 상의한다.

서로 다른 음식 그룹을 다시 섭취할 때마다 자신이 경험하는 증상을 기록해 두는 것도 좋다. 이렇게 하면 어떤 음식에 자신이 알레르기 반응을 일으키는지 쉽게 알 수 있다. 일기를 쓰듯 음식 기록지를 써나가면 자신이 매일 먹는 음식과 활동, 스트레스 관리가 자신의 기분과 어떤 연관이 있는지 알 수 있다. 또한 자신의 웰빙감, 에너지 수준, 체중 감량 등에 대한 지속적인 감을 지닐 수 있다.

기록지를 통해 앞으로도 계속 피해야 할 음식이 무엇인지 알 수 있고 설탕, 밀가루 음식, 카페인(하루 한 잔 이상), 알코올(일주일 3회 이상) 같은 예전의 중독성 식습관으로 돌아가는 것도 예방할 수 있다. 장기적인 건강을 위해 음식 외에도 기본적인 영양보충제가 꼭 필요하다. 운동과 이완도 마찬가지다. 몸을 자주 움직이고 이완하는 시간을 갖는 것이 장기적인 건강 유지에 도움이 된다.

이 프로그램을 마친 후 얻게 되는 가장 큰 이익은 자신이 어떤 음식에 민감한지, 어떤 음식이 자신의 뇌에 문제를 일으키고 있는지, 또 어떤 음식을 먹어야 하는지 알 수 있다는 점이다. 소거-재섭취 식이요법을 시행하는 이유도 바로 그것이다.

당신의 '포크'는 곧 건강한 몸과 마음을 향한 열쇠다. 몸의 지혜에 귀를 기울여라. 때로 몸이 마음보다 더 지혜로울 수 있다. 이제 당신은 자신의 기분, 행동, 주의, 인지 기능, 기억력의 문제를 70~80퍼센트 해결해줄 기본적인 관리 프로그램에 대해 모두 배웠다. 이 프로그램을 충실히 실천하여 기분, 집중력, 기억력뿐 아니라 활력, 체중, 대사 등 여러 만성적인 건강 문제에서 벗어나 활력 있고 기쁨이 넘치는 삶을 살아가기 바란다.

THE ULTRAMIND SOLUTION

이재석 옮김

1972년 부산 출생으로 서울대학교 노어노문학과를 졸업했다. 독자에게 도움이 되는 좋은 외국 서적을 번역하는 일에 관심을 가지고 있다. 옮긴 책으로 『통증혁명』『불교는 왜 진실인가』『마음챙김으로 우울을 지나는 법』 등이 있다.

ADHD 우울증 치매 이렇게 고쳐라

1판 1쇄 발행 2023년 7월 31일
1판 4쇄 발행 2024년 12월 10일

지은이. 마크 하이먼
옮긴이. 이재석
펴낸이. 최태선

펴낸곳. (주)솜씨컴퍼니
브랜드. 정말중요한
등록. 제2015-000025호
주소. 14057 경기도 안양시 동안구 벌말로 123 A-2106
전화. 070-8633-1268
팩스. 02-6442-4364
이메일. love@somssi.me

제작. 타라티피에스
용지. 표지 : 아르떼 190g + 본문 : 마카롱 80g

ISBN 979-11-86745-58-8 03510

정말중요한은 (주)솜씨컴퍼니의 건강 출판 브랜드입니다.

값은 책표지에 표시되어 있습니다. 잘못 만들어진 책은 구입한 서점에서 바꾸어 드립니다.